呼吸系统感染多学科讨论案例精解

Multidisciplinary Discussion:
Advanced Case Studies in Pulmonary Infections

主　编　瞿介明　黄　怡　施　毅
副主编　张　静　周　华　朱迎钢

人民卫生出版社
·北京·

版权所有，侵权必究！

图书在版编目（CIP）数据

呼吸系统感染多学科讨论案例精解 / 瞿介明，黄怡，
施毅主编. -- 北京 ：人民卫生出版社，2025. 6.
ISBN 978-7-117-38027-0

I. R56

中国国家版本馆 CIP 数据核字第 2025X9L913 号

人卫智网	www.ipmph.com	医学教育、学术、考试、健康，购书智慧智能综合服务平台
人卫官网	www.pmph.com	人卫官方资讯发布平台

呼吸系统感染多学科讨论案例精解
Huxi Xitong Ganran Duoxueke Taolun Anli Jingjie

主　　编：瞿介明　黄　怡　施　毅
出版发行：人民卫生出版社（中继线 010-59780011）
地　　址：北京市朝阳区潘家园南里 19 号
邮　　编：100021
E - mail：pmph @ pmph.com
购书热线：010-59787592　010-59787584　010-65264830
印　　刷：北京华联印刷有限公司
经　　销：新华书店
开　　本：787×1092　1/16　印张：14
字　　数：297 千字
版　　次：2025 年 6 月第 1 版
印　　次：2025 年 8 月第 1 次印刷
标准书号：ISBN 978-7-117-38027-0
定　　价：90.00 元
打击盗版举报电话：010-59787491　E-mail：WQ @ pmph.com
质量问题联系电话：010-59787234　E-mail：zhiliang @ pmph.com
数字融合服务电话：4001118166　E-mail：zengzhi @ pmph.com

赵　博　中国医科大学附属盛京医院

赵培革　青岛大学附属医院

胡　晔　中国人民解放军总医院第一医学中心

施　毅　南京大学医学院附属金陵医院

倪文涛　北京大学人民医院

郭彩宏　青岛大学附属医院

谈　敏　同济大学附属第十人民医院

黄　怡　海军军医大学第一附属医院

康秀华　南昌大学第一附属医院

梁　硕　同济大学附属上海市肺科医院

焦　洋　海军军医大学第一附属医院

曾慈梅　海口市人民医院

谢　菲　中国人民解放军总医院第一医学中心

谢宝松　福建省立医院

谢栓栓　同济大学附属第十人民医院

魏　湘　湖州市中心医院

瞿介明　上海交通大学医学院附属瑞金医院

编写秘书　杨　梦　海军军医大学第一附属医院

赵婧雅　上海交通大学医学院附属瑞金医院

主编
简介

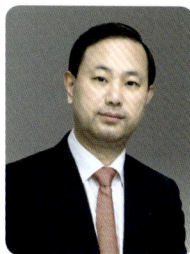

瞿介明

- 上海交通大学医学院附属瑞金医院学术委员会主任,呼吸与危重症 医学科主任医师,二级教授
- 上海市呼吸传染病应急防控与诊治重点实验室主任
- 上海交通大学医学院呼吸病研究所所长
- 中华医学会呼吸病学分会主任委员
- 中国医师协会呼吸医师分会候任会长

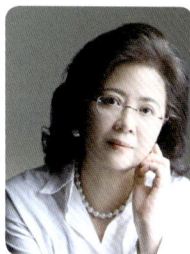

黄　怡

- 海军军医大学第一附属医院呼吸与危重症医学科主任医师,教授
- 中华医学会呼吸病学分会感染学组副组长
- 中国医师协会呼吸医师分会感染预防专业委员会副主任委员
- 中国女医师协会临床呼吸专业委员会副主任委员
- 全军医院感染专业委员会副主任委员

施　毅

- 南京大学医学院附属金陵医院呼吸与危重症医学科主任医师,教授
- 中国老年医学学会呼吸病学分会副会长兼感染学组组长
- 中国医药教育协会感染疾病专业委员会常务委员
- 江苏省医学会呼吸病学分会第七、八届主任委员
- 江苏省医师协会呼吸医师分会首任会长

前 言

　　复杂疑难的案例是年轻医师成长的最佳教材。本书收集了 22 个病例,涵盖了呼吸与危重症医学科常见的肺部感染诊断、鉴别诊断以及治疗相关问题,既有扑朔迷离的诊断难题,又有一波三折的治疗挑战,还有惊心动魄的救治过程以及峰回路转的康复历程,感染病原涉及病毒、细菌、真菌等;有经典案例,更有疑难杂症,并配以影像学图片。

　　本书强调诊断思维的培养,于病例所呈现的重重诊断线索间进行抽丝剥茧地梳理,每个病例均经过呼吸与危重症医学、感染病学、重症医学、临床微生物学、影像学、病理学、临床药学以及医院感染控制等多学科专家的精彩点评和专业指导,病例末尾附以主管医师的诊疗体会和思考。相信这本图文并茂的临床案例集锦将成为一本有益于年轻医师,特别是呼吸与危重症医学专科培训医师成长的案头参考书,希望每一位医师都能重视临床实践和积累,关注每一个病例的分析、总结、归纳、提炼和升华,在实践中不断学习和成长。

瞿介明　黄　怡　施　毅

2025 年 6 月

目 录

病例 1

止血抗霉，周而复始
——IgG4 相关性疾病合并肺毛霉病反复发作

导读

年轻男性，反复咳嗽、发热 22 个月，间断咯血 2 个月，抗真菌治疗后，咯血增多。胸部 CT 提示双肺多发团块、空洞、结节影，肺动脉受累；血嗜酸性粒细胞计数、总 IgE 及 IgG4 升高。经两次肺活检，随访 4 年，病情经历多次反复，抗真菌联合全身激素治疗有效。

病历摘要（第一阶段：止血降霉　瓜农重生）

患者男性，32 岁，因"反复咳嗽、发热 22 个月，间断咯血 2 个月"于 2020 年 12 月 9 日收入院。

2019 年 2 月患者无明显诱因出现咳嗽，伴发热 2 天（体温最高 38.6℃），干咳为主，无咯血，在当地医院反复抗感染治疗（自述先后应用过阿奇霉素、罗红霉素、阿莫西林 - 克拉维酸钾静脉治疗），体温恢复正常，咳嗽明显减轻，但仍有间断干咳，无规律性。

2020 年 11 月，患者因咳嗽加重至当地中医院就诊，胸部 CT 检查提示左肺感染性病变，左肺部分小叶间隔增厚，右肺下叶实性结节，双肺纤维灶，局限性胸膜增厚。住院期间阵发性咳嗽、咳痰时伴有咯血，每次约 50ml，多为暗红色，偶有鲜血，伴午后低热，体温波动在 37.6 ～ 37.7℃，无畏寒、胸痛、呼吸困难，予抗感染治疗（具体用药不详）9 天后不再咯血，但仍有咳嗽、午后低热。11 月 12 日至山东省某三甲医院进一步就诊，予哌拉西林钠 - 他唑巴坦钠、奥硝唑抗感染；胸部 CT 检查（2020-11-14）示左肺上叶肺癌，内有空洞，合并感染，纵隔肺门淋巴结肿大，左肺动脉受累，左肺多发结节，转移灶不排除。支气管镜检查（2020-11-16）示左肺上叶开口见新生物，管腔狭窄，支气管镜勉强通过后见左肺上叶尖后段闭塞，前段管腔狭窄。余肺各叶段支气管管腔通畅，黏膜光滑，未见出血及新生物。于左肺上叶开口行活检及刷检，支气管镜活检病理报告：（左肺上叶）支气管黏膜急慢性炎，伴嗜酸性粒细胞浸润，部分区域可见少量不规则病原体样结构，倾向真菌（毛霉可能性大）。免疫组化：CK（AE1/AE3）（+），CK7（+），TTF1（-），P63（±），Ki-67 少量（+）。特殊染色：过碘酸希夫染色（periodic acid-Schiff staining，PAS 染色）（+），六胺银染色（+），抗酸染色（-）。予以泊沙康唑治疗（共治疗 12 天),仍有反复发热。2020 年 11 月 20 日行超声引导下经皮肺穿刺活检,病理未查到癌细胞,穿刺组织培养提示睾丸酮丛毛单胞菌生长,穿刺组织病原微生物宏基因组第二代测序(metagenomics next-generation sequencing,mNGS)提示:痰塔特姆菌,序列数 61;少孢根霉,序列数 448;未查见病毒、支原体、结核分枝杆菌。住院期间患者反复发热、咯血,予奥司他韦经验性抗流感病毒治疗 5 天,予吲哚美辛栓退热。

2020 年 11 月 24 日出现高热,体温最高 39.9℃,当日 18 点加用两性霉素 B 脱氧胆酸盐(amphotericin B deoxycholate,AmB-D)抗真菌治疗,当夜出现寒战、高热,体温达 40℃,咯血约 100ml,遂立即停用 AmB-D,予地塞米松 5mg 静脉推注,随后甲泼尼龙 40mg 静脉滴注,每日 1 次,共 5 日,其间患者仍反复高热,热型无规律,伴咯血。2020 年 11 月 30 日起改为 AmB-D 雾化吸入。2020 年 12 月 1 日复查胸部 CT 示左肺上叶空洞并双肺多发结节较前进展,纵隔肺门淋巴结肿大,心包少许积液。2020 年 12 月 4 日出院,仍发热,体温最高 38.8℃,伴间断咯血,消瘦,精神萎靡,于 2020 年 12 月 9 日收入我院进一步诊治。

自本次发病以来,患者精神萎靡,食欲、睡眠差,大小便如常,体重下降 5kg。

【既往史、个人史】

生长于原籍,身体健康。否认高血压病、糖尿病、冠心病、慢性支气管炎、胆囊炎病史;否认传染病史、手术外伤史、输血史。无药物及食物过敏史。无烟酒嗜好,无疫水接触史,无职业毒物、粉尘接触史。从事大棚蔬菜、西瓜种植 10 余年,使用有机肥、鸡粪等。

【家族史】

家族中无类似患者,父母及兄弟姐妹均身体健康。

【入院查体】

体温 38.3℃,脉搏 96 次/min,呼吸 22 次/min,血压 115/70mmHg。神志清楚,精神可,浅表淋巴结无肿大,双肺呼吸音粗,可闻及湿啰音,心腹无异常,双下肢无水肿,神经系统检查无异常。

【入院诊断】

肺占位性病变(肺毛霉病可能性大)。

【辅助检查】

血常规:白细胞 18.12×10⁹/L,中性粒细胞 14.19×10⁹/L,淋巴细胞 2.30×10⁹/L,血小板 493×10⁹/L,血红蛋白 137.0g/L。C 反应蛋白(C-reactive protein,CRP)28.9mg/L。IgE 6 540IU/ml(参考范围:0 ~ 100IU/ml),IgG 30.20g/L(参考范围:7 ~ 16g/L),IgG4 24 300mg/L(参考范围:30 ~ 1 350mg/L)。降钙素原(procalcitonin,PCT)< 0.02ng/ml;血生化、心肌酶谱、尿、粪常规、肿瘤标志物无异常;血清真菌 G 试验、GM 试验阴性。

胸部超声(2020-12-10):左侧胸腔少量积液。

胸部 CT(2020-12-09):左肺上叶可见空洞样团块影,浅分叶。双肺可见多发大小不等结节影。纵隔内各组淋巴结未见肿大。

CT 肺动脉造影（computed tomography pulmonary angiography，CTPA）：左肺动脉受侵（图 1-1A）。

肺穿刺活检病理（2020-12-11）（图 1-2）：（左上肺肿物穿刺活检）送检为增生的纤维组织伴坏死，大量炎症细胞浸润，主要为中性粒细胞、浆细胞和嗜酸性粒细胞，坏死组织中见少量真菌菌丝样物，未见明显异形细胞，结合免疫组化及特殊染色，不除外 IgG4 相关疾病合并真菌感染。免疫组化：CK（AE1/AE3）（−），CD68（组织细胞 +），TTF1（−），CK7（−），P53（−），Ki-67（炎症细胞 20%+），CD38（浆细胞 +），IgG4 和 IgG（阳性浆细胞比例 > 40%）。特殊染色结果：PAS 染色（±），嗜银染色（−），抗酸染色（−）。

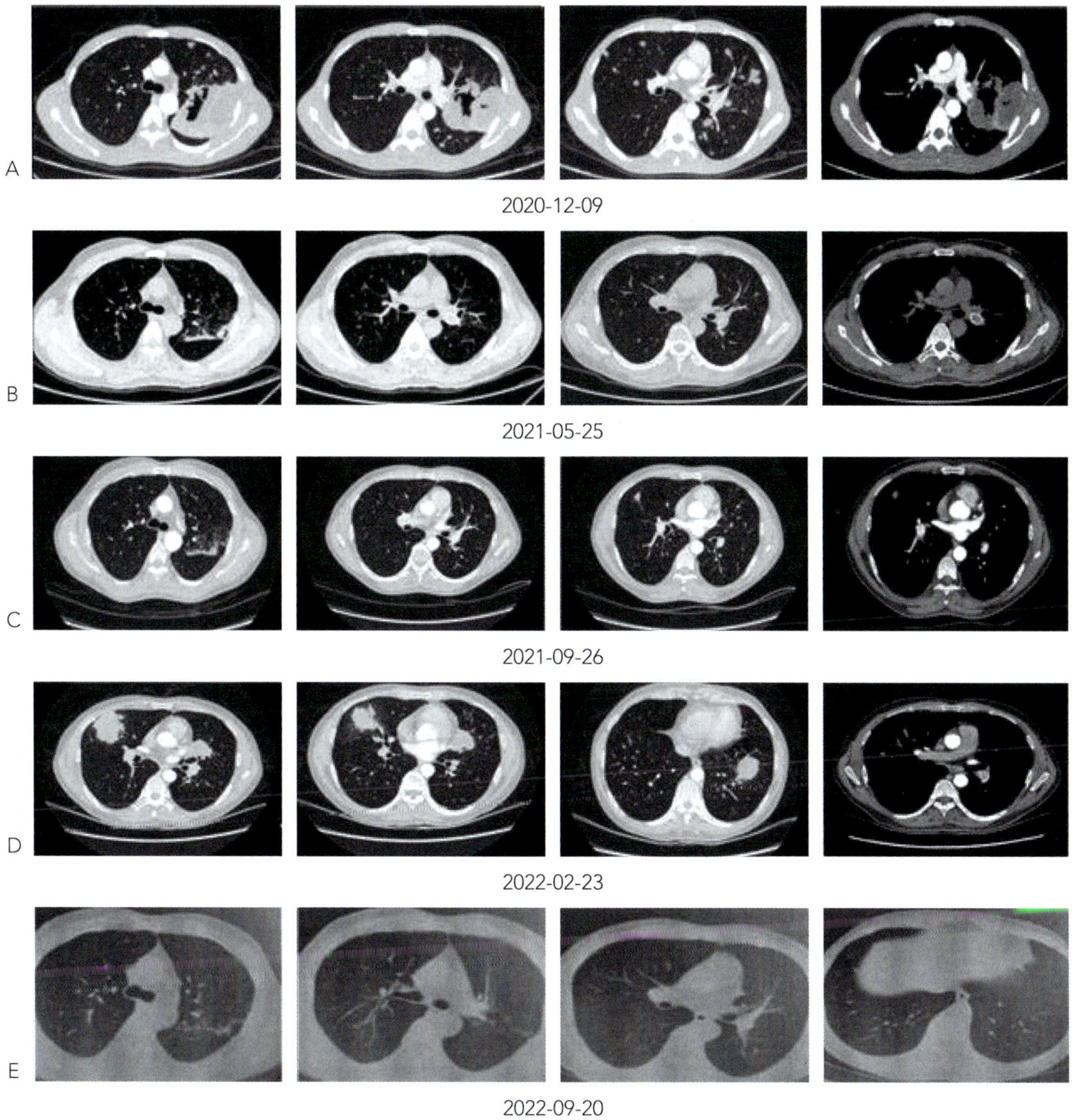

2020-12-09

2021-05-25

2021-09-26

2022-02-23

2022-09-20

图 1-1　本病例肺部 CT 的表现

正电子发射计算机断层扫描(positron emission tomography and computed tomography, PET/CT) (2020-12-16):①左肺上叶团块,双肺多发结节,考虑特殊感染可能;②左侧肾上腺增粗,前列腺钙化灶;③双侧上颌窦炎。

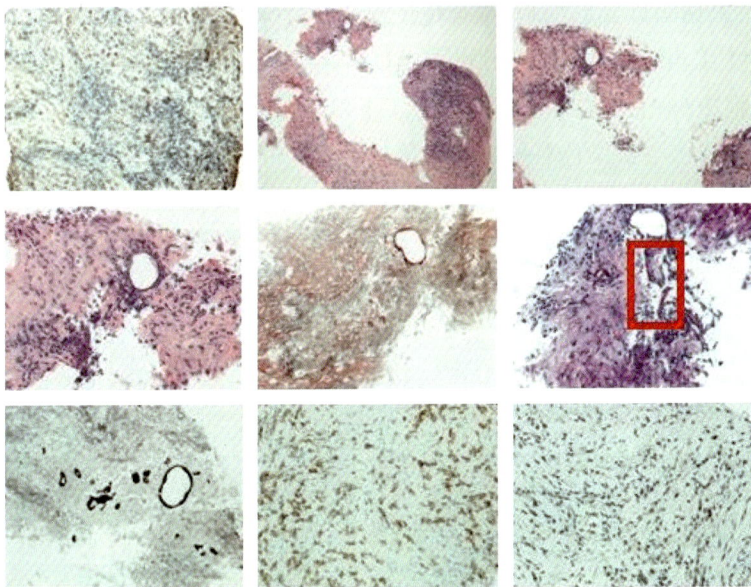

图 1-2　本病例肺组织穿刺标本的病理表现

红色框内为真菌菌丝（100×）。

【最终诊断】

侵袭性肺毛霉病;IgG4 相关性肺病。

思维引导

患者目前存在两个问题。①大咯血风险,可能导致窒息;②肺部病灶考虑为感染性,虽在外院诊断为毛霉菌,但经泊沙康唑和 AmB-D(雾化吸入)治疗效果不佳。我们的诊疗思路:解除大咯血风险,进一步明确病因诊断。

【诊治经过】

患者病程 1 年余,外院诊治后仍有高热伴咯血,肺部病灶不断进展。入院后 CTPA 示左肺巨大空洞,左肺动脉主干受侵犯,外院穿刺组织 mNGS 发现根霉。予告病危,反复告知家属患者随时存在大咯血窒息及感染性休克等风险。我科联合介入科、肺循环科、胸外科、营养科专家进行危重症患者救治的多学科诊疗(multi-disciplinary team,MDT)讨论。

2020 年 12 月 10 日紧急行肺动脉支架植入术，手术顺利，术后患者未再咯血。术后予利伐沙班 20mg，口服，每日 1 次（q.d.）预防血栓形成。2020 年 12 月 10 日开始应用两性霉素 B 脂质体（L-AmB）静脉滴注，联合地塞米松、吲哚美辛抗炎及抑制炎症因子风暴。同时予保肝、护胃、化痰、营养支持等对症治疗。请风湿科会诊，认为 IgG4 相关性疾病诊断明确，同意我科治疗方案，暂不考虑免疫抑制剂，继续激素治疗。

经上述联合治疗后患者体温控制，无咯血，复查胸部 CT（2020-12-23）示病灶较前明显吸收，患者体重增加 5kg，精神较前明显改善。治疗过程中，L-AmB（起始剂量 5mg，q.d.，9 天后逐步加量至 60mg，q.d.）累积剂量达到 900mg 时患者出现低钾血症。停用 L-AmB，改为泊沙康唑混悬液 400mg，每日 2 次（b.i.d.）治疗，泼尼松 25mg，q.d.。继续利伐沙班抗凝治疗。泊沙康唑疗程 3 个月后停药，泼尼松每个月减量 5mg，半年后停药。

【随访及转归】

2020 年 12 月至 2021 年 5 月，糖皮质激素和泊沙康唑口服混悬液治疗期间患者外周血 IgG4 水平和嗜酸性粒细胞计数明显下降（图 1-3）。

2021 年 5 月 25 日复查影像显示肺部病变明显缩小（图 1-1B），遂停用激素，继予利伐沙班口服维持治疗。

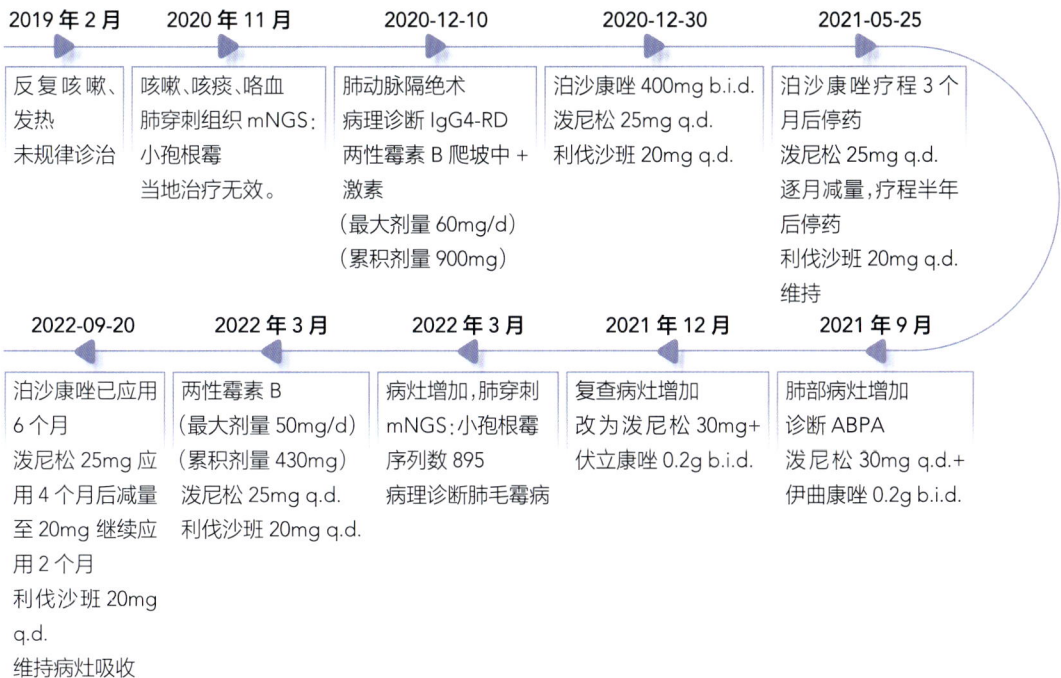

图 1-3 本病例临床诊治流程图

病历摘要(第二阶段:卷土重来　再战毛霉)

停药后患者恢复大棚作业,2021 年 9 月外院随访胸部 CT 报告右肺新增结节影(图 1-1C),2021 年 9 月 26 日再次入住我科,予比阿培南抗感染,溴己新、参贝支扩片化痰,布地奈德雾化改善肺功能,氯化钾补钾,利伐沙班抗凝等治疗。排除禁忌后完善支气管镜检查,见双侧各叶段管腔通畅,黏膜充血明显,触之易出血,未见新生物,见较多黏痰。于右肺中叶、右肺上叶灌洗送检查,刷检找脱落细胞、结核分枝杆菌及送液基细胞学检查。灌洗及刷检未见结核及肿瘤依据。灌洗液 mNGS:未检出常见细菌、病毒、真菌等病原体。痰液呼吸道病原体核酸检测:肺炎克雷伯菌阳性。患者总 IgE 3 513.00kU/L ↑,烟曲霉 IgE 0.48kUA/L ↑,霉菌混合 IgE 2.78kUA/L ↑,诊断考虑变应性支气管肺曲霉病,2021 年 9 月 29 日加用甲泼尼龙 40mg,q.d.,静脉滴注抗炎 12 天,伊曲康唑胶囊 0.2g,b.i.d. 口服抗真菌。

2021 年 10 月 11 日出院后序贯口服泼尼松 30mg,q.d. 抗炎、伊曲康唑胶囊 0.2g,b.i.d. 抗真菌对症治疗,至 2021 年 12 月因各种原因未能及时到医院复诊调整用药。2021 年 12 月 28 日至我院复查胸部 CT,示病灶较前增多,入院后予头孢哌酮钠 - 舒巴坦钠 2g,b.i.d. 静脉滴注抗感染治疗,溴己新 4mg,静脉滴注 b.i.d. 止咳化痰,泼尼松 30mg,q.d. 抗炎,伏立康唑 0.2g,b.i.d. 静脉抗真菌治疗 19 天,辅以护胃、保肝、补钙治疗。其间患者有鼻出血,请肺循环科会诊,调整利伐沙班为 10mg,q.d. 口服,鼻出血改善。停用利伐沙班 4 天后完善支气管镜检查,术中见隆突锐利,左肺下叶内前基底段见外压性狭窄,双侧其余各叶段管腔通畅,黏膜光整,见少许黏痰,未见新生物与出血。术中用径向超声探头(endobronchial ultrasound with guide-sheath,EBUS-GS)探查发现左侧 B7 支气管周围异常回声,于左肺下叶、右肺中叶行灌洗,并于左肺下叶内前基底段活检,刷检找结核分枝杆菌、脱落细胞及送液基细胞学检查。灌洗液送病原体 mNGS 检查:未见明确病毒、细菌(包括结核分枝杆菌)、真菌、感染依据。病理提示(左肺下叶内前基底段)黏膜慢性炎性改变。予出院继续口服伏立康唑抗真菌治疗,泼尼松 30mg,q.d. 抗炎,利伐沙班 10mg,q.d. 抗凝。

2022 年 2 月 23 日至我院门诊复查胸部 CT 示病灶较前增大(图 1-1D),完善风湿科相关检查,血 IgG4 升高(7.3g/L),考虑继发性 IgG4 升高可能性大。遂收入我院。

【入院查体】

体温 37.0℃,脉搏 90 次 /min,呼吸 23 次 /min,血压 125/70mmHg。神志清楚,精神可,浅表淋巴结无肿大,双肺呼吸音粗,可闻及湿啰音,心腹无异常,双下肢无水肿,神经系统检查无异常。

【辅助检查】

血常规:白细胞 9.44×10⁹/L,嗜酸性粒细胞百分比 8.2% ↑,嗜酸性粒细胞绝对数 0.77×10⁹/L ↑,血红蛋白 148.0g/L,血小板 283×10⁹/L。血生化、肝肾功能正常。

血气分析[吸入气氧浓度(FiO₂)21%]:pH 7.42,动脉血二氧化碳分压(PaCO₂)42.7mmHg,

动脉血氧分压(PaO₂)74.3mmHg↓,血红蛋白总量 22.7g/dl↑,氧饱和度 94.7%↓,氧合血红蛋白 93.20%↓,余无特殊。

凝血功能:凝血酶原时间 12.1 秒,国际标准化比值 1.08,纤维蛋白原 4.63g/L,活化部分凝血活酶时间 30.7 秒,凝血酶时间 12.5 秒,抗凝血酶 - Ⅲ 75.0%↓,D- 二聚体 446.00ng/ml↑,纤维蛋白(原)降解产物 2.75μg/ml。

心肌四联:肌钙蛋白 T 0.010ng/ml,肌酸激酶 MB 同工酶 0.637ng/ml,肌红蛋白 21.00ng/ml↓,N 末端 BNP 前体 10.0pg/ml。

微生物检验:血 GM 试验 0.11μg/L;痰未查见真菌孢子及菌丝,荧光染色抗酸杆菌(-),Xpert 结核分枝杆菌(-)。肿瘤指标阴性。

心电图:窦性心律,Ⅰ度房室传导阻滞;电轴右偏。

胸部 CT(2022-03-07):结合临床考虑 IgG4 相关性肺病,与 2022 年 2 月 23 日胸部 CT 相比,右肺中叶、左肺上下叶肿块略增大。双肺散在少许感染灶。CT 血管造影(CT angiography,CTA):胸主动脉及其主要分支未见明显异常。左肺动脉支架植入后。

【诊疗经过】

患者于 2022 年 2 月 23 日至我院门诊复查胸部 CT 示病灶较前增大,风湿科考虑患者 IgG4 升高,除原发自身免疫性疾病外,还要排查继发于肿瘤、感染可能。收入我院后行经皮肺穿刺活检,病理见坏死组织及少量肉芽肿性病变,其中可见真菌菌丝结构,结合特殊染色结果考虑肺毛霉病。穿刺液送检 mNGS 提示少孢根霉,序列数 895。结合患者既往诊治经过,仍考虑肺毛霉病(少孢根霉),于 3 月 10 日起予 L-AmB 静脉滴注抗真菌治疗(起始剂量 10mg,q.d.,逐渐加量,10mg×1 天 +20mg×1 天 +30mg×1 天 +40mg×3 天 +50mg×5 天,最大单日剂量 50mg,累积剂量 430mg),后因患者出现顽固低钾血症、胃肠道反应,改为泊沙康唑混悬液(400mg,b.i.d.)口服抗真菌治疗,低钾血症逐渐纠正,胃肠道症状改善。

经治疗后复查胸部影像示肺内病灶较前部分吸收好转。予出院,序贯口服泊沙康唑混悬液(400mg,b.i.d.)抗真菌治疗,泼尼松减量至 25mg,q.d.,保肝对症支持治疗。

【随访及转归】

患者出院后规律治疗,口服泊沙康唑混悬液(400mg,b.i.d.,疗程 6 个月)和泼尼松(30mg×6 个月;25mg×4 个月;20mg×2 个月)维持治疗。至 2022 年 9 月 20 日于当地医院复查胸部 CT 示病灶较前明显吸收(图 1-1E)。诊疗经过见图 1-3,部分关键检验值变化见图 1-4。

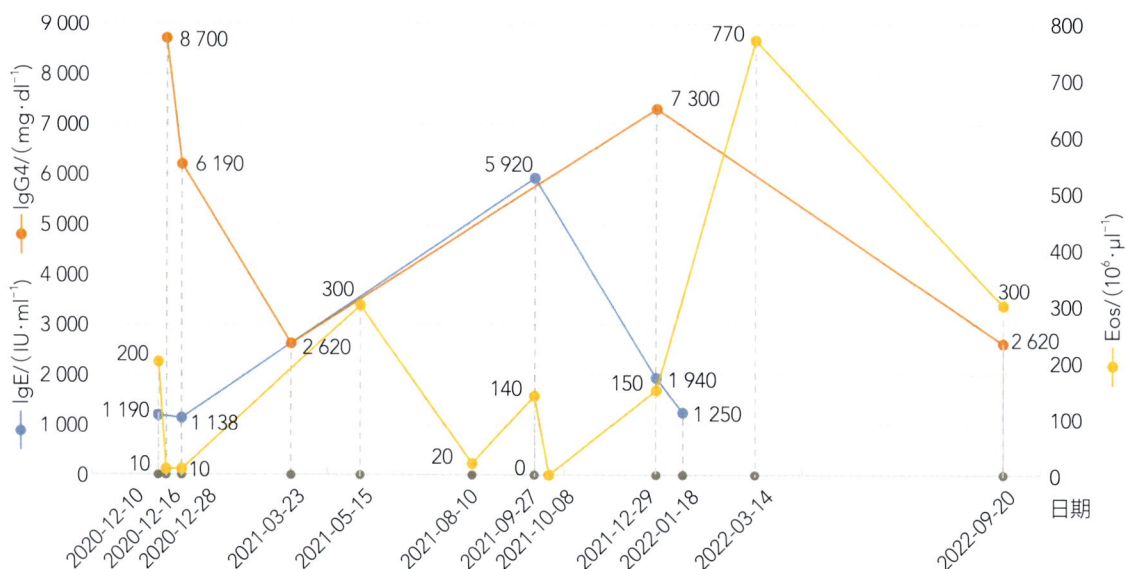

图 1-4　本病例部分关键检验值变化图

Eos：嗜酸性粒细胞。

病例分析与专家点评

【病例分析】

肺毛霉病（pulmonary mucormycosis）是由毛霉目的根霉属、毛霉属等引起的一种急性化脓性疾病，慢性感染罕见。临床上以毛霉和根霉较为常见。前者好侵犯肺，后者多累及鼻、鼻窦、眼眶、脑及消化道。毛霉病多发生于糖尿病及免疫抑制患者，糖尿病患者中鼻 - 眶 - 脑型多见，骨髓移植、化疗后骨髓抑制的血液系统疾病患者中肺毛霉病多见。通常认为肺毛霉病进展迅速，可导致肺炎伴血管侵袭、肺组织坏死，感染可蔓延至邻近器官及结构（如纵隔、心脏）或血行播散至其他脏器，多数患者存在发热伴咯血症状。该患者慢性起病，无明确免疫抑制因素，与典型免疫抑制宿主肺毛霉病表现不同。近年来，毛霉病的确诊人数不断增加，发病率大概在（0.2 ～ 140）/100 万，但因临床医生对该病认识不足、诊断不足，可能存在发病率被低估的情况。肺毛霉病进展快、死亡率高，因此早期快速诊断，积极去除易感因素，使用抗真菌药物及外科切除病变组织是治疗成功的关键。患者的预后与治疗效果密切相关，复发性和难治性肺毛霉病的治疗是临床医生面临的巨大挑战。

毛霉感染可同时引起侵袭性毛霉病和真菌致敏所诱发的超敏反应，这是一种 CD4[+] T 细胞介导的 Th2 细胞免疫应答，此类型病例在临床上较为罕见。文献检索显示肺毛霉病合并超敏反应只有少数病例报告，表现为血嗜酸性粒细胞计数及总 IgE 水平明显增加。本例患者血清总IgE升高明显(＞1 000IU/ml)，外周血嗜酸性粒细胞增多(＞500/mm³)，血IgG4升高，肺组织病变中可见大量嗜酸性粒细胞浸润以及IgG4(＋)浆细胞浸润，根据国际人类与动物真菌学学会(ISHAM)的标准，本例患者可能在侵袭性肺毛霉病的病程中发生了变态反应性支气管肺真菌病(allergic bronchopulmonary mycosis，ABPM)，这也许就是他第一次在当地医院接受抗真菌治疗反应不佳的主要原因，但目前对于ABPM的定义和诊断标准尚存有争议。本例患者合并存在IgG4、IgE、嗜酸性粒细胞升高，考虑为毛霉病引起的过敏状态可能性大，类似变应性支气管肺曲霉病(allergic bronchopulmonary aspergillosis，ABPA)，感染与过敏同时存在，所以我们使用糖皮质激素＋抗真菌药物治疗显示较好疗效，影像学示病灶得到吸收。

ABPM的治疗原则应包括如下两个方面：系统性糖皮质激素(systemic corticosteroid，SCS)抗炎治疗和标准抗真菌治疗。新的证据表明SCS联合免疫治疗对合并有Th2细胞免疫应答相关的侵袭性真菌感染患者有效，如抗白细胞介素-5(mepolizumab)治疗能有效抑制Th2细胞异常反应，这可能成为侵袭性肺真菌病合并过度炎症反应时新的治疗选择。本例患者在长期泊沙康唑抗真菌治疗的基础上接受了中低剂量的SCS[泼尼松初始剂量约0.5mg/(kg·d)，总疗程半年]，取得了很好的临床疗效。患者症状迅速得到控制，肺肿块缩小，外周血嗜酸性粒细胞及总IgE、IgG4明显降低。以嗜酸性粒细胞为主的炎症对SCS治疗反应更优，因此对于此类患者，较低的糖皮质激素剂量和较短疗程可能是更好的选择。

毛霉病的抗真菌药物治疗首选两性霉素B(脂质制剂和普通制剂)，除此以外，新一代唑类药物艾沙康唑和泊沙康唑也都有抗毛霉活性。患者接受两性霉素B脂质体、序贯泊沙康唑取得较好疗效。毛霉病的疗程无明确的界定，该患者第一阶段治疗3个月后病灶吸收，停药后复发，最后还是激素＋两性霉素B＋泊沙康唑治疗后病灶有所吸收，可见毛霉病的治疗时间较长，须根据病灶吸收情况综合评估。停药后仍须密切监测随访。

【专家点评】

1. 佘丹阳教授　中国人民解放军总医院第一医学中心　呼吸与危重症医学

此病例有一些值得深思的地方：①毛霉病通常起病急，病情发展迅速，病死率高达90%。而该患者病程长达2年，病程中中毒症状不明显，结合患者最后诊断IgG4相关性肺病，考虑与患者宿主因素相关。②IgG4相关性肺病导致机会性感染的机制有二，一是IgG4相关性肺病导致的免疫缺陷(通常为低水平的免疫缺陷)，较少引起机会性感染；二是IgG4相关性肺病患者肺部的结节、空洞、实变导致肺正常组织被破坏，形成结构性肺病，继发毛霉感染，与慢性肺曲霉病(chronic pulmonary aspergillosis，CPA)的病程相似，从这个角度也能解释对症治疗后患者病灶快速吸收的原因是地塞米松可以针对IgG4相关性肺病发挥作用。③从治疗上讲，毛霉病的治疗包括药物治疗和手术治疗，这个患者经药物治疗后病灶吸收非常好，后续不一定需要手术治疗，建议复查支气管镜，明确支气管管腔内有无残留病灶，从而指导下一步是否需手术治疗。

2. 张天托教授　中山大学附属第三医院　呼吸与危重症医学

这个病例病程长达2年，治疗经过复杂，我的观点如下：①患者病程长、症状不典型、职业为瓜农,符合肺部慢性疾病的特征,患者气道内见新生物,排除了肺癌,伴有肺不张,往往需要考虑毛霉病的可能,可进一步通过病理学检查明确,毛霉菌丝常呈直角分枝状。②治疗上,患者前期的治疗并不充分,尤其是应用一次两性霉素 B 后就因不良反应直接停药。目前临床可以应用的新药是泊沙康唑。根据以往的经验,在毛霉病治疗起始,尤其是全身情况差、病情危重的时候,两性霉素 B 或者其脂质制剂的使用要多一些,此外可以加用激素减轻药物不良反应。对于该患者而言,地塞米松的应用是患者后期病情迅速缓解的基础。为了减少药物不良反应,使用泊沙康唑口服序贯治疗是一个很好的选择。③通常 IgG4 相关性肺病可累及全身多个器官、系统,该患者肺外表现不是很典型,肺内病灶考虑感染为主,不一定是 IgG4 相关性肺病累及,有可能继发于毛霉感染,不管何种情况,加用地塞米松治疗对患者病灶吸收起了正向作用。

3. 施毅教授　南京大学医学院附属金陵医院　呼吸与危重症医学

针对这个病例,提几点个人意见。

(1)毛霉感染越来越多,并且经常与曲霉感染混合存在,随着伏立康唑的广泛使用,毛霉病的感染率在升高。但是毛霉感染常常合并免疫缺陷基础,比如糖尿病、器官移植术后。对此患者而言,IgG4 相关性肺病就是其基础疾病,随之继发了毛霉感染。我们既往也诊治过 IgG4 相关性肺病合并毛霉感染的病例。

(2)患者的职业为瓜农,接触环境复杂,这类职业须重点鉴别有无合并真菌感染。据农业科学相关研究,可以了解到农业植物的真菌感染常见,瓜农就有感染的可能,这与环境因素密切相关。

(3)关于毛霉的命名问题,微生物界的分类包括域(domain)、界(kingdom)、门(phylum)、纲(class)、目(order)、科(family)、属(genus)、种(species)。种是最基本的分类单位。毛霉既往与虫霉非常难以区分,所以曾经用过其上一级分类接合菌亚门、接合菌纲的名称,称为接合菌(主要为毛霉),随着分子生物学的发展,毛霉与虫霉已经能够被清晰区分,因此,目前已经从生物学的角度完全取消了接合菌这一名称。毛霉病主要是由毛霉门、毛霉纲中的毛霉目真菌引起,少数由毛霉门、毛霉纲中的被孢霉目真菌引起。毛霉目中的真菌引起的感染性疾病称为毛霉病。

(4)毛霉病与曲霉病相比较,在影像学上有所差异,毛霉病患者胸部 CT 影像中反晕征较多,而曲霉病患者晕轮征较多;毛霉病患者常伴有大空洞,进展迅速,而曲霉病患者较少出现大空洞。

(5)毛霉病的诊断目前无特异性生物标志物,主要依靠组织病理学改变,依赖于检验科、病理科医生的水平。有一项调查显示,检验科医生对念珠菌、曲霉的认识水平较高,而对毛霉的认识水平很低(仅占 5%)。近些年新出现的技术,如 mNGS 可辅助医生诊断,临床上可以借助这些新技术。

(6)毛霉病的治疗包括三个方面:控制原发病、手术切除病灶和抗真菌治疗。针对抗真菌治疗,特别是重症患者,既往常常应用两性霉素 B(或脂质制剂)联合氟胞嘧啶,轻症患者可单用两性霉素 B,可用地塞米松预处理来减轻药物反应。目前上市的新药有泊沙康唑、艾沙康唑,有口服剂型和静脉剂型。同时,两性霉素 B、泊沙康唑和艾沙康唑可以序贯使用,重症患者可以应用两性霉素 B 联合艾沙康唑或泊沙康唑治疗。针对该患者的疗程问题,抗真菌治疗已 4 个月,尽管目前没有指南推荐具体的疗程,但是停药时机须考虑患者病灶吸收情况、免疫状态,进行个性化评估。个人建议在患者病灶吸收、免疫正常后维持 2 个月,巩固疗效,同时兼顾激素减量。

4. 苏欣教授　南京大学医学院附属鼓楼医院　呼吸与危重症医学

这是一个非常值得思考的病例,首先是治疗上,轻重缓急分得十分清楚,思路非常清晰。目前来看,毛霉在侵袭性肺真菌病常见病原中居第 4 位,常合并基础免疫缺陷,诊断较困难,须依靠组织学诊断,常与曲霉、厌氧菌混淆。该病例不仅从组织学层面找到了毛霉菌丝,还从基因水平找到依据,多角度证实了病原学。此外,环境因素、职业因素对于患者发病十分重要。因缺乏前期的影像学表现,无法判断患者 IgG4 相关性肺病是在毛霉感染前还是感染后出现。众所周知,IgG4 相关性肺病可继发于感染,不能除外毛霉感染引起继发 IgG4 相关性肺病样表现。从这个角度,我觉得激素疗程不宜过长,同时建议延长抗真菌治疗疗程,完善支气管镜检查,评估后续是否需要手术治疗。

5. 范红教授　四川大学华西医院　呼吸与危重症医学

既往我们也经治一例反复多次真菌感染的患者,最后骨穿病理明确是多发性骨髓瘤,因此对于患者的组织学标本建议深入分析,查找有无合并其他基础疾病;在治疗上,地塞米松不仅减轻了两性霉素 B 的药物反应,还与 IgG4 相关性肺病的治疗相关,对于患者病灶的快速吸收非常重要。

诊疗体会

1. 对于肺毛霉病诊断,应积极行病原学检测,由于缺乏特异的生物标志物,可选择侵入性检查(支气管镜或影像学指导下的经皮肺穿刺)获取病理标本,肺组织病理诊断是金标准,培养及基因检测对毛霉种、属的鉴定非常重要。可优先选择组织穿刺液。

2. 疑诊或确诊的肺毛霉病都是临床急症,需要尽快开始抗真菌治疗。对于侵犯大血管的患者,须做好血管保护,避免大咯血。肺毛霉病抗真菌治疗效果欠佳时应考虑是否存在抗真菌药物耐药和病灶部位药物浓度不足,需要结合患者临床特点及实验室检查分析是否存在真菌致敏反应可能。中低剂量全身糖皮质激素治疗对肺毛霉病合并真菌致敏的超敏反应有效。

3. 毛霉病感染容易复发,停药后须密切随访。

病例思考

1. 患者第二次病灶进展(2021年9月—2022年9月),是否为肺毛霉病复发?复发的诱因是什么?

结合后期随访,我们认为患者病灶第二次进展为肺毛霉病复发,可能与免疫紊乱相关,具体诱因可能是再次接触了大量的病原体。对于初治的肺毛霉病,足量足疗程抗真菌治疗十分重要。

2. 抗毛霉疗程应如何界定?

结合指南,毛霉病的疗程推荐如下:①强烈推荐治疗至免疫抑制状态逆转并影像学完全恢复(A-Ⅲ)。②在病情稳定之前,推荐静脉治疗(B-Ⅱ)。③当转为口服治疗时,强烈推荐艾沙康唑或泊沙康唑肠溶片(A-Ⅱ);可使用泊沙康唑口服混悬液,但证据不足,尤其在可选其他剂型情况下(C-Ⅱu)。

(李建雄　梁硕)

参考文献

[1] PRAKASH H, CHAKRABARTI A. Global epidemiology of mucormycosis[J]. J Fungi (Basel), 2019, 5(1):26.

[2] VALLABHANENI S, BENEDICT K, DERADO G, et, al. Trends in hospitalizations related to invasive aspergillosis and mucormycosis in the United States, 2000-2013[J]. Open Forum Infect Dis, 2017, 4(1):ofw268.

[3] SKIADA A, LASS-FLOERL C, KLIMKO N, et, al. Challenges in the diagnosis and treatment of mucormycosis[J]. Med Mycol, 2018, 56 (suppl_1):93-101.

[4] CORNELY O A, ALASTRUEY-IZQUIERDO A, ARENZ D, et al. Global guideline for the diagnosis and management of mucormycosis: an initiative of the European Confederation of Medical Mycology in cooperation with the Mycoses Study Group Education and Research Consortium[J]. Lancet Infect Dis, 2019, 19(12):e405–e421.

[5] HIRANO T, YAMADA M, SATO K, et al. Invasive pulmonary mucormycosis: rare presentation with pulmonary eosinophilia[J]. BMC Pulm Med, 2017, 17(1):1-6.

[6] CHOWDHARY A, AGARWAL K, KATHURIA S, et al. Allergic bronchopulmonary mycosis due to fungi other than Aspergillus: a global overview[J]. Crit Rev Microbiol, 2014, 40(1):30-48.

[7]   AGARWAL R, SEHGAL IS, MUTHU V, et al. Revised ISHAM-ABPA working group clinical practice guidelines for diagnosing, classifying and treating allergic bronchopulmonary aspergillosis/mycoses[J]. Eur Respir J, 2024, 63(4):2400061.

[8]   MUTHU V, AGARWAL R. Is the "probable" category required in the diagnosis of ABPA?[J] J Allergy Clin Immunol, 2021, 147(3):1119-1121.

[9]   CHOWDHARY A, AGARWAL K, KATHURIA S, et al. Allergic bronchopulmonary mycosis due to fungi other than Aspergillus: a global overview[J]. Crit Rev Microbiol, 2014, 40(1):30-48.

[10] FRACP D K Y, MBBS T S, MBBS C B, et al. Refractory thoracic conidiobolomycosis treated with mepolizumab immunotherapy[J]. J Allergy Clin Immunol Pract, 2021, 9(6):2527-2530.

病例 2

祸不单行，毒霉相伴
——重症流感病毒肺炎合并侵袭性肺曲霉病

导读

中年男性，急性起病，初步诊断：重症肺炎。入院完善病原学相关检验后予经验性抗细菌、抗病毒治疗，但患者仍感咳嗽、咳痰、呼吸困难明显，胸部影像学未见明显吸收。

病历摘要

患者男性，44 岁，因"发热、咳嗽、咳痰伴呼吸困难 1 周"于 2019 年 1 月 15 日收入院。

1 周前患者受凉后出现发热（具体体温不详）、咳嗽、咳痰伴呼吸困难，遂前往当地医院就诊，胸部 X 线片示双肺渗出（未提供影像学资料，只有报告单），予阿莫西林 - 克拉维酸钾静脉滴注、柴胡注射液肌内注射等治疗（具体剂量及频次不详），住院期间患者仍有反复发热，体温最高达 39.5℃，咳嗽、咳痰症状无明显改善，呼吸困难呈进行性加重，为求进一步诊治就诊于我院，门诊以"重症肺炎"收入院。

【既往史、个人史】

患者既往有反复双侧膝关节疼痛病史 20 余年，未予正规诊治，自服"曹清华胶囊"及粉末类药物（具体不详）；否认高血压病、糖尿病、过敏性疾病等病史，否认传染病史、手术外伤史、输血史。无食物及药物过敏史。从事兽药销售工作 10 余年，有牛羊犬长期密切接触史，吸烟史 20 余年，约 20 支 /d，未戒烟，有间断饮酒史。

【家族史】

家族中无类似患者，父母及兄弟姐妹均身体健康。

【入院查体】

体温 38.6℃，脉搏 110 次 /min，呼吸 35 次 /min，血压 104/81mmHg，SpO$_2$ 46%（未吸氧状态下）。神志清楚，精神差，平卧受限，颜面部皮肤轻度水肿，口唇黏膜及四肢末梢重度发绀，胸廓对称，双肺呼吸音粗，双肺可闻及少量湿啰音，未闻及喘鸣音及胸膜摩擦音，心率 110 次 /min，心律齐，各瓣膜区未闻及病理性杂音，腹部未见异常，双下肢无水肿。

【入院诊断】

重症肺炎。

【辅助检查】

1. 常规检验检查

血常规：白细胞 $7.96×10^9$/L，中性粒细胞百分比 80.7%，淋巴细胞百分比 10.4%，红细胞 $6.46×10^9$/L，血红蛋白 209g/L，红细胞压积 60.1%，红细胞沉降率（血沉）1mm/h。炎症两项：PCT 0.166ng/ml，CRP 16.7mg/L。

血生化：白蛋白（albumin，ALB）21.4g/L，肌酸激酶（creatine kinase，CK）342U/L，乳酸脱氢酶（lactate dehydrogenase，LDH）1 158U/L，血尿素氮（blood urea nitrogen，BUN）10.89mmol/L，余未见明显异常。

类风湿三项：类风湿因子（rheumatoid factor，RF）50.4IU/ml，抗角蛋白抗体（anti keratin antibody，AKA）阳性，抗环瓜氨酸肽抗体（anti-cyclic citrullinated peptide antibody，anti-CCP 抗体）186.7μg/ml。

血气分析见表 2-1。

表 2-1　血气分析多次检查结果

日期	pH	PaO$_2$/mmHg	PaCO$_2$/mmHg	HCO$_3^-$/(mmol·L^{-1})	BE/(mmol·L^{-1})	乳酸/(mmol·L^{-1})	OI/mmHg
2019-01-15（FiO$_2$ 60%）	7.48	44	31	23.1	0.3	2.3	73
2019-01-23（FiO$_2$ 50%）	7.44	52	39	26.5	2.3	1.9	104
2019-02-07（FiO$_2$ 21%）	7.4	49	34	21.3	−1.6	2.1	233
2019-02-21（FiO$_2$ 21%）	7.42	61	35.7	23.4	0.1	2.1	290

注：BE，碱剩余；OI，氧合指数。

2. 病原学检查

病毒相关检查：甲型 H1N1 流感检测（间接免疫荧光检测 IgM 抗体）阳性，病毒九项检测（间接免疫荧光检测 IgM 抗体）阴性、病毒三项检测（酶联免疫吸附试验）阴性。

一般细菌相关检查：痰一般细菌培养＋鉴定＋药敏、直接涂片镜检（革兰氏染色）各三次均阴性，血培养三次均阴性。

结核相关检查：痰抗酸杆菌染色阴性、痰 TB-DNA 阴性、血清结核抗体阴性、结核感染 T

细胞斑点试验(T-SPOT.TB)阴性,结核菌素试验阴性。

真菌相关检查:痰真菌涂片及培养阴性,血清 β-D 葡聚糖试验(β-D-glucan test,G test)、半乳甘露聚糖抗原试验(GM 试验)阴性。肿瘤相关检查:肿瘤十一项阴性;痰找病理细胞检查报告:未找到肿瘤细胞。传染病相关检查:乙肝、丙肝、梅毒、艾滋病检查均阴性。

床旁支气管镜检查(2019-01-23):气管、支气管黏膜充血,有少许分泌物,未见狭窄及新生物。

支气管肺泡灌洗液(bronchoalveolar lavage fluid,BALF)细胞学分类:淋巴细胞百分比75%、中性粒细胞百分比 24%、嗜酸性粒细胞百分比 0。BALF 细菌、真菌培养鉴定阴性,涂片查真菌、分子杆菌阴性,BALF 结核分枝杆菌基因(TB-DNA)阴性,BALF GM > 5μg/L。

BALF 细胞学检查:可见淋巴细胞、间皮细胞及中性粒细胞。

3. 影像学检查

胸部 X 线片(2019-01-15):双肺渗出(图 2-1A)。

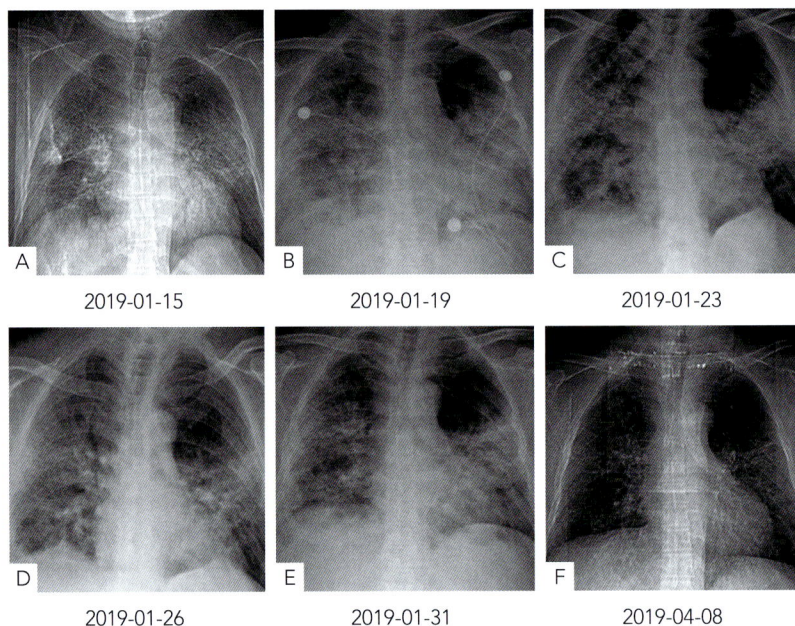

图 2-1　本病例胸部 X 线表现

胸部 CT(2019-01-15):双侧胸廓对称,纵隔居中,双肺支气管血管束走行自然,支气管壁未见慢性增厚,双肺透亮度下降,小叶间隔增厚,普遍呈网格状、磨玻璃阴影,以双下肺为重,纵隔内可见肿大淋巴结,提示双侧间质性肺炎(图 2-2A)。

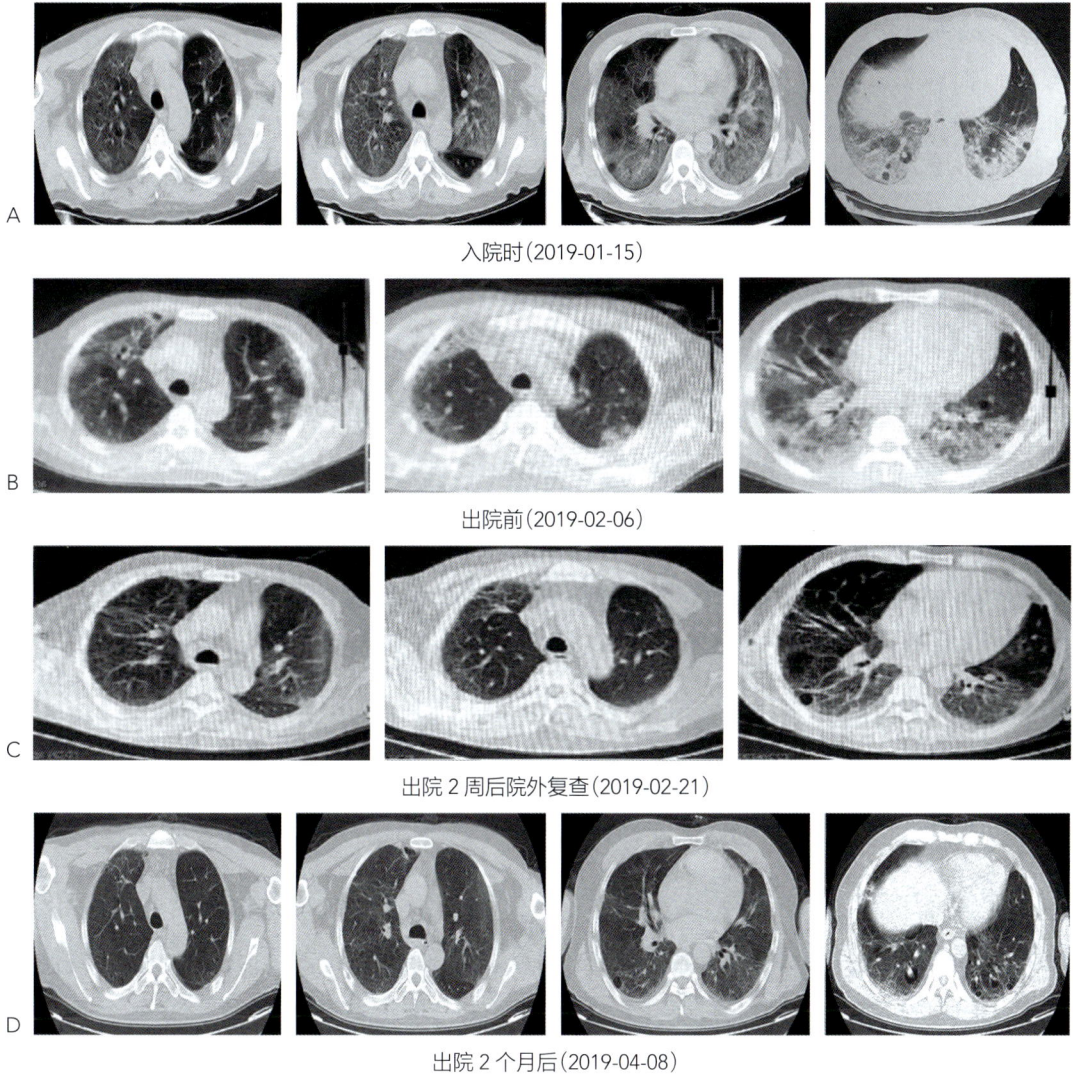

A 入院时(2019-01-15)

B 出院前(2019-02-06)

C 出院2周后院外复查(2019-02-21)

D 出院2个月后(2019-04-08)

图 2-2　本病例胸部 CT 表现

【最终诊断】

重症流感病毒肺炎合并侵袭性肺曲霉病。

思维引导

病毒性肺炎在治疗好转后症状再次加重需要考虑哪些原因？当临床怀疑侵袭性肺曲霉病时，应该做哪些检查帮助明确诊断？

【诊治经过】

1. **药物治疗** 患者发病时处于流感高发期,临床表现为突发起病,进行性呼吸困难伴低氧血症,胸部影像学表现以多叶段累及为主,呈弥漫性间质改变,BALF 细胞学分类淋巴细胞占 75%,因此考虑病毒性肺炎可能,由于重症病毒性肺炎常合并或继发细菌感染,故予经验性初始抗菌药物治疗(2019 年 1 月 15 日—2019 年 1 月 22 日):莫西沙星 0.4g,q.d. 静脉滴注;磷酸奥司他韦 75mg,b.i.d. 口服;甲泼尼龙 120mg,q.d. 静脉滴注。在抗感染药物治疗前留取病原学检测标本。另外予改善循环、利尿减轻心脏负荷、预防性抗凝、纠正低蛋白血症、营养支持等治疗。

2. **非药物治疗** 行无创机械通气:S/T 模式、吸气相压力(inspiratory positive airway pressure,IPAP)16cmH$_2$O(1cmH$_2$O=0.098Pa)、呼气相压力(expiratory positive airway pressure,EPAP)6cmH$_2$O、呼吸频率 16 次 /min、FiO$_2$ 50%。

患者在抗病毒和抗细菌治疗后体温恢复正常,于治疗第 4 天(图 2-1B)及第 8 天(图 2-1C)先后两次评估床旁胸部 X 线片示双肺磨玻璃阴影逐步吸收,但咳嗽、咳痰、呼吸困难仍明显。分析其原因可能有:①药物未能覆盖致病菌或细菌耐药,是否存在特殊病原体感染,如结核分枝杆菌、曲霉、肺孢子菌;②患者发病前因关节疼痛长期服用药物,可能含有糖皮质激素或免疫抑制剂,进而存在免疫功能低下,导致出现影响疗效的宿主因素;③非感染性疾病误诊为肺炎可能。首先根据患者甲型 H1N1 流感抗体阳性,结合重症肺炎的诊断标准,符合重症流感;另外患者住院期间经风湿科会诊确诊为类风湿关节炎,提示该患者有免疫功能紊乱的基础疾病;既往研究证明重症流感为侵袭性肺曲霉病的独立危险因素,患者接受抗细菌、抗病毒治疗后虽发热症状缓解,但呼吸道症状改善不明显,结合 BALF GM > 5μg/L,考虑合并存在曲霉感染可能性大。

最终临床诊断:重症流感病毒肺炎合并侵袭性肺曲霉病(符合 1 项宿主因素、1 项临床标准和 1 项微生物学标准)。

治疗上做出调整:予伏立康唑 0.2g(首剂加倍),每 12 小时 1 次(q.12h.)静脉滴注(首剂加倍)(2019 年 1 月 23 日—2019 年 2 月 7 日)联合头孢哌酮钠 - 舒巴坦钠 3g,每 8 小时 1 次(q.8h.)静脉滴注(2019 年 1 月 23 日—2019 年 2 月 1 日),治疗后患者咳嗽、咳痰、呼吸困难明显改善,氧合指数明显上升,于 2019 年 1 月 26 日(图 2-1D)及 1 月 31 日(图 2-1E)复查胸片,于 2019 年 2 月 6 日复查胸部 CT(图 2-2B)可见双肺病灶较前明显吸收,患者病情好转后出院。

【随访及转归】

患者出院后继续口服伏立康唑片(2019 年 2 月 8 日起)序贯治疗,病情明显好转,并分别于 2019 年 2 月 21 日(图 2-2C)及 2019 年 4 月 8 日(图 2-1F、图 2-2D)随访胸部 CT 示双肺磨玻璃阴影持续吸收,双下肺底部分呈现纤维化样改变。

病例分析与专家点评

【病例分析】

流感是常见的急性呼吸道传染性疾病，常由甲型或乙型流感病毒引起，具有显著季节性。大多数流感患者病程有自限性，最初常表现为典型的流感症状，但部分可并发肺炎，甚至发展为重症肺炎，并发急性呼吸窘迫综合征或多器官功能衰竭而死亡。全世界每年有300万～500万人发生严重流感病毒感染，住院患者中约有5%～10%患者因病情严重须入住重症监护病房（intensive care unit，ICU）。针对该患者发病时处于流感高发期，发病后高热不退合并急性进展性呼吸困难，检测发现甲型 H1N1 流感抗体阳性，胸部 CT 显示双肺弥漫性磨玻璃阴影，重症流感病毒肺炎诊断明确。但患者在接受抗病毒治疗后虽然体温下降，咳嗽、咳痰、呼吸困难仍然明显，需要分析其原因。

侵袭性肺曲霉病（invasive pulmonary aspergillosis，IPA）作为深部真菌感染疾病，常在严重粒细胞减少、免疫功能低下、长时间激素治疗等条件下出现。该患者有双膝关节疼痛病史，长期服用成分不明的粉末类药物，不排除内含糖皮质激素成分可能，故考虑有真菌感染的高危因素。近年来研究发现 IPA 是重症流感常见并发症之一，重症流感肺炎被视为 IPA 独立的高危因素，逐渐受到大家重视，重症肺炎合并 IPA 与高病死率相关，可高达33%～67%。但 IPA 临床表现缺乏特异性，早期明确诊断较困难，应该综合临床、微生物学和影像学证据。诊断与治疗的延迟是导致其高病死率的重要原因。传统检测真菌的方法包括直接镜检、培养和组织病理学，镜检报告所需时间短，但需要具备丰富经验的微生物技术人员仔细阅片，培养可以获得真菌药敏报告，但报告时间偏长，此外呼吸道标本发现真菌还需要判断是定植还是感染责任病原体，组织病理学是诊断的金标准，但并非所有患者都能获得满意的活检组织标本，本病例重症肺炎并发呼吸衰竭，未能采集肺组织活检标本。分子诊断技术聚合酶链反应（polymerase chain reaction，PCR）检测具有便捷、快速以及高敏感性等特点，但价格昂贵，目前我国尚未有成熟的商品化探针上市。GM 作为曲霉细胞壁上的一种热稳定的多糖，常用于曲霉感染早期检测。美国感染病学会（IDSA）制定的 IPA 诊治指南指出，BALF 和血清GM 试验阳性可早于临床症状或影像学进展。由于血清中 GM 可被中性粒细胞清除，故在非中性粒细胞减少患者中阳性率较低，而 BALF GM 试验不受免疫应答影响，诊断价值高，BALF GM 试验阳性可作为 IPA 的微生物诊断依据之一，而阴性结果可基本排除 IPA 可能，且 BALF GM 试验的诊断敏感度高于组织学、细胞学及培养，与 PCR 诊断效力相当。影像学改变也是 IPA 重要的诊断依据，当临床怀疑 IPA 时，无论胸部 X 线片结果如何，须尽快行胸部 CT 扫描，胸部 CT 显示晕轮征、空气新月征等有助于 IPA 的诊断，但这些典型的表现在非粒细胞缺乏患者中并不常见，特异性也不高。本例患者入院检查血清 G 试验和 GM 试验均为阴性，抗病毒及经验性抗细菌治疗效果不佳，此时积极行床旁支气管镜检查，完善BALF 相关检验，发现 BALF GM 明显升高，考虑 IPA 临床诊断成立，及时予伏立康唑治疗。

早期有效的抗真菌治疗可显著改善患者预后,伏立康唑是治疗侵袭性肺曲霉病的首选药物。此患者经伏立康唑静脉滴注,出院后序贯口服治疗后临床症状改善明显,随访胸部CT显示病灶明显吸收,取得了良好的治疗效果。

【专家点评】

1. 胡方芳教授　贵州省人民医院　微生物学

患者院外使用阿莫西林-克拉维酸钾治疗无效,入院经验性抗感染治疗予莫西沙星静脉滴注,经验性抗菌药物选择符合我国重症 CAP 指南规范;在初始经验性抗感染治疗效果不佳时,果断送检 BALF GM 试验,能够及时得到感染病原菌的证据是这例患者治疗成功的关键。诊断侵袭性真菌病最基本的三个要素是:宿主危险因素、真菌感染相关临床表现以及病原微生物证据。真菌微生物学检查目前主要有两个方面:第一是直接标本的培养、涂片,其中涂片荧光染色敏感性更高;第二是快速的血清学检查,包括 G 试验和 GM 试验。对于BALF GM 试验,2016 年版 IDSA 曲霉病诊治指南给予了高级别推荐;2021 年美国胸科协会指南中提到,如果患者为重症流感患者,在这种具有独立高危因素情况下考虑患者为 IPA 诊断时,若血清 GM 试验为阴性,更加推荐 BALF GM 试验。总的来说,针对肺部曲霉感染,BALF 的意义大于血清检测的意义。GM 试验阳性诊断标准为以下任意一项:①单次血清或血浆 GM $\geqslant$ 1.0μg/L;② BALF GM $\geqslant$ 1.0μg/L;③单次血清或血浆 GM $\geqslant$ 0.7μg/L 且 BALF GM $\geqslant$ 0.8μg/L。该病例虽然血清 GM 试验阴性,但 BALF GM > 5.0μg/L,故 IPA 的临床诊断可以成立。

2. 张正华教授　昆明医科大学第一附属医院　影像学

此患者胸部影像学整体呈现弥漫性的磨玻璃阴影伴有部分实变影,须首先考虑患者是病毒感染,但须排除非感染因素。该患者胸部 CT 呈现磨玻璃阴影,双肺下部有实变影,没有胸腔积液,可排除肺水肿的可能;另外,结合患者确诊有类风湿关节炎,须考虑是否存在结缔组织病肺浸润,该患者无胸膜下病变受累,影像学不完全符合,结合患者病程、临床特点仍考虑为感染性疾病,治疗后复查胸部 CT 示双肺网格状改变,有散在肺气肿和散在肺大疱基础背景,提示患者肺部改变为以间质为主的肺炎,且患者病情进展快首先考虑病毒性肺炎。此患者是否合并曲霉感染,需要进一步鉴别,曲霉感染有两种侵袭途径,大部分为气道侵袭,如果侵袭气道会导致支气管壁受损,致管壁增厚,此患者无上述征象,但胸部 CT 对气道病变不如肺实质病变敏感,而且患者入院后由于病情危重,未能及时复查胸部 CT,其间主要通过床旁胸部 X 线片监测病情,无法发现气道受累的证据。还有一部分曲霉感染是血管侵袭,病灶多位于胸膜下,在该患者病程早期的床旁胸部 X 线片中很难发现,后期复查胸部 CT 示磨玻璃影中存在胸膜下的楔形和三角形的实变影,结合患者自身免疫基础疾病及服药史,以及 BALF GM 升高,高度提示合并 IPA 可能。

3. 杨缙教授　重庆市人民医院　重症医学

该患者病毒性肺炎的诊断明确,但从最初的影像学改变不太好判断是否存在真菌感染,结合 BALF GM 试验阳性才明确 IPA 的临床诊断。IPA 的经验性治疗可选择有抗曲霉活性的新型三唑类药物、多烯类药物或棘白菌素类药物，但棘白菌素类药物不作为一线治疗方案，仅在唑类或多烯类抗真菌药物使用受限或效果不佳时使用。2016 年 IDSA 发布的曲霉病诊断处理实践指南推荐伏立康唑为 IPA 首选治疗（强推荐；证据质量高），2017 年欧洲临床微生物学和感染病学会（ESCMID）、欧洲医学真菌学联盟（ECMM）和欧洲呼吸学会（ERS）联合发布的指南推荐艾沙康唑与伏立康唑为 IPA 的一线治疗。

诊疗体会

1. 早期病原学检测是重症肺炎精准治疗的基础，多种检测方法联合送检可以提高病原诊断的阳性率，及早过渡到目标性治疗。

2. 重症肺炎的初始经验性治疗应尽可能覆盖最可能的致病菌，须结合流行病学特点、个体易感性及临床特征综合判断。

3. 目标性治疗及综合治疗是提高重症 CAP 救治成功概率的关键。

病例思考

1. 患者经验性抗感染治疗 1 周后效果欠佳，如何改变诊疗思路？

该患者因双膝关节疼痛，长期服用的粉末药物成分不明，不排除含有糖皮质激素可能，故考虑存在真菌感染的高危因素，结合患者胸部影像学及 BALF GM 试验阳性高度提示 IPA；当经验性抗感染治疗效果不佳时，积极行床旁支气管镜等相关检查，并采集 BALF 标本进行真菌相关检验以寻求病原学依据是诊疗过程中的关键一步。

2. 若未取得病原学依据，如何在侵袭性肺曲霉病高危患者中启动经验性治疗？

如患者同时具备多个宿主危险因素（如合并血糖控制不佳的糖尿病、长期接受糖皮质激素治疗等）、临床表现（如咯血）、特征性的 CT 影像学表现（如晕轮征、空气新月征、多发结节和空洞），尤其是在充分抗细菌治疗无效甚或病情加重时，应在积极采集感染部位标本进行真菌相关的病原学检测的同时，启动经验性抗真菌治疗，但须密切关注患者的治疗反应。影像学变化相对滞后，一般在 2 周后复查随访。

（余来顺　妥亚军）

参考文献

[1] IULIANO A D, ROGUSKI K M, CHANG H H, et al. Estimates of global seasonal influenza-associated respiratory mortality: a modelling study[J]. Lancet, 2018, 391(10127): 1285-1300.

[2] VERWEIJ P E, RIJNDERS B J A, BRUGGEMANN R J M, et al. Review of influenza-associated pulmonary aspergillosis in ICU patients and proposal for a case definition: an expert opinion[J]. Intensive Care Med, 2020, 46(8): 1524-1535.

[3] VANDERBEKE L, SPRIET I, BREYNAERT C, et al. Invasive pulmonary aspergillosis complicating severe influenza: epidemiology, diagnosis and treatment[J]. Curr Opin Infect Dis, 2018, 31(6): 471-480.

[4] SCHAUWVLIEGHE A, RIJNDERS B J A, PHILIPS N, et al. Invasive aspergillosis in patients admitted to the intensive care unit with severe influenza: a retrospective cohort study[J]. Lancet Respir Med, 2018, 6(10): 782-792.

[5] COSTE A, FREROU A, RAUTE A, et al. The extent of aspergillosis in critically Ⅲ patients with severe influenza pneumonia: a multicenter cohort study[J]. Crit Care Med, 2021, 49(6): 934-942.

[6] HAGE C A, CARMONA E M, EPELBAUM O, et al. Microbiological laboratory testing in the diagnosis of fungal infections in pulmonary and critical care practice. an official American Thoracic Society clinical practice guideline[J]. Am J Respir Crit Care Med, 2019, 200(5): 535-550.

[7] PATTERSON T F, THOMPSON G R 3rd, DENNING D W, et al. Practice guidelines for the diagnosis and management of aspergillosis: 2016 update by the Infectious Diseases Society of America[J]. Clin Infect Dis, 2016, 63(4):e1-e60.

[8] NYGA R, MAIZEL J, NSEIR S, et al. Invasive tracheobronchial aspergillosis in critically Ⅲ patients with severe influenza. A clinical trial[J]. Am J Respir Crit Care Med, 2020, 202(5): 708-716.

[9] ZHOU W, LI H, ZHANG Y, et al. Diagnostic value of galactomannan antigen test in serum and bronchoalveolar lavage fluid samples from patients with nonneutropenic invasive pulmonary Aspergillosis[J]. J Clin Microbiol, 2017, 55(7): 2153-2161.

[10] ALEXANDER B D, LAMOTH F, HEUSSEL C P, et al. Guidance on imaging for invasive pulmonary aspergillosis and mucormycosis: from the imaging working group for the revision and update of the consensus Definitions of Fungal Disease from the EORTC/MSGERC[J]. Clin Infect Dis, 2021, 72(Suppl 2): S79-S88.

[11] ECHEVERRIA-ESNAL D, MARTIN-ONTIYUELO C, NAVARRETE-ROUCO M E, et al. Pharmacological management of antifungal agents in pulmonary aspergillosis: an updated review[J]. Expert Rev Anti Infect Ther, 2022, 20(2): 179-197.

[12] ULLMANN A J, AGUADO J M, ARIKAN-AKDAGLI S, et al. Diagnosis and management of Aspergillus diseases: executive summary of the 2017 ESCMID-ECMM-ERS guideline[J]. Clin Microbiol Infect, 2018, 24(Suppl 1):e1–e38.

一波三折，疲于应对
——重症肺炎合并多脏器功能不全

📖 导读

老年男性，急性起病，发热伴气短，胸部 CT 示双肺斑片影，予经验性抗感染及有创通气治疗后肺部病变仍快速进展，呼吸窘迫进行性加重，氧合持续恶化，同时出现呼吸机相关肺炎（多重耐药鲍曼不动杆菌）、血流感染（耐碳青霉烯类肺炎克雷伯菌）、肝肾功能异常、心肌损伤等多脏器功能不全。

病历摘要

患者男性，66 岁，因"腹泻 10 天，发热伴气短 7 天，胡言乱语 1 天"于 2019 年 11 月 8 日收入我院呼吸与危重症医学科。

患者于 2019 年 10 月 29 日服用"泻药"（具体不详）通便后出现腹泻，量较多，无腹痛，伴食欲差。随后出现低热，口服"连花清瘟胶囊"2 日后略有好转。11 月 1 日出现高热，体温最高 39.0℃（热型不详），伴流涕、乏力，轻微气短，伴轻微咳嗽，痰少，无畏寒、寒战，无四肢肌肉、关节疼痛。就诊于上海市某医院门诊，胸部 CT 示双肺斑片状阴影（未见 CT 影像）；血常规：WBC $10.97 \times 10^9/L$，中性粒细胞百分比 92.3%；予静脉滴注莫西沙星、头孢唑林钠抗感染，口服对乙酰氨基酚退热，共治疗 3 日。次日体温降至正常，仍有咳嗽、气短、乏力。

11 月 4 日再次发热，体温 37.6℃，气短加重，遂入住西安市某医院。血常规：WBC $13.17 \times 10^9/L$，中性粒细胞百分比 89.3%，PCT 1.37mmol/L。血气分析：pH 7.43，PaO_2 46mmHg，$PaCO_2$ 24mmHg，HCO_3^- 15.6mmol/L。胸部 CT（2019-11-04）：双肺多发斑片状阴影（图 3-1A）。予静脉滴注头孢哌酮钠 - 舒巴坦钠、莫西沙星治疗 1 日，气短加重。

11 月 5 日转至我院急诊科 ICU。血气分析：pH 7.34，PaO_2 43mmHg，$PaCO_2$ 28mmHg，HCO_3^- 15.1mmol/L；血常规：WBC $18.09 \times 10^9/L$，中性粒细胞百分比 95.2%，PCT 4.22mmol/L；咽拭子甲流核酸：阴性；胸部 CT（2019-11-06）：双肺炎性病变，双侧少量胸腔积液（图 3-1B）。予以莫西沙星＋头孢米诺钠（3 天）联合卡泊芬净（1 天）抗感染，每日体温均波动于 38.5℃左右，咳少许白痰，气短明显，行无创呼吸机辅助通气，1 天前出现胡言乱语。为进一步诊治，急诊以"重症肺炎,呼吸衰竭"收入我科。

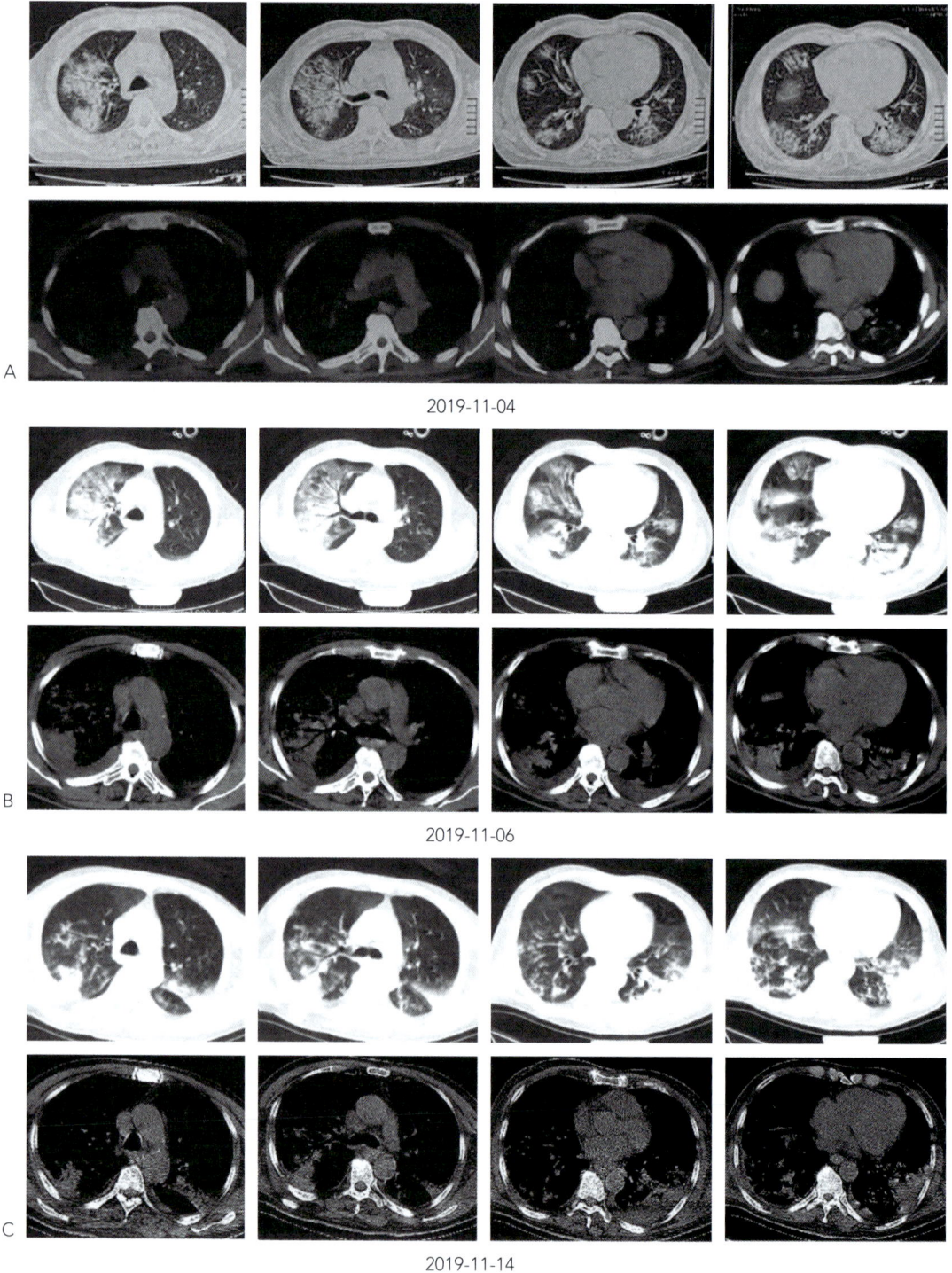

A

2019-11-04

B

2019-11-06

C

2019-11-14

图 3-1　本病例胸部 CT 表现

【既往史、个人史】

高血压病史 20 余年，2 型糖尿病病史 20 余年。2019 年 8 月 20 日外出旅游后患肺炎，予莫西沙星治愈。吸烟 30 年，20 支 /d，已戒烟 10 年，间断饮酒 20 余年，戒酒 10 余年。

【家族史】

家族史无特殊。

【入院查体】

体温 38℃，脉搏 127 次 /min，呼吸 46 次 /min，血压 188/63mmHg。意识尚清，较烦躁，问答不切题。无创呼吸机辅助通气（FiO_2 80%），呼吸急促，双肺可闻及少许湿啰音，心率 127 次 /min，心律齐，未闻及杂音。腹部检查配合差，神经系统检查无阳性发现。

【入院诊断】

重症社区获得性肺炎；Ⅰ型呼吸衰竭；急性肾损伤；高尿酸血症；2 型糖尿病；高血压；贫血。

【辅助检查】

血常规：WBC 21.32×10^9/L，中性粒细胞百分比 91%，淋巴细胞 0.23×10^9/L，血红蛋白（Hb）73g/L，血小板（PLT）333×10^9/L。炎症反应指标：PCT 6.63ng/ml，IL-6 31.88pg/ml。

肾功能：血肌酐（SCr）235μmol/L，BUN 14.24mmol/L，尿酸（UA）510μmol/L。痰涂片：少量革兰阳性球菌（散在分布），极少量真菌孢子。

血气分析（无创呼吸机，FiO_2 80%）：pH 7.224，PaO_2 71.7mmHg，$PaCO_2$ 32.6mmHg，HCO_3^- 13.2mmol/L。

淋巴细胞亚群绝对计数：T 淋巴细胞 156 个 /μl，$CD4^+$ T 淋巴细胞 114 个 /μl，$CD8^+$ T 淋巴细胞 51 个 /μl。G 试验、GM 试验：阴性。血沉：> 140mm/h。

初次血培养：阴性；痰抗酸染色：阴性；T-SPOT.TB：阴性；尿军团菌抗原：阴性；痰真菌荧光染色：查见少量真菌孢子；两次痰培养：白念珠菌（50×10^3CFU/ml）。

支气管镜检查：双肺各叶段支气管通畅，黏膜水肿，气道少量浆液性分泌物。BALF 病原学 mNGS：白念珠菌（序列数 3 745），人类疱疹病毒 1 型（序列数 137），黏滑罗氏菌、中间普雷沃菌、毗邻颗粒链菌、小韦荣球菌。

⚙ **思维引导**

患者目前存在以下最紧迫问题。①双肺多发炎症，病因未明，前期治疗效果不佳，需要尽快明确致病微生物；②存在呼吸衰竭及肾功能损伤，需要注意保护 / 逆转重要脏器功能，积极维持生命体征稳定，给后续治疗提供机会。

【诊治经过】

初始治疗方案：①经验性抗感染方案，比阿培南 0.3g，q.8h.；②呼吸支持，因无创通气辅助呼吸无效,患者呼吸窘迫进行性加重,氧合持续恶化,遂行气管插管、有创通气;③镇静、镇痛,应用丙泊酚、瑞芬太尼;④对症治疗,如化痰、降糖、营养心肌、抗凝、改善肾功能等。

根据 mNGS 结果调整抗感染方案:阿昔洛韦抗人类疱疹病毒,卡泊芬净抗白念珠菌,甲泼尼龙 40mg,q.d. 抗炎。1 周后,患者体温降至正常,白细胞、PCT、IL-6 水平下降。氧合逐渐改善,停用镇静、镇痛药物后,患者谵妄、躁动、呼吸急促,自主呼吸测试失败,未能拔管撤机,转运呼吸机辅助下外出复查胸部 CT(2019-11-14)示双肺病变有所吸收,有部分新发渗出实变影(图 3-1C)。考虑前期治疗方案有效,继续原抗感染方案,停用激素。并依据胸部 CT 对左肺下叶病变处行超声引导下经皮肺穿刺活检,病理诊断:肺组织急性活动性炎症伴纤维素性渗出;特殊染色结果:革兰氏染色(−),六胺银染色(−),PAS 染色(−)。

住院第 8 天患者再次出现高热,体温波动在 39.3 ～ 39.7℃,复查血常规示白细胞 11.86×10⁹/L,中性粒细胞百分比 91.4%,PCT 升高至 51.97ng/ml。患者气道出现大量黄脓性分泌物,咳嗽反射差,多次行床旁电子支气管镜下吸痰,痰培养提示多重耐药鲍曼不动杆菌(计数 10 000×10³CFU/ml,仅对替加环素敏感),考虑患者继发呼吸机相关肺炎,调整抗感染方案为"替加环素 100mg,q.12h.+ 头孢哌酮钠 - 舒巴坦钠 3g,q.8h."抗鲍曼不动杆菌治疗。抽血培养的第 2 天,电话回报血培养阳性,提示为革兰氏阴性杆菌,后鉴定为肺炎克雷伯菌,药敏结果提示仅对替加环素、头孢他啶-阿维巴坦钠敏感。针对患者多重耐药鲍曼不动杆菌、耐碳青霉烯类肺炎克雷伯菌,调整抗感染方案为"多黏菌素 B 100 万 U,q.12h.+ 头孢他啶 - 阿维巴坦钠 2.5g,q.8h."抗感染治疗。此时患者出现肾功能恶化,血钠水平持续升高,最高达 172.4mmol/L,遂予床旁连续性肾脏替代治疗(continuous renal replacement therapy,CRRT),患者血压下降至 65/52mmHg、心率下降至 43 次/min,考虑感染性休克,予以积极液体复苏,泵入去甲肾上腺素,血压逐渐平稳后逐渐停用血管活性药物。治疗 1 周后,2 次复查血培养均阴性,复查炎症指标下降,血流感染得到控制。

【最终诊断】

重症社区获得性肺炎;Ⅰ型呼吸衰竭;菌血症(肺炎克雷伯菌);感染性休克;急性肾损伤;肝功能异常;心肌损伤;右侧液气胸;高尿酸血症;2 型糖尿病;高血压病;贫血。

【随访及转归】

虽经上述积极治疗,患者病情一度稳定,但仍存在以下问题。①肾功能没有恢复:肌酐持续升高,无尿,水肿,内环境紊乱,需间断床旁 CRRT 治疗。②出现危重症神经肌肉综合征:停用镇静、镇痛药物后意识没有恢复,仍嗜睡、昏迷、肌肉无力,不能自主翻身和咳痰,造成脱机困难。③肺部感染反复加重并发液气胸:气道分泌物极多,无自主咳痰,复查胸部 X 线片示双肺仍有渗出,复查痰培养提示铜绿假单胞菌、肺炎克雷伯菌。后期继发右侧液气胸(图 3-2),行胸腔闭式引流后,复查胸部 X 线片示气胸有好转,但胸腔闭式引流仍可间断引流出气体。患者氧合仍无改善,PaO₂/FiO₂ 波动在 120mmHg 左右。④再次出现循环障碍:心电图提示心肌缺血,心肌损伤指标持续升高,血压下降,虽经积极抢救,最终因呼吸、心跳停止死亡。

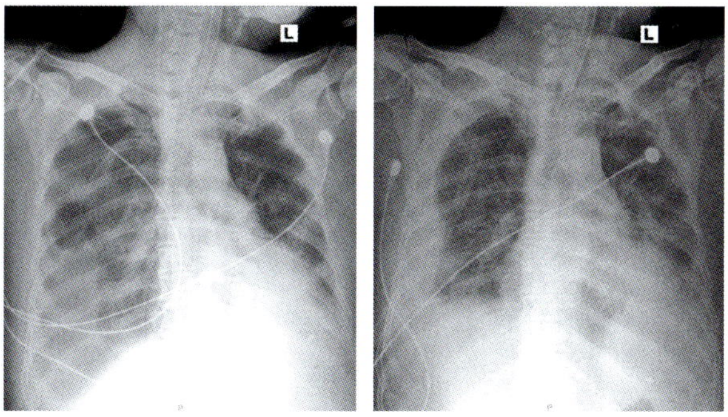

2019-11-26   2019-12-06

图 3-2 　本病例胸部 X 线片表现

病例分析与专家点评

【病例分析】

重症社区获得性肺炎（severe community-acquired pneumonia，sCAP）是 ICU 最常见的感染性疾病之一，病死率为 30%~50%。在临床实际工作中，通常并不清楚 sCAP 的病原体，早期识别病原体是实施精确抗感染治疗的基础，对患者预后有重要影响。然而，传统的微生物检测方法在 CAP 患者中只有 30%~40% 的病原检出率。本例患者入院时重症肺炎诊断明确，院前经验性抗感染治疗已覆盖 CAP 常见病原菌，但患者临床症状无改善，影像学仍在进展，因此初始抗感染治疗失败。对于该患者，尽早明确感染病原菌至关重要，因此入院后行床旁支气管镜下肺泡灌洗，送检肺泡灌洗液病原学 mNGS，结果显示白念珠菌、人类疱疹病毒 1 型，并非 CAP 常见病原菌，mNGS 结果需要结合患者病情综合判断。

肺念珠菌病是一种由念珠菌属引起的急性、亚急性或慢性肺部感染性疾病，主要包括支气管、肺的念珠菌感染所致的相关病变，如支气管炎、支气管肺炎、肺炎、肺脓肿，以及过敏性肺病变等，但不包括真菌定植。念珠菌病多发生于抗细菌药物使用所致的多部位、高强度念珠菌定植，并伴有生理屏障（解剖屏障、功能屏障和微生物屏障）破坏，或伴有严重基础疾病等机体免疫功能低下的患者。

肺炎型肺念珠菌病临床症状取决于发病过程（原发性或继发性）、宿主状态和肺炎的范围等，多呈急性肺炎或伴脓毒症表现，咳嗽，痰少而黏稠，可呈黏液胶质样或痰中带血，不易咳出，伴呼吸困难、胸痛等呼吸道症状；全身症状有寒战、发热、心动过速，甚至出现低血压、休克和呼吸衰竭等。肺炎型肺念珠菌病影像学可表现为双肺中及下部斑点状、不规则片状、融合而广泛的实变阴影，肺尖部病变少见，偶尔有空洞或胸腔积液，可以伴肺门淋巴结肿大。根据分级诊断标准，具有发病危险因素及相应的临床表现，合格的痰或下呼吸道分泌物多次（≥2次）分离到同一种念珠菌，且镜检同时见到多量假菌丝和孢子作为可接受的临床诊断标准。

人类疱疹病毒 1 型(HHV-1)肺炎比较少见，主要发生在免疫功能缺陷人群。常见的临床表现有呼吸困难、干咳、发热，较少见的临床表现有呼吸过速、顽固性哮鸣、胸痛、咯血，影像学可表现为双肺弥漫磨玻璃影、实变影，可有胸腔积液。

患者有糖尿病基础，入院后检查 T 淋巴细胞亚群显示总 T 细胞、CD4$^+$ T 细胞均下降，提示细胞免疫功能低下，综合分析后考虑人类疱疹病毒、白念珠菌为患者致病菌，因此予以阿昔洛韦、卡泊芬净抗感染治疗，治疗后氧合有所改善，感染指标有所下降，复查胸部 CT 示肺部病变有所吸收。

但因患者免疫功能低下，后期继发了呼吸机相关肺炎、血流感染。研究发现 ICU 获得性的血流感染中，21% 与导管相关，21% 与肺部感染相关，13% 为多起源感染，11% 与腹腔感染相关，4% 与尿路感染有关，6% 为其他感染相关，另有 24% 找不到原发病灶。医院获得性血流感染的病原菌往往是多重耐药菌，本患者血培养结果提示为耐碳青霉烯类肺炎克雷伯菌(carbapenem-resistant *Klebsiella pneumoniae*，CRKP)，患者深静脉导管培养为阴性，考虑血流感染可能继发于肺部感染或胃肠道感染。研究表明，CRKP 血流感染死亡率高达 54.3%，因此抗感染方案调整为多黏菌素 B 联合头孢他啶 - 阿维巴坦钠。抗感染 1 周后复查血培养阴性，提示 CRKP 血流感染得到控制。

患者停用镇静、镇痛药物后，依然表现为嗜睡、昏迷、肌肉无力，不能自主翻身和咳痰，考虑患者出现危重症神经肌肉综合征。危重症神经肌肉综合征是 ICU 患者常见的并发症之一，常表现为四肢肌肉及呼吸肌疲劳无力，肌肉萎缩，是导致危重症患者无法早期脱离呼吸机的重要原因。危重症神经肌肉综合征会导致脱离机械通气困难(低氧血症和高碳酸血症发生率高，气管再插管率升高)，延长机械通气和住院的时间，增加危重症患者的病死率和致残率，由于多数患者在 ICU 发病，因此又被称为 ICU 获得性肌无力，常继发于严重器官系统功能障碍或疾病，如脓毒症、系统性炎症反应综合征、急性呼吸窘迫综合征、多器官功能衰竭、电解质紊乱和糖尿病等。该患者后期因肾功能进一步恶化，同时合并心功能不全、气胸等并发症，虽经积极治疗，但患者最终仍死亡。

【专家点评】

1. 谢轶教授　四川大学华西医院　微生物学

患者肺泡灌洗液行病原学 mNGS，查见白念珠菌(序列数 3 745)、人类疱疹病毒 1 型(序列数 137)、黏滑罗氏菌、中间普雷沃菌、毗邻颗粒链菌、小韦荣球菌。其中黏滑罗氏菌等为口腔常见定植菌，可能为支气管镜检查时污染所致，且口腔定植菌致病力较弱，结合患者病情不将其考虑为致病菌。患者病原学 mNGS 检测到的白念珠菌序列数较高，且患者两次痰培养查到白念珠菌，考虑为致病菌。虽然人类疱疹病毒序列数较低，但患者属免疫低下人群，亦有可能为其致病菌。因此结合患者影像学进展迅速，考虑人类疱疹病毒、白念珠菌为该患者的主要致病菌。

2. 陈伟教授　陆军军医大学第一附属医院　影像学

患者病变是以右肺为主，而且上肺病变多于下肺，左肺还有一些小结节，整个病变的主要类型是实变以及磨玻璃影。从病变的分布学特点来说，病变是沿支气管血管束走行的，部分支气管壁增厚，从影像学角度判断，这个患者考虑为气道来源的感染。另外患者病变进展比较快，两天之内原有病变实变加重、病变范围扩大，需要考虑病毒合并真菌感染的可能性。

3. 刘漪教授　昆明市第二人民医院　呼吸与危重症医学

患者前期病原学 mNGS 提示为白念珠菌、人类疱疹病毒 1 型，予以卡泊芬净、阿昔洛韦针对性治疗。后期患者出现呼吸机相关肺炎，痰培养结果提示为多重耐药鲍曼不动杆菌（multidrug-resistant *Acinetobacter baumannii*，MDR-AB），MDR-AB 的治疗需联合用药，两药联合包括以舒巴坦或其合剂为基础的联合、以替加环素为基础的联合以及以多黏菌素为基础的联合，三药联合包括头孢哌酮钠 - 舒巴坦钠 + 替加环素 + 碳青霉烯类、头孢哌酮钠 - 舒巴坦钠 + 多西环素 + 碳青霉烯类、亚胺培南 + 利福平 + 多黏菌素或妥布霉素。有荟萃分析表明多黏菌素、舒巴坦钠及替加环素的三药联合对 MDR-AB 具有最高的临床治愈率。另外，该患者血培养提示为 CRKP，有研究表明对于 CRKP 引起的血流感染，使用含头孢他啶 - 阿维巴坦钠治疗方案的患者生存率更高。该患者同时存在 MDR-AB 感染的呼吸机相关肺炎及 CRKP 血流感染，可选择多黏菌素联合头孢他啶 - 阿维巴坦钠抗感染方案，但是需要监测药物对肝肾功能的影响。

诊疗体会

1. sCAP 治疗成功的关键是早期准确判断病原体及起始充分治疗，病毒、真菌亦有可能是 sCAP 的病原体。

2. 合并免疫功能低下的 sCAP 者，应力争预防、早期诊断及治疗呼吸机相关肺炎和血流感染。

3. 重症患者的预后受到多器官功能恢复状况的影响，治疗过程中须同时保护全身各脏器的功能。

病例思考

1. 肺念珠菌病的治疗效果及疗程该如何界定？

针对肺部念珠菌感染的患者，采取积极的抗真菌治疗有助于改善呼吸道症状和痰液性状。治疗效果须结合患者症状、影像学改善情况及病原学结果综合判断，患者症状、体征基本消失,影像学检查肺部病变有所吸收好转,痰涂片未找到菌丝、芽孢提示病情好转。抗真菌治疗一般疗程6周,2～3周疗程者多复发。

2. 糖皮质激素在 sCAP 治疗中的应用价值是什么?

糖皮质激素具有抑制免疫应答、抗炎、抗休克等多重作用,在 sCAP 患者中应用可抑制各种炎症因子的产生、释放及受体表达,也可以直接抑制免疫细胞及炎症细胞功能。《中国成人社区获得性肺炎诊断和治疗指南(2016 年版)》中提到使用糖皮质激素能降低合并感染性休克 CAP 患者的病死率,感染性休克纠正后应及时停药,用药一般不超过 7 日。欧洲 2023 年 sCAP 管理指南建议,对于伴有休克的 sCAP 患者,推荐使用激素(有条件推荐,低质量证据),而病毒导致的 sCAP〔如流感、严重急性呼吸综合征(severe acute respiratory syndrome,SARS)、中东呼吸综合征(Middle East respi-ratory syndrome,MERS)〕、未控制的糖尿病以及因其他原因而使用激素的患者不在推荐范围内。但是,我国《新型冠状病毒感染诊疗方案(试行第十版)》建议对于氧合指标进行性恶化、影像学进展迅速、机体炎症反应过度激活状态的重型和危重型病例,酌情短期内(不超过 10 日)使用糖皮质激素。糖皮质激素在 sCAP 的运用是把双刃剑,我们在临床过程中要评估患者的免疫状态,在 sCAP 合并感染性休克、炎症反应过强以及皮质醇水平低下的患者中,使用低中剂量的糖皮质激素辅助治疗可能获益。

3. 如何早期识别呼吸机相关肺炎? 临床上如何预防危重症神经肌肉综合征的发生? 如何看待呼吸康复的重要性?

呼吸机相关肺炎(ventilator associated pneumonia,VAP)是指气管插管或气管切开的患者在机械通气 48 小时后以及撤机、拔管 48 小时内发生的肺实质感染。国内诊断 VAP 的标准为:机械通气 2 日以上或撤机 2 日以内的患者胸部 X 线或 CT 出现新的或进展性的浸润影、实变影或磨玻璃影,加之满足下列至少 2 项:发热,体温 > 38℃;出现脓性气道分泌物;外周血白细胞 > 10×10^9/L 或 < 4×10^9/L。目前 VAP 的早期诊断仍困难,病原学诊断依据的获取可能需要增加侵入性操作次数,且标本培养周期长、易受抗生素治疗等因素影响,在临床实践中,可结合 PCT、IL-6、CRP、可溶性髓样细胞触发受体 -1(soluble triggering receptor expressed on myeloid cell-1,sTREM-1)等炎症指标的动态监测,帮助早期明确诊断。

重症肺炎患者在整个治疗过程中有很多可致危重症神经肌肉综合征的危险因素,因此,重症患者在治疗时应注意预防,如在病情允许的情况下应尽量减少或避免神经 - 肌肉阻滞剂、镇静药等的应用,保持适宜的镇静状态,早期苏醒以缩短机械通气持续时间以及 ICU 住院时间;视情况使用糖皮质激素,一旦炎症控制,逐步减少剂量。重症康复治疗要求患者在 ICU 内主要生命体征平稳后，在重症监护环境下尽早开展适宜的康复技术，从而最大限度地维持或提高患者的各种功能，预防各种并发症，促进其成功脱离呼吸机，缩短 ICU 住院时间和总住院时间。

（王明明　宋立强）

参考文献

[1] TORRES A, CHALMERS J D, DELA CRUZ C S, et al. Challenges in severe community-acquired pneumonia: a point-of-view review[J]. Intensive Care Med, 2019, 45(2):159-171.

[2] JAIN S, SELF W H, WUNDERINK R G et al. Community- acquired pneumonia requiring hospitalization among U.S. adults[J]. N Engl J Med, 2015, 373(5): 415-427.

[3] MUSHER D M, ROIG I L, CAZARES G, et al. Can an etiologic agent be identified in adults who are hospitalized for community-acquired pneumonia: results of a one-year study[J]. J Infect, 2013, 67(1):11-18.

[4] 中国成人念珠菌病诊断与治疗专家共识组.中国成人念珠菌病诊断与治疗专家共识[J].中华内科杂志，2020, 59(1):5-17.

[5] CUNBA B A, EISENSTEIN L E, DILLARD T, et al. Herpes simplex virus (HSV) pneumonia in a heart transplant: diagnosis and therapy[J]. Heart Lung, 2007, 36(1):72-78.

[6] BRODOEFEL H, VOGEL M, SPIRA D, et al. Herpes-Simplex-Virus 1 pneumonia in the immunocompromised host: high-resolution CT patterns in correlation to outcome and follow-up[J]. Eur J Radiol, 2012, 81(4):e415-e420.

[7] TABAH A, KOULENTI D, LAUPLAND K, et al. Characteristics and determinants of outcome of hospital-acquired bloodstream infections in intensive care units: the EUROBACT International Cohort Study[J]. Intensive Care Med, 2012, 38(12):1930-1945.

[8] XU L, SUN X, MA X. Systematic review and meta-analysis of mortality of patients infected with carbapenem-resistant Klebsiella pneumoniae[J]. Ann Clin Microbiol Antimicrob, 2017, 16(1):18.

[9] LACOMIS D, ZOCHODNE D W, BIRD S J. Critical illness myopathy[J]. Muscle Nerve, 2000, 23(12):1785-1788.

[10] MARTIN-LOECHES I, TORRES A, NAGAVCI B, et al. ERS/ESICM/ESCMID/ALAT guidelines for the management of severe community-acquired pneumonia[J]. Intensive Care Med, 2023, 49(6):615-632.

病例 4

表里不一，再识"铜绿"
——从耐药机制看支气管扩张合并耐碳青霉烯类铜绿假单胞菌感染的抗菌药物选择

导读

老年女性，慢性病程，反复咳嗽、咳痰、气促 20 余年，急性加重 3 个月，反复住院及抗生素使用史，肺部弥漫性粗湿啰音，胸部 CT 示支气管扩张伴感染，痰检出"多变"铜绿假单胞菌（*Pseudomonas aeruginosa*，PA），并发呼吸衰竭、心力衰竭。

病历摘要

患者女性，62 岁，因"反复咳嗽、咳痰、气促 20 余年，加重 3 个月"于 2020 年 4 月 15 日收入院。

2000 年患者开始出现反复咳嗽，咳少量黄脓痰，偶有痰中带血，感活动后气促，诊断"支气管扩张伴感染"，间断外院住院及门诊治疗（具体不详）。

2020 年 1 月气促加重，夜间高枕卧位，步行几米即出现气促，咳嗽、咳少量黄脓痰，伴胸闷、夜间阵发性呼吸困难，双下肢及面部水肿，尿量减少，就诊于我院查血气分析（FiO_2 33%）：pH 7.295，$PaCO_2$ 86.0mmHg，PaO_2 68.6mmHg，氧合指数 207mmHg。BNP 4 580ng/L。痰、肺泡灌洗液培养：铜绿假单胞菌（表 4-1）。胸部 CT：双侧多发支气管扩张伴感染，考虑"支气管扩张伴感染，Ⅱ型呼吸衰竭"；予高流量加温加湿给氧，头孢哌酮钠 - 舒巴坦钠抗感染及化痰、平喘、利尿等治疗，复查氧合指数 400mmHg。

2 周前上述症状再次加重，偶有胸闷，无发热，就诊当地医院予"无创呼吸机辅助通气，莫西沙星联合头孢类（具体药名不详）抗感染及对症治疗"上述症状无改善。1 天前就诊于我院急诊，查血常规：WBC 17.9×10^9/L，中性粒细胞百分比 95.2%，Hb 139g/L。血气分析（FiO_2：29%）：pH 7.355，$PaCO_2$ 77.2mmHg，PaO_2 48.5mmHg，氧合指数 167mmHg。BNP：2 140ng/L。胸部 CT：双侧多发支气管扩张伴感染性病变（图 4-1）。予经鼻加温加湿高流量吸氧，头孢哌酮钠 - 舒巴坦钠抗感染，以"支气管扩张症伴感染"转入我科。此次发病以来体重增加 3kg。

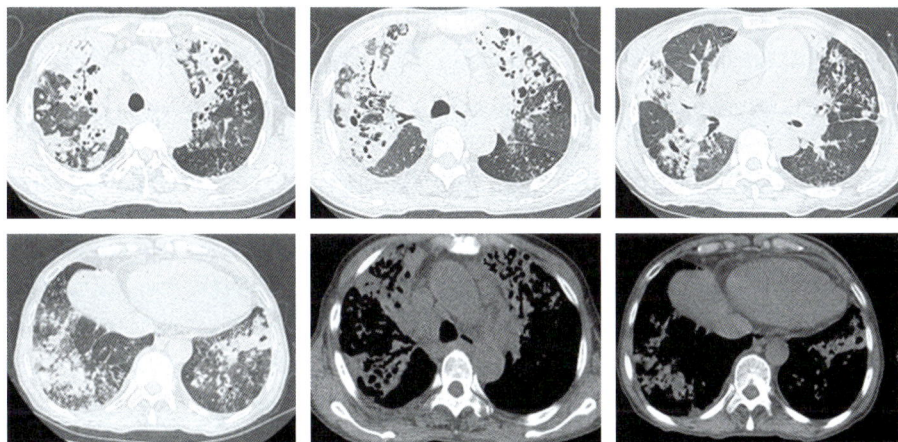

图 4-1　2020 年 4 月 14 日胸部 CT

【既往史、个人史】

对阿莫西林、维生素 B_1 过敏，表现为皮疹伴瘙痒。

【家族史】

家族史无特殊。

【入院查体】

体温 36.2℃，脉搏 117 次/min，呼吸 30 次/min，血压 138/77mmHg，SpO_2 90%（FiO_2 30%）。体型瘦小，营养差。双肺呼吸音粗，双侧肺可闻及大量粗湿啰音，无干啰音。心脏相对浊音界向左侧扩大，心率 117 次/min，心律齐，$P_2 > A_2$，各瓣膜听诊区未闻及病理性杂音。双下肢轻度凹陷性水肿。

【入院诊断】

双侧支气管扩张伴感染；Ⅱ型呼吸衰竭；慢性肺源性心脏病。

思维引导

目前主要问题如下。①该患者此次发病的病原菌考虑是什么？②经验性抗生素如何选择？

【辅助检查】

血常规：白细胞 $15.1 \times 10^9/L$，中性粒细胞百分比 87.1%，Hb 134g/L，PLT $246 \times 10^9/L$。PCT0.60ng/ml，血沉 63mm/h，CRP 259.00mg/L。

痰、肺泡灌洗液：查见铜绿假单胞菌（表 4-1）。

血气分析（FiO_2 41%）：pH 7.35，$PaCO_2$ 74mmHg，PaO_2 53mmHg，氧合指数 129mmHg。

肝肾功能:白蛋白 31g/L,球蛋白 42g/L,白球比例 0.74,丙氨酸转氨酶 6U/L,天冬氨酸转氨酶 9U/L,肌酐 32μmol/L。

肌钙蛋白 I 0.02ng/ml,N 末端 BNP 前体 1 087.00pg/ml。GM 试验:0.12μg/L。G 试验:< 10pg/ml。呼吸道感染九联抗体检测:肺炎支原体 IgM 阳性(+),余阴性。

表 4-1　铜绿假单胞菌药敏结果

抗生素	2020-01-09	2020-01-14	2020-04-21
阿米卡星	敏感	敏感	敏感
氨曲南	敏感	中介	耐药
头孢他啶	敏感	敏感	中介
环丙沙星	敏感	敏感	敏感
头孢吡肟钠	敏感	敏感	敏感
庆大霉素	敏感	敏感	敏感
亚胺培南	中介	中介	耐药
左氧氟沙星	敏感	敏感	敏感
美罗培南	敏感	耐药	敏感
哌拉西林钠 - 他唑巴坦钠	敏感	敏感	中介

【诊治经过】

入院后分析近期可能导致感染的病原体:患者常年因支气管扩张反复住院,常见革兰氏阴性杆菌感染,如铜绿假单胞菌、肺炎克雷伯菌、鲍曼不动杆菌等;支气管扩张反复感染抗细菌治疗不佳,警惕真菌感染,如曲霉;另外非结核分枝杆菌感染影像学也可表现为支气管扩张;入院查肺炎支原体 IgM 抗体阳性,但结合院外莫西沙星使用史和影像特点评估,肺炎支原体不似近期病情加重的主要病原体。目前入院未有新的病原学结果,结合既往曾检出铜绿假单胞菌,治疗上首先考虑覆盖铜绿假单胞菌。结合既往药敏,入院初始予美罗培南 1g,q.8h. 静脉滴注,辅以高流量加温加湿给氧,予化痰、平喘、利尿、营养支持等,并积极行痰病原学检查。

入院第二天仍咳嗽无力,痰量多,浓稠,端坐呼吸,氧合指数 139mmHg,再次回顾既往病史,发现既往检出的铜绿假单胞菌对美罗培南敏感,也存在耐药(见表 4-1),对亚胺培南均为中介,入院第三天更改为头孢哌酮钠 - 舒巴坦钠 3g,q.8h.+ 左氧氟沙星 0.5g,q.d.,同时行气管插管,每日予支气管镜下吸痰治疗,入院第六天痰液培养出铜绿假单胞菌(表 4-1),药敏再次发生了变化,提示对美罗培南敏感,对亚胺培南耐药,头孢哌酮钠 - 舒巴坦钠抑菌圈直径由 30mm 降到 20mm,且为黏液型铜绿假单胞菌,此时患者出现发热,体温波动在 38.0 ～ 38.5℃,肺部影像学无明显改善(图 4-2)。

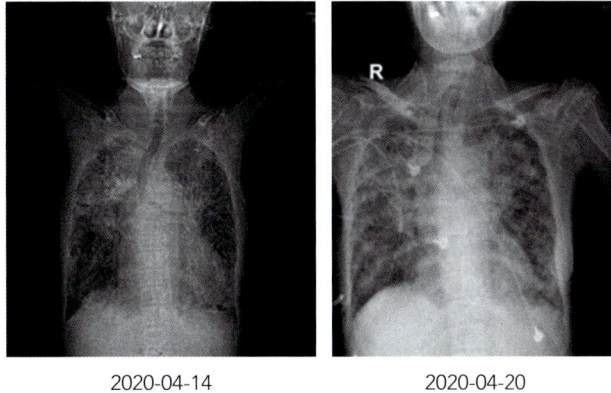

2020-04-14   2020-04-20

图 4-2   本病例胸部 X 线片

【随访与转归】

综合考虑后,于 2020 年 4 月 21 日调整为美罗培南 1g,q.8h.(微量泵)+ 左氧氟沙星治疗,继续支气管镜下吸痰、加强营养等综合治疗,经调整后病情改善,2020 年 4 月 23 日拔除气管插管,患者体温逐渐正常,白细胞降至 6.5×10^9/L,中性粒细胞百分比 61%,氧合指数 395mmHg,影像学逐步改善(图 4-3),2020 年 4 月 28 日出院后继续左氧氟沙星治疗 1 周,后续嘱其长期口服小剂量红霉素。

2020-04-14

2020-04-28

图 4-3   治疗前后胸部 CT 对比

病例分析与专家点评

【病例分析】

1. 如何看待 PA 药敏结果?

从该患者多次药敏结果引发如下思考:①治疗过程中抗生素耐药性是否发生改变? 短期内是否存在美罗培南耐药变为敏感、耐药表型变为敏感表型的情况? ②病程中是否为同一菌群? 是否为多种菌群共同存在或致病菌群已有改变? ③是否应该进行药敏复核? ④黏液型 PA 有何特点?

回答上述问题,首先要复习 PA 耐药机制。①内在耐药性:有限的细胞外膜穿透性、外排泵系统、产生灭活酶。②获得耐药性:基因突变,如 OprD 突变对碳青霉烯类抗生素耐药;拓扑异构酶基因突变对喹诺酮类耐药;通过整合子获得耐药性基因。③适应性耐药性:生物被膜、多耐药存留细菌。其中,美罗培南通过外排泵系统过度表达导致耐药,来自丹麦的一项前瞻性临床研究显示,收集囊性肺纤维化患者痰标本 23 份,其中 12 份为抗菌药物治疗前,11 份为治疗后,共分离到 PA 77 株,经抗生素(β- 内酰胺类药物和氨基糖苷类抗生素,部分患者同时口服环丙沙星 + 雾化黏菌素类)治疗两周后获得的菌株对氨曲南、妥布霉素、头孢他啶的耐药性增加,其中非黏液性菌株对黏菌素、妥布霉素、美罗培南和环丙沙星的耐药性均明显增加,显示抗菌药物治疗增加了 PA 的耐药性。另外,Walters MC 等研究发现当细菌失去生物膜保护时,对抗生素的敏感性可迅速恢复。生物膜介导的耐药性与基因突变无关。

本病例 1 月 14 日培养报告 PA 对美罗培南耐药,4 月 21 日报告为 PA 黏液型,对美罗培南敏感,是否提示其呼吸道有多种不同的 PA 共同存在? Feliziani S 等采用基因组测序方法,在两名囊性纤维化患者中发现 PA 存在多样化谱系的共存和进化。Lozano C 等在三年内从同一个患者体内分离到 17 种 PA 菌株,其中 5 株为小菌落变体(small colony variants,SCV)、12 株为黏液型,发现所有分离株脉冲场凝胶电泳(pulsed field gel electrophoresis,PFGE)分型密切相关,属 ST412 菌株,但存在重要的表型和基因型差异,SCV 比黏液分离株对抗菌药物更耐药,所有 SCV 株均表现出相同的 OprD 特征,而在黏液株中鉴定出三种不同的 OprD 特征。所有分离株生长缓慢,生物膜含量普遍较高,毒素表达和群体感应能力降低,运动性低,但 SCV 和黏液株有显著的差异,SCV 株生长更快,生物膜形成和 flicA 基因表达量更高。由此可推测该患者体内亦存在多种 PA 表型,在抗生素作用下,某一表型菌落减少,而另一表型菌落增加,从而表现为对同一抗菌药物出现了不同的药敏特性。

该病例对亚胺培南耐药,对美罗培南敏感,是否应该进行药敏复核? 其实两者虽然均为碳青霉烯类,但进入 PA 的通道不一致,导致耐药机制不同。耐亚胺培南主要是 PA oprD 基因编码蛋白 OprD2 表达减少甚至缺失,而美罗培南主要受外排泵影响,所以可以呈现出两者不同的药物敏感性。

生物被膜可阻止抗菌药物进入细菌细胞内,药敏试验是体现浮游细菌对抗菌药物的敏感性，并不能完全反映生物被膜内细菌的药物敏感性，这可能导致用体外药敏试验报告敏感的抗菌药物治疗临床疗效不佳，对此可联合抑制生物被膜的药物，争取使生物被膜内的细菌游离成浮游菌，从而更好地用药敏结果指导临床。

根据上述研究，我们初步判断该患者存在不同的 PA 亚群，在不同阶段的优势致病亚群不同，体外药敏结果只针对浮游的细菌，应适时调整临床治疗方案。

2. 如何调整抗感染药物治疗方案？

根据该患者情况，拟选用抗 PA 药物联合抑制生物被膜药物的治疗方案。该患者近期药敏结果显示美罗培南敏感，亚胺培南耐药，提示近期优势菌群以膜孔蛋白缺失为主，同时与实验室沟通提示头孢哌酮钠 - 舒巴坦钠抑菌圈直径由 30mm 降到 20mm，提示耐药，故停用头孢哌酮钠 - 舒巴坦钠，改为美罗培南。选择（十四 / 十五元环）大环内酯类药物，虽然其自身没有抗 PA 的作用，但能抑制生物被膜的形成。氟喹诺酮类也有类似的抑制 PA 生物被膜形成的作用，且能渗透细胞外多糖，对生长缓慢的细菌也有一定的杀菌作用。Abdi-Ali A 等对不同抗菌药的 PA 生物被膜透过率进行了研究，大环内酯类为 100%，β- 内酰胺类和氟喹诺酮类 > 75%，氨基糖苷类是较低的（阿米卡星为 59%，庆大霉素为 73%）。Masuda N 等人的研究显示如果某地区 PA 耐药机制以膜孔蛋白缺失为主，则具有抗 PA 活性的氟喹诺酮类药物（例如左氧氟沙星和环丙沙星）仍可作为经验性治疗的选择；但若主要耐药模式以外排泵为主，则不适合再选用该类药物作为经验性治疗。该例患者新近分离到的 PA 药敏试验表型显示其对亚胺培南耐药，美罗培南敏感，由此推测其 PA 耐药机制可能以膜孔蛋白缺失为主，故联合美罗培南和具有抗 PA 活性的氟喹诺酮类药物，既能联合抗菌亦能抑制生物膜，一举两得，从而达到了良好的治疗效果。

【专家点评】

1. 陈湘琦教授　福建医科大学附属协和医院　呼吸与危重症医学

PA 在感染的早期阶段，表现出高毒力因子表达，通常对抗菌药物敏感，而在慢性感染阶段，其毒素及运动性表达下降，对抗菌药物更具耐药性，表现出黏液表型，出现群体感应减少，突变率增加，和 / 或生物膜形成能力增强，这些因素也使得慢性感染期难以清除 PA。另外，微生物实验室通常只检测一个或两个菌落，对于慢性感染期患者体内存在多种亚群共存的情况，实验室结果仅能反映该菌群部分的微生物学行为，也给临床造成了治疗困难。该病例检出的 PA，结合药敏情况很好地反映了慢性感染期该菌的特点，临床医师在此类患者慢性感染期要重视药敏结果的变化，并及时增加抑制生物膜的治疗。

2. 佘晖教授　福州市第二总医院　呼吸与危重症医学

PA 下呼吸道慢性感染往往表现出多耐药性，针对黏液表型应该选择有抗 PA 活性的抗菌药物联合抑制生物被膜药物。该病例展现了该菌对碳青霉烯类的不同药物敏感性的多样性，尤其是美罗培南和亚胺培南，二者产生的耐药机制是不一样的，一种耐药，另一种仍可提示敏感，临床中要注意甄别。此外，抑制生物被膜的形成有助于 PA 引起的慢性感染的治疗，但体外药敏试验显示生物被膜细菌难以杀灭,临床上很难通过抗菌治疗根除,治疗的目标是通过有效的药物最大程度降低菌落数,未来期望能有针对耐药机制的更有效更精准的药物服务于临床。该病例的最终治疗成功,得益于及时根据药敏结果调整药物、支气管镜下吸痰加强气道管理、加强营养支持等综合治疗,值得临床医师借鉴。

诊疗体会

1. PA 为临床常见病原,药敏结果分析对临床诊治至关重要。慢性感染期间同一患者体内可存在不同表型的 PA,由于临床用药筛选出适应型表型,表现为药物敏感性多样化,临床实践中不能单纯根据既往药敏结果决定方案,特别是当治疗效果不佳时,需要积极送检病原学检查,了解 PA 分子生物学行为变化,并及时调整治疗方案。

2. 黏液型 PA 治疗棘手,体内外药敏可能存在差异,须选用抗 PA 药物与具有抑制生物被膜作用的抗菌药物联合治疗方案。

3. 对于严重反复发作的支气管扩张症患者,自主咳痰能力差时,除药物治疗外,支气管镜下清除分泌物、加强引流也起到非常重要的作用。

病例思考

1. 什么是生物被膜？生物被膜有什么作用？

生物被膜(biofilm,BF)是细菌等微生物在生长过程中分泌的胞外聚合物(extracellular polymeric substance,EPS)将自身包裹而构成的高度组织化、系统化的多细胞群落,它们是细菌细胞间相互协调、以多细胞群体形式组成的复杂结构,是细菌为对抗外界压力形成的一种自我保护结构。BF 中含有大量的 EPS,这些胞外基质能够起到屏障作用,可以减少抗菌药物的渗入,阻碍机体免疫系统对细菌的清除,导致感染迁延难愈,进入难以治愈的慢性状态。BF 中营养物质的匮乏及抑制性代谢产物的聚集都会使细菌进入休眠状态,从而逃避抗生素的作用,其中的细菌具有远超浮游菌的进化能力,有可能通过自身进化或者水平转移方式获得耐药基因,产生遗传性耐药能力,使抗感染治疗的难度增加。

2. 哪些抗菌药物具有抗生物被膜作用？

目前研究发现十四或十五元环的大环内酯类抗菌药物（红霉素、罗红霉素、克拉霉素、阿奇霉素）以及氟喹诺酮类药物（环丙沙星、左氧氟沙星）均具有抗生物被膜作用，其他可能有效的药物包括妥布霉素、阿米卡星、氨曲南、磷霉素、利福平等。

（余小丽　林明　谢宝松）

参考文献

[1] PANG Z, RAUDONIS R,GLICK B K, et al. Antibiotic resistance in Pseudomonas aeruginosa: mechanisms and alternative therapeutic strategies[J]. Biotechnol Adv, 2019, 37(1):177-192.

[2] LIVERMORE D M. Multiple mechanisms of antimicrobial resistance in Pseudomonas aeruginosa: our worst nightmare?[J]. Clin Infect Dis, 2002, 34(5):634-640.

[3] FERNANDEZ-BARAT L,CIOFU O,KRAGH K N, et al. Phenotypic shift in Pseudomonas aeruginosa populations from cystic fibrosis lungs after 2-week antipseudomonal treatment[J]. J Cyst Fibros, 2017,16(2):222-229.

[4] WALTERS M C 3rd, ROE F,BUGNICOURT A, et al. Contributions of antibiotic penetration, oxygen limitation, and low metabolic activity to tolerance of Pseudomonas aeruginosa biofilms to ciprofloxacin and tobramycin[J]. Antimicrob Agents Chemother, 2003, 47 (1):317-323.

[5] FELIZIANI S, MARVIG R L, LUJAN A M, et al. Coexistence and within-host evolution of diversified lineages of hypermutable pseudomonas aeruginosa in long-term cystic fibrosis infections[J]. PLOS Genetics, 2014, 10(10): e1004651.

[6] LOZANO C, AZCONA-GUTIERREZ J M, VAN BAMBEBEKE F, et al. Great phenotypic and genetic variation among successive chronic Pseudomonas aeruginosa from a cystic fibrosis patient[J]. PLoS One, 2018, 13(9):e0204167.

[7] 中华医学会呼吸病学分会感染学组. 中国铜绿假单胞菌下呼吸道感染诊治专家共识 (2022 年版)[J]. 中华结核和呼吸杂志, 2022, 45(8):739-752.

[8] ABDI-ALI A, MOHAMMADI-MEHR M, AGHA ALAEI Y. Bactericidal activity of various antibiotics against biofilm-producing Pseudomonas aeruginosa[J]. Int J Antimicrob Agents, 2006,27(3):196-200.

[9] MASUD N,SAKAGAWA E, OHYA S, et al. Substrate specificities of MexAB-OprM, MexCD-OprJ, and MexXY-oprM efflux pumps in Pseudomonas aeruginosa[J]. Antimicrob Agents Chemother, 2000, 44(12):3322-3327.

道是寻常，实已沧桑
——难治性支原体肺炎合并肺栓塞

📖 导读

15 岁少女，发热、咳嗽，左肺炎症，常规病原学检验无阳性发现，大环内酯类及碳青霉烯类药物抗感染治疗无缓解，病灶进展，并出现恶心、呕吐。深思明辨后发现左肺下叶后底段肺动脉栓塞，是机缘巧合还是病势所趋？

病历摘要

患者女性，15 岁，因"发热伴咳嗽 4 天"于 2016 年 11 月 15 日收入院。

患者 4 天前无明显诱因出现发热，最高体温 40℃，伴咳嗽，痰黏，不易咳出，自服"美林"退热，维持 4 小时后再次发热，伴畏寒及寒战，遂就诊于我院急诊，完善血常规示白细胞及中性粒细胞正常，CRP 29.8mg/L，拒绝胸部影像学检查。至某诊所予"炎琥宁注射液"治疗 2 天症状未见明显好转。前往我院门诊行胸部 CT 检查示左肺上叶节段性大叶性肺炎、右肺上叶及左肺下叶散在炎症（图 5-1），为求进一步诊治收入病房。

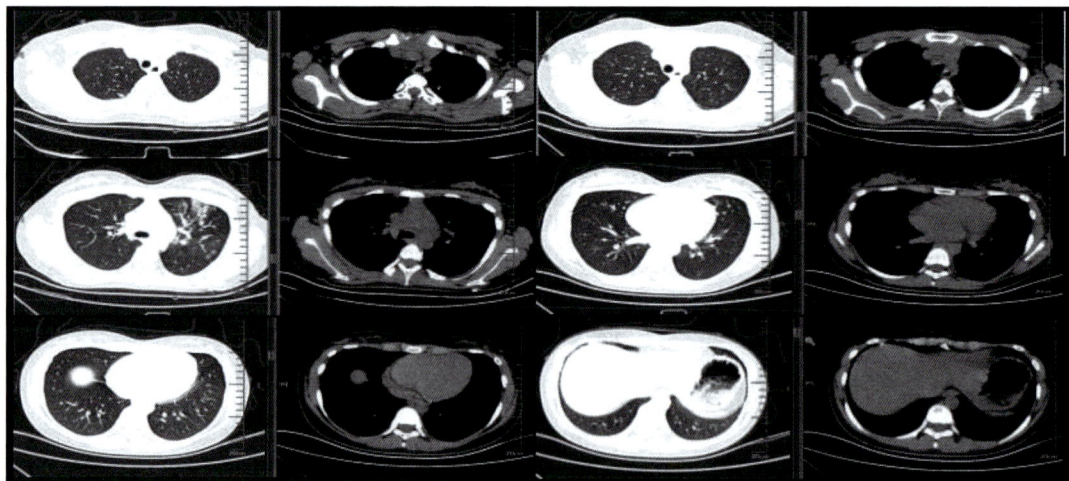

图 5-1　2016 年 11 月 15 日胸部 CT

患者发病以来咳嗽时偶伴头痛，无恶心、呕吐，无腹痛、腹泻，饮食、睡眠尚可，二便正常，近期体重未见明显减轻。

【既往史、个人史】

3 岁时曾患"肺炎"，6 岁时曾患"急性胰腺炎"，均已痊愈，无并发症及后遗症。否认高血压、糖尿病、冠心病等慢性病病史。否认传染病史、手术外伤史、输血史。青霉素、头孢类药物过敏。无烟酒嗜好。学生。月经周期规律，13 岁月经初潮，5 天 /28 天，末次月经时间为 2016 年 11 月 2 日。否认妊娠可能。

【家族史】

否认家族遗传病病史。

【入院查体】

体温 40℃，脉搏 125 次 /min，呼吸 18 次 /min，血压 100/70mmHg。意识清楚，查体合作，巩膜及皮肤无黄染，结膜无苍白，球结膜无水肿，口唇无发绀，颈静脉无充盈及怒张，浅表淋巴结未触及肿大。双肺呼吸音粗，未闻及明显干湿啰音。心率 125 次 /min，心律齐，各瓣膜听诊区未闻及病理性杂音。腹平软，全腹无压痛、反跳痛及肌紧张，肝脾肋下未触及，双下肢无水肿。

【入院诊断】

社区获得性肺炎（非重症）。

【辅助检查】

1. 2016 年 11 月 13 日我院急诊　血常规等相关检查见表 5-1。尿常规：隐血阴性，尿蛋白阴性，红细胞高倍视野 1.0 个 /HP，白细胞高倍视野 3.7 个 /HP。

表 5-1　入院前后血常规等相关检查结果

日期	WBC/($10^9 \cdot L^{-1}$)	中性粒细胞百分比 /%	Hb/($g \cdot L^{-1}$)	PLT/($10^9 \cdot L^{-1}$)	CRP/($mg \cdot L^{-1}$)
2016-11-13	8.6	62.8	133	323	29.8
2016-11-15	6.4	62.8	117	251	61.2
入院后	6.7	70.2	107	252	87.3

2. 2016 年 11 月 15 日我院门诊　血常规等相关检查见表 5-1。

3. 入院后　血常规等相关检查见表 5-1。PCT 0.108ng/ml，D- 二聚体 296μg/L。支原体、衣原体抗体 IgM 及 IgG 均阴性，结核抗体阴性，T-SPOT.TB 阴性，尿军团菌抗原阴性，结核菌素纯蛋白衍生物皮试（tuberculin purified protein derivative skin test，PPD 皮试）48 及 72 小时阴性。

痰细菌、真菌、结核涂片及培养阴性。双套血细菌培养阴性。大便常规潜血阳性。肝肾功能、电解质、血脂正常。

心电图：窦性心动过速，心率 125 次 /min，中度电轴右偏。

思维引导

①患者社区发病,发热伴呼吸道症状,肺部新发影像学改变,结核相关实验室检查阴性,暂不考虑其他非感染性疾病可能,符合社区获得性肺炎(CAP)诊断。②肺炎支原体和肺炎链球菌是我国 CAP 最常见的致病菌,而该患者为少年,无基础疾病,咳嗽少痰,肺部体征不明显,现有的检验手段不能识别病原学,多次外周血检验均示白细胞 $< 10 \times 10^9 / L$,虽然支原体 IgM 及 IgG 阴性,我们仍考虑本例患者支原体肺炎可能性大。支原体肺炎影像学表现为双肺小叶中心性结节、树芽征、磨玻璃影以及支气管壁增厚,病情进展可呈实变,与该患者影像相符。③治疗期间仍须鉴别结核可能,动态评估 CAP 经验性抗感染效果。

【诊治经过】

患者 CURB-65 评分为 0 分,原则上门诊治疗即可,但患者年龄小,前期治疗无改善,家属较为关切,遂收入院治疗。

入院后予厄他培南 1.0g,q.d. 静脉滴注联合阿奇霉素 0.5g,q.d. 静脉滴注,并辅以镇咳、祛痰等对症治疗。但患者仍有发热,热型为弛张热,伴恶心、呕吐、食欲差,无腹痛、腹泻。治疗 5 天后,考虑有大环内酯类耐药可能,建议联合四环素类药物,必要时更换为喹诺酮类药物,并告知家属后者可能对软骨发育有潜在不良影响,无 18 岁以下未成年人应用的适应证。家属外购米诺环素口服联合治疗,后发热间隔略延长,但症状改善不明显,仍有恶心、呕吐。入院第 7 天,复查胸部 CT 示双肺多叶段炎症较前增多,左肺上叶实变范围较前增大,左侧新增胸腔积液及叶间积液(图 5-2)。

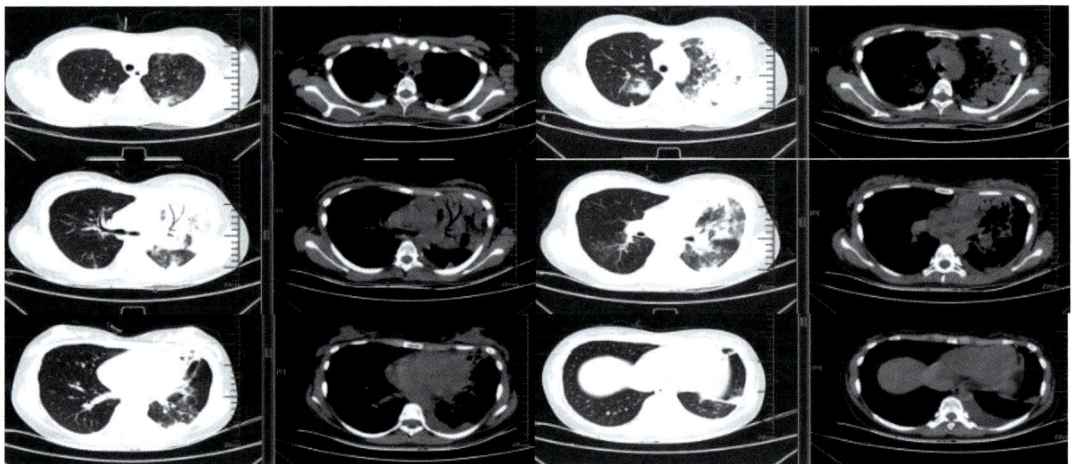

图 5-2　2016 年 11 月 21 日胸部 CT

思维引导

初始治疗效果不佳，我们进行了一系列临床分析。①患者出现单侧胸腔积液，且与肺炎主要病灶位于同侧，需要警惕肺炎旁胸腔积液的可能，是否有局部或全身的并发症？②是否存在目前抗感染药物不能覆盖的特殊微生物感染？③初始治疗抗菌药物是否理论上抗菌谱覆盖，但实则患者为耐药的微生物感染，如耐甲氧西林金黄色葡萄球菌（MRSA）？④是否为过敏性肺泡炎等其他非感染性疾病？

治疗期间患者发热间隔略有延长，监测感染指标，白细胞及中性粒细胞百分比基本正常，PCT 0.075ng/ml，CRP 55.0mg/L，较前下降。请结核科专家会诊，考虑患者急性起病，病情进展迅速，影像学改变不支持肺结核诊断，但不能完全除外干酪性肺炎，建议继续全身抗感染治疗后复查胸部 CT。该患者临床特征仍然提示支原体肺炎可能性最大，消化道症状可能是药物的不良反应，也可能是其肺外表现，予复查血支原体抗体，提示支原体 IgM 抗体阳性，IgG 抗体阴性。考虑支原体肺炎诊断明确，入院第 8 天，经家属同意单药应用莫西沙星 0.4g，q.d. 静脉滴注，用药次日体温恢复正常，消化道症状缓解，随后体温稳定，症状改善，监测 CRP 恢复正常。

由于患者住院期间心电图示窦性心动过速，心率 125 次/min，中度电轴右偏；血气分析（未吸氧状态）：pH 7.431，$PaCO_2$ 39.7mmHg，PaO_2 78.9mmHg，HCO_3^- 25.9mmol/L；D-二聚体 771μg/L。虽无肺栓塞典型症状，但难以解释心电图改变，且存在不符合年龄的低氧血症，D-二聚体有增高趋势，遂于 2016 年 11 月 21 日予肺动脉增强 CT+ 三维重建检查（图 5-3），发现左肺下叶后底段肺动脉内充盈缺损，提示肺动脉栓塞。

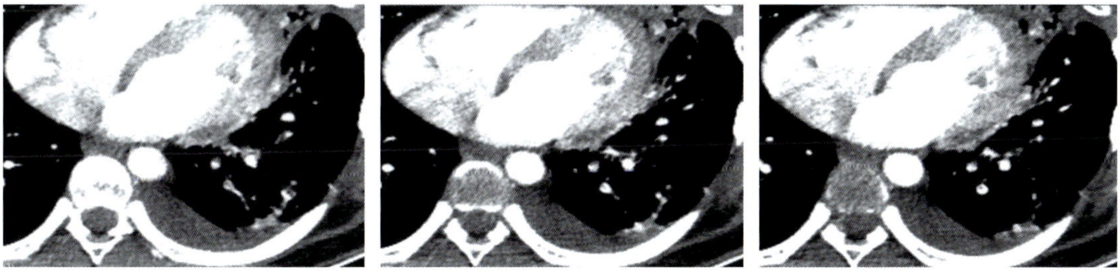

图 5-3　2016 年 11 月 21 日肺动脉增强 CT+ 三维重建

围绕肺栓塞，完善肌钙蛋白 I、脑钠肽（BNP）、心脏彩超、双下肢深浅静脉彩超未见明显异常，风湿三项、补体、免疫球蛋白、抗核抗体（ANA）滴度、抗心磷脂抗体、抗中性粒细胞质抗体（ANCA）阴性。考虑肺炎继发肺栓塞，抗感染同时开始抗凝治疗，予依诺肝素 1.0mg/kg，q.12h. 皮下注射联合华法林 2.5mg，q.d. 口服，动态调整剂量，监测国际标准化比值（INR）并维持在

2.0 ～ 3.0,华法林达标后停用依诺肝素。

【最终诊断】

社区获得性肺炎(非重症);急性肺栓塞(低危);低氧血症。

【随访及转归】

后续复查影像学检查示炎症吸收良好(图 5-4),遗憾的是患者及家属最终拒绝复查肺动脉增强 CT+ 三维重建。

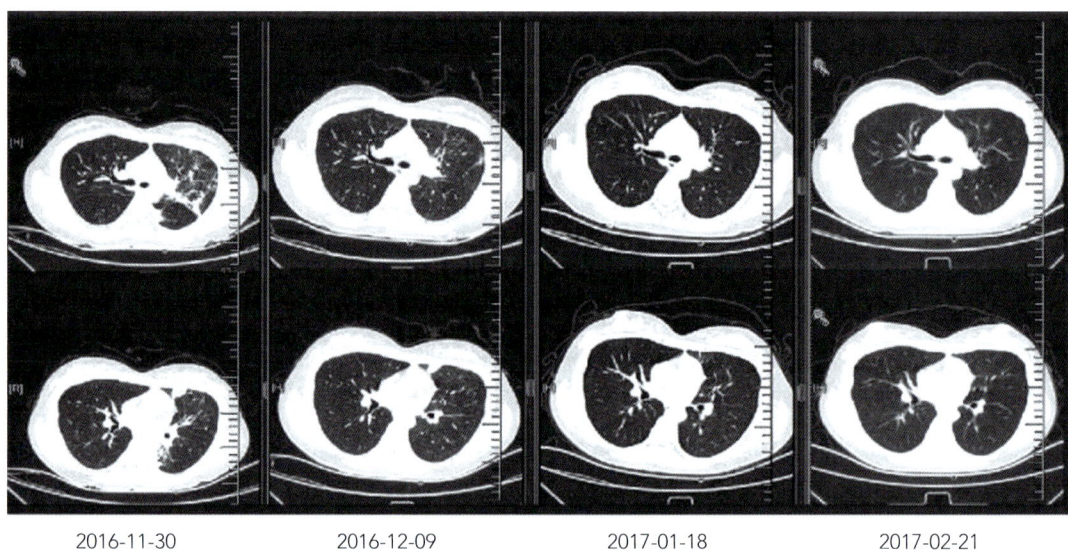

| 2016-11-30 | 2016-12-09 | 2017-01-18 | 2017-02-21 |

图 5-4　本病例胸部 CT

病例分析与专家点评

【病例分析】

支原体是介于细菌和病毒之间、兼性厌氧、无细胞壁,可体外培养的最小微生物,属于非典型微生物。由肺炎支原体所致的肺炎通常简称为支原体肺炎(mycoplasmal pneumonia,MPP),是以呼吸道和肺部间质性病变为主的急性炎症,该病有一定的自愈性,但也可出现重症以及肺外并发症等,甚至危及生命。肺炎支原体和肺炎链球菌是我国成人 CAP 最常见的致病菌,甚至有报道肺炎支原体的感染率已经超过了肺炎链球菌,成为 CAP 最常见的病原体。研究显示我国肺炎支原体对大环内酯类药物耐药率高,但仍对四环素、喹诺酮类抗菌药物敏感。成人支原体肺炎的治疗药物有多西环素、米诺环素、左氧氟沙星与莫西沙星,应用大环内酯类抗菌药物如阿奇霉素、红霉素时需要关注其可能的耐药性。因喹诺酮类药物对软骨等可产生不良影响,一般情况下应避免用于 18 岁以下的未成年人;四环素类药物可引起牙釉质发育不良,8 岁以下的儿童也不宜用。

支原体肺炎的临床特点包括：青少年多见，可在健康人群中出现聚集性发病，持续咳嗽，可表现为剧烈干咳，肺部体征少，外周血白细胞和中性粒细胞正常或轻度升高，影像学可表现为多叶段受累、小叶中心性结节、树芽征、磨玻璃影以及支气管壁增厚，病情进展可呈实变。

支原体肺炎的诊治目前面临诸多困境：①影像学表现复杂多样，特征性胸部 CT 表现为磨玻璃渗出影，小叶中心性结节，支气管壁增厚，但实变和胸腔积液在支原体肺炎中并不少见，大叶性实变可能是疾病进展期的重要征象。②临床常规工作中缺乏早期快速诊断技术。目前国内绝大多数医院主要依靠血清特异性抗体检测诊断支原体肺炎，只有急性期和恢复期双份血清抗体滴度呈 4 倍或 4 倍以上变化才有确诊价值，而肺炎支原体感染后出现较早的特异性 IgM 抗体往往在感染后的 7 ~ 10 天才转为阳性，特异性 IgG 抗体阳性出现的时间则更晚。对于临床和影像表现比较经典的病例尚可依据经验早期识别，而对表现不典型的病例或混合感染者则很容易误诊。③肺炎支原体与其他病原体的混合感染比较普遍。当肺炎支原体与细菌等其他病原体混合感染时，支原体肺炎的临床特征和影像学特征常被掩盖，很容易导致对病原体预判不全面和初始经验性治疗失败。④大环内酯类药物耐药情况严重。我国是肺炎支原体大环内酯类抗菌药物耐药的重灾区，大环内酯类药物初始治疗失败不能排除支原体肺炎。

大部分支原体肺炎患者临床症状轻微，转归良好，但近年来也有不少关于重症支原体肺炎（severe MPP，SMPP）的报道，SMPP 多见于儿童，成人中的比例不高，但患者的发热及住院时间明显延长，病情进展迅速，易出现呼吸困难，甚至需要机械通气治疗，有明显的全身炎症反应，易合并多种并发症，影像学可见肺部病变范围扩大、密度增高，出现胸腔积液，甚至出现坏死性肺炎及肺脓肿。另有难治性支原体肺炎（refractory MPP，RMPP）的报告，主要指经大环内酯类抗菌药物正规治疗 7 天及以上，仍持续发热，临床征象及肺部影像学表现均加重者；合理使用抗菌药物后持续发热是其最重要的特点，同时患者可有 SMPP 的临床特点，可合并肺外脏器损害；可能与机体免疫功能的异常、大环内酯类耐药、混合感染有关。肺炎支原体对大环内酯类耐药的机制主要与靶位点突变有关，核糖体 23S rRNA 结构域与大环内酯类直接结合的碱基点突变可导致抗菌药物与核糖体亲和力下降而引起耐药。对于大环内酯类抗菌药物治疗 72 小时仍无明显改善的支原体肺炎患者，应考虑为大环内酯类耐药肺炎支原体（macrolide-resistant MP，MRMP）感染可能。

14 ~ 18 岁年龄段的肺炎患者在我国一般由成人呼吸与危重症医学科收治，作为支原体肺炎的易感人群，这部分患者有着与其年龄相关的特殊问题，一方面学业负担重，疾病初期难以保证系统专业的诊疗，且家长对治疗效果有着较高要求；另一方面喹诺酮类药物的应用也有明确限制，甚至注射用阿奇霉素在 16 岁以下青少年中应用的疗效与安全性尚未被证实。如果这类患者出现 RMPP 的临床特点，在没有阳性病原学结果、大环内酯类抗菌药物经验性治疗无效的情况下,如何调整抗菌药物治疗方案是治疗决策中的一个难题。虽然本例患者应用了莫西沙星,但有专家认为阿奇霉素胞内浓度较高,可达到或超过耐药肺炎支原体最低抑菌浓度(MIC),虽退热时间延长,仍有治愈可能,不推荐儿童患者常规换用氟喹诺酮类治疗 RMPP,仅在个别病例治疗效果不佳,尤其是病情危重时,可在家长知情同意基础上使用。

【专家点评】

1. 张智洁教授　中国医科大学附属盛京医院　微生物学

肺炎支原体是目前人们对人类致病支原体中研究最多,较为了解的一种。它是无细胞壁的最小微生物,即使在高倍显微镜下也无法被清晰地观察到。它的培养非常耗费时间而且价格不菲,需要配制特殊而昂贵的培养基,并须经过多次盲传以及长达数周的孵育时间,因此很难在临床实验室常规开展。所以目前肺炎支原体感染的诊断主要还是依靠血清特异性抗体检测,但只有急性期和恢复期双份血清抗体滴度呈 4 倍或 4 倍以上变化才有确诊价值,而肺炎支原体感染后特异性抗体阳性时间有滞后,很多医疗机构尚未开展核酸扩增技术和 mNGS,故早期快速诊断有难度。

2. 雷振教授　锦州医科大学附属第一医院　影像学

支原体肺炎的肺部影像学改变和临床表现并不匹配,早期肺部体征不明显,而影像学的改变可以多种多样。常见的胸部 CT 表现为肺磨玻璃渗出影、小叶中心性结节、支气管壁增厚、树芽征、淋巴结肿大等,重症患者可伴有大片实变影、胸腔积液、坏死性肺炎、肺脓肿等。此外,国内外均已有合并肺栓塞的报道,临床上一旦有这方面的怀疑,应进行肺动脉增强造影检查。

3. 翟丽杰教授　吉林大学第二医院　临床药学

关于支原体对大环内酯类药物耐药的问题,欧美国家的耐药情况报道远少于中国和日本。8 岁以上儿童使用大环内酯类药物疗效欠佳时可考虑改用四环素类药物,不推荐 18 岁以下患者应用喹诺酮类药物。如果病情危重,可在家长知情同意的基础上酌情使用。本病例在应用四环素类药物后发热间隔有延长,也许再坚持应用,可能也会达到治愈的效果,但是治疗时间会延长。

诊疗体会

当时只道是寻常,待到懂时已沧桑。既往多认为支原体致病力不强,临床表现以轻、中症多见,根据典型的临床特征做出临床诊断并不困难,尽管我国报告支原体对大环内酯类药物耐药率高,但对喹诺酮类、四环素类抗菌药物仍然保持较高的

敏感性，大部分成人患者的治疗并不困难。实际上，近年来临床实践中发现
SMPP、RMPP 并不少见，儿童和青少年人群中由 MRMP 所致 SMPP 的治疗药物选
择很多时候都是超说明书用药，需要决策者在与患者家属充分沟通的基础上谨慎
选用，此外，对支原体这一类常规检测难以发现的病原体，在重症患者或者经验性
治疗反应不佳者中需要积极选用 PCR、mNGS 等分子诊断技术帮助尽早明确病原，
甚至明确其耐药状况，以便指导临床开展目标治疗。

病例思考

1. 肺炎支原体感染的肺外表现有哪些？

肺炎支原体感染的肺外表现可累及全身多个系统，消化系统可出现肝功能异
常、恶心、呕吐等症状；神经系统可出现惊厥、昏迷、脑膜刺激征、局灶性神经体征，
也可有精神行为异常；心血管系统可出现心肌炎、心包炎、心包积液、心律失常、充
血性心力衰竭等情况；血液系统可出现贫血、血小板减少、粒细胞减少、凝血功能异
常、噬血细胞综合征、传染性单核细胞增多症，已有脑、肺、肢体血管栓塞及弥散性
血管内凝血（disseminated intravascular coagulation，DIC）的报道；泌尿系统可引起
急性肾小球肾炎综合征、IgA 肾病，少数可引起急性肾衰竭；还可出现骨关节肌肉
症状，表现为非特异性肌痛、关节痛、关节炎、横纹肌溶解；还可出现皮肤黏膜症状，
表现为皮疹，严重时可发生 Stevens-Johnson 综合征。

2. 本例患者发生肺栓塞的发病机制是什么？

支原体感染患者发生肺栓塞的发病机制尚不明确，目前认为有直接和间接双
重因素。直接的发病机制是肺炎支原体可诱导肿瘤坏死因子 -α、趋化因子和白细
胞介素 -8 等细胞因子影响血管壁，导致局部血管炎或血管闭塞。间接的发病机制
是肺炎支原体引起免疫紊乱，体内出现一过性的抗磷脂抗体升高，抗磷脂抗体可与
自身组织起免疫反应从而导致血管内皮细胞损伤、血管内壁损伤、血流缓慢及高凝
状态等共同作用，导致血栓形成。

（赵博）

参考文献

[1] 陆权, 赵顺英. 儿童肺炎支原体感染的再认识 [J]. 中华儿科杂志, 2016, 54(2):81-83.

[2] WAITES K B, TALKINGTON D F. Mycoplasma pneumoniae and its role as a human pathogen[J]. Clin Microbiol Rev, 2004, 17(4): 697-728.

[3] TAO L L, Hu B J, He L X, et al. Etiology and antimicrobial resistance of community-acquired pneumonia in adult patients in China[J]. Chin Med J (Engl), 2012, 125(17): 2967-2972.

[4] YIN Y D, WANG R, ZHUO C, et al. Macrolide-resistant Mycoplasma pneumoniae prevalence and clinical aspects in adult patients with community-acquired pneumonia in China: a prospective multicenter surveillance study[J]. J Thorac Dis, 2017, 9(10): 3774-3781.

[5] 中华医学会呼吸病学分会. 中国成人社区获得性肺炎诊断和治疗指南 (2016 年版)[J]. 中华结核和呼吸杂志, 2016, 39(4):253-279.

[6] 佘丹阳. 重视支原体肺炎诊治中面临的困难和挑战 [J]. 中华结核和呼吸杂志, 2021, 44(1): 8-10.

[7] 刘凯, 付红敏, 陆权. 儿童肺炎支原体肺炎的流行病学新进展 [J]. 中华儿科杂志, 2024, 62(7) : 696-699.

[8] WAITES K B, XIAO L, LIU Y, et al. Mycoplasma pneumoniae from the respiratory tract and beyond[J]. Clin Microbiol Rev, 2017, 30(3):747-809.

[9] ZHUO Z, LI F, CHEN X, et al. Mycoplasma pneumonia combined with pulmonary infarction in a child[J]. Int J Clin Exp Med, 2015, 8(1):1482-1486.

[10] ASCER E, MARQUES M, GIDLUND M. M pneumoniae infection, pulmonary thromboembolism and antiphospholipid antibodies[J]. BMJ Case Rep, 2011, 2011:bcr1220103561.

多病缠身，毒霉助恶
——非粒细胞缺乏患者侵袭性肺曲霉病的诊治

导读

老年男性，肾功能受损，糖尿病，新冠病毒感染 4 个月后突发胸闷、胸痛伴发热，CT 发现双肺渗出伴部分实变，抗细菌治疗疗效欠佳，痰多次查到曲霉，血 G 试验、GM 试验明显升高。抗曲霉治疗 1 周后症状改善，但影像学有进展，继续原方案治疗 6 个月后最终治愈。

病历摘要

患者男性，75 岁，因"发现血肌酐升高 10 年，胸闷、胸痛伴发热 3 天"于 2023 年 12 月 22 日收入院。

患者于 10 年前当地体检发现尿蛋白（+），血肌酐 124μmol/L，长期服用"肾衰宁"，未定期复查。4 个月前因"新冠病毒感染"外院就诊时查肌酐 373μmol/L，尿蛋白（++++），对症治疗后未再复查。

3 天前突发胸闷、胸痛伴发热，体温最高 38.9℃，咳嗽，咳少量白痰，无皮疹及关节疼痛，伴尿量减少。入我院急诊，查血肌酐 702μml/L，Hb 67g/L，CRP 23.92mg/L，D- 二聚体 4.06mg/L，BNP 2 318.5pg/ml，高敏肌钙蛋白 1.394μg/L。胸部 CT 示双肺散在炎症，双侧少量胸腔积液（图 6-1）。急诊予"莫西沙星"静脉滴注抗感染，同时予利尿、输血、CRRT 等对症治疗。为进一步诊治，以"慢性肾功能不全"收入我院。

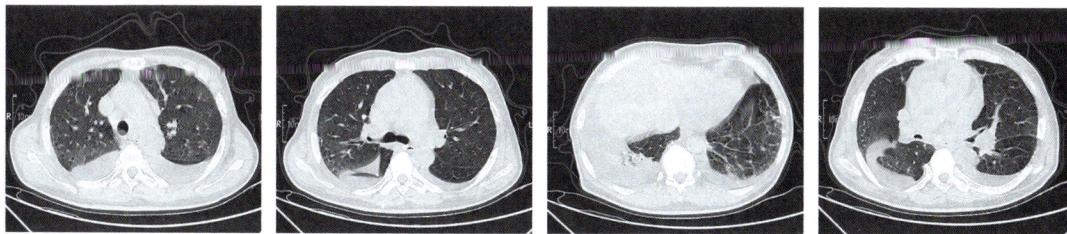

图 6-1 本病例胸部 CT 表现（2023-12-20）

自发病以来,患者精神状态一般,体力情况一般,食欲较差,食量减少,体重无明显变化,大便正常,尿量减少。

【既往史、个人史】

久居原籍,无疫源接触史,否认有毒化学物品、放射性物质接触史,吸烟史50年,1包/d,偶饮酒;无药物成瘾史,否认治游史。20年前因右下肢动脉血栓行取栓+支架植入术,长期口服硫酸氢氯吡格雷抗凝。2型糖尿病病史11年,目前胰岛素治疗中。高血压病史10年,最高血压200/80mmHg,服用硝苯地平控释片,血压控制在130/80mmHg左右。否认外伤史,否认输血史,否认食物、药物过敏史,预防接种史不详。

【入院查体】

体温37.0℃,心率80次/min,血压120/80mmHg,呼吸18次/min。神志清楚,口唇无发绀,浅表淋巴结无肿大。胸廓未见异常,胸骨无压痛,双肺呼吸运动未见异常,双侧下肺呼吸音弱,双侧肺部未闻及干、湿啰音,无胸膜摩擦音。

【入院诊断】

慢性肾脏病5期;急性冠脉综合征;肺炎;高血压3级(很高危);2型糖尿病;贫血。

【辅助检查】

血常规相关检查(2023-12-22):白细胞$4.7×10^9$/L,中性粒细胞$3.7×10^9$/L。肌红蛋白384.5ng/ml,高敏肌钙蛋白2.054μg/L,CRP 90.8mg/L,PCT 1.8ng/ml。

血常规相关检查(2023-12-23):PCT 0.969ng/ml;BNP 1 302pg/ml;血沉98mm/h。

心电图:频发房性期前收缩、T波倒置(Ⅰ、Ⅱ、aVL、aVF、V_5、V_6)。

【诊治经过】

入院后请心内科会诊,诊断非ST段抬高型心肌梗死,予阿司匹林+氯吡格雷抗血小板治疗,择期冠脉造影。予莫西沙星静脉滴注抗感染(0.4g,q.d.),并行床旁血液透析。对症治疗后,心功能逐渐改善,体温基本正常,但咳嗽、咳痰无好转。12月27日复查胸部CT:双肺散在炎症渗出,较前(2023-12-20)增多(图6-2)。12月28日体温再次升高,最高38.5℃,查血白细胞$11.98×10^9$/L,中性粒细胞$8.8×10^9$/L,CRP 207mg/L,PCT 2.5ng/ml,痰培养烟曲霉(+)。

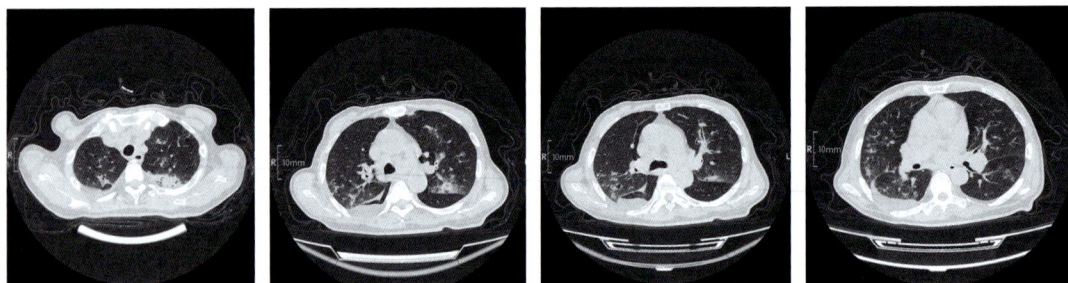

图6-2 本病例胸部CT表现(2023-12-27)

思维引导

该患者经莫西沙星治疗后体温一度正常，然而再次出现发热，痰培养发现曲霉(+)，胸部CT 影像较前进展，是否可以诊断侵袭性肺曲霉病？还需完善什么检查？抗感染药物如何调整？

12 月 28 日加用两性霉素 B 雾化及伏立康唑片口服(0.2g，q.12h.)。12 月 29 日仍持续发热，体温最高 39℃，G 试验 322pg/ml，GM 试验 1.637μg/L，CRP 207mg/L，PCT 2.5ng/ml。痰培养再次查到烟曲霉(++)。12 月 30 日会诊后更换为艾沙康唑静脉滴注(200mg，q.8h. 负荷 48h，此后 200mg，q.d. 维持)。

【出院诊断】

侵袭性肺曲霉病(临床诊断)；慢性肾脏病 5 期；急性冠脉综合征；高血压病 3 级(很高危)；2 型糖尿病；贫血。

【随访及转归】

抗感染药物调整为艾沙康唑静脉滴注后，患者体温逐渐正常，咳嗽、咳痰好转。2024 年 1 月 3 日复查血 G 试验 180pg/ml，GM 试验 0.79μg/L，胸部 CT 示双肺渗出较 12 月 27 日增多(图 6-3A)。因患者症状及感染指标均有改善，故继续艾沙康唑抗曲霉治疗。2024 年 1 月 16 日复查胸部 CT 示双肺炎症与前相仿(图 6-3B)。血 G 试验、GM 试验及血常规、CRP 指标已恢复正常。遂出院继续口服艾沙康唑胶囊。2024 年 2 月 26 日复查胸部 CT 示双肺炎症较 1 月 16 日略吸收(图 6-3C)。继续口服艾沙康唑胶囊，定期门诊随访。2024 年 4 月 18 日胸部 CT 示双肺炎症较前明显吸收(图 6-3D)，2024 年 6 月 12 日胸部 CT 示双肺炎症及胸腔积液进一步吸收(图 6-3E)，继续口服艾沙康唑胶囊 2 周后停药。2024 年 8 月 6 日门诊随访，复查胸部 CT 示双肺散在慢性炎症，与 6 月 12 日相仿(图 6-3F)，患者目前一般状态良好。

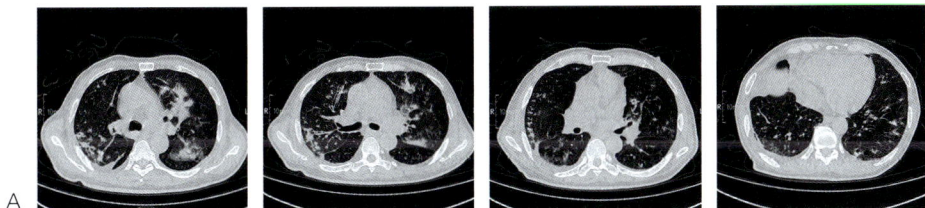

2024-01-03

图 6-3　本病例胸部 CT 表现

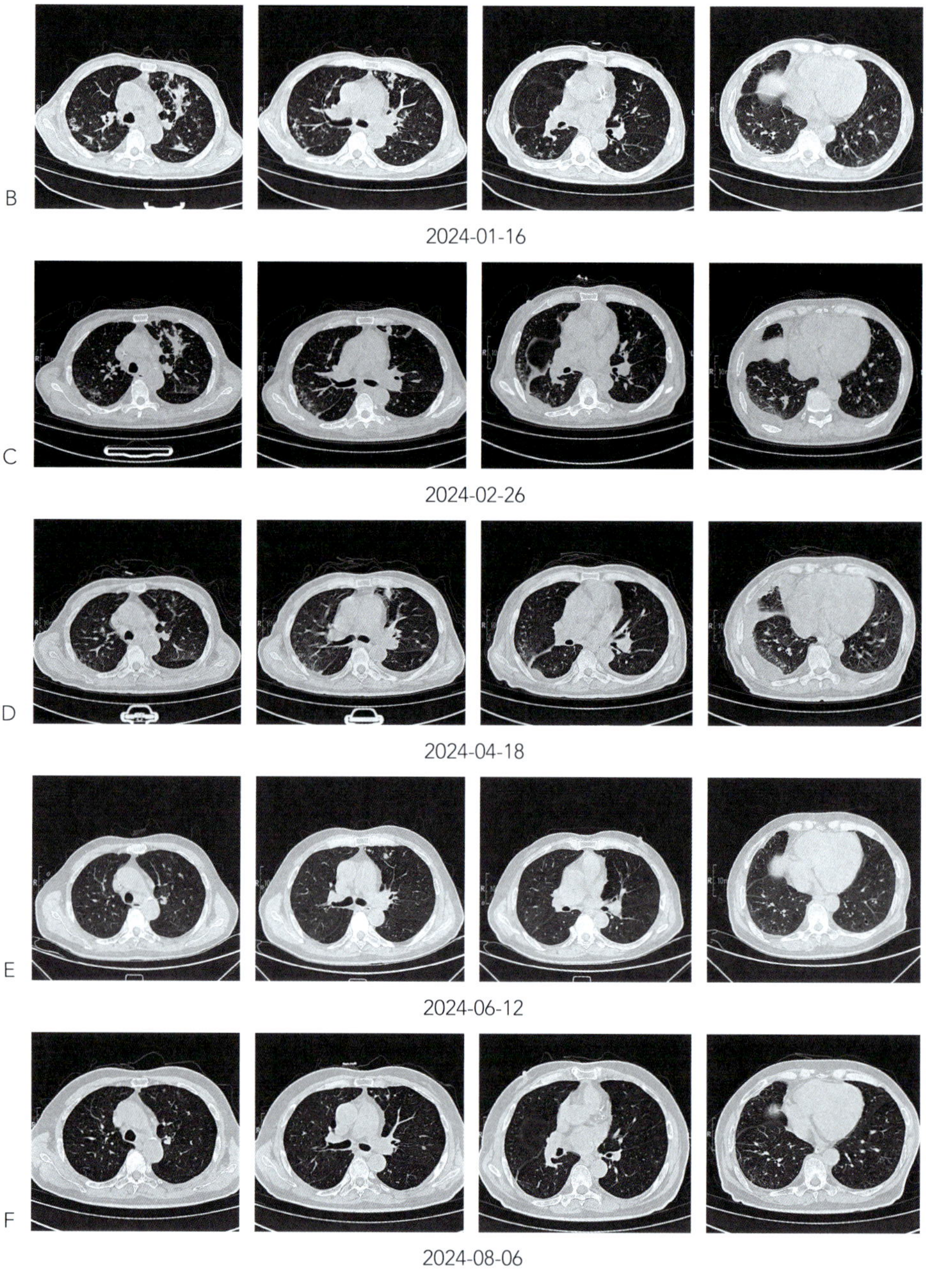

B

2024-01-16

C

2024-02-26

D

2024-04-18

E

2024-06-12

F

2024-08-06

图 6-3（续）

病例分析与专家点评

【病例分析】

曲霉是肺部真菌感染的主要致病菌，占肺部真菌感染的 80%，近年伴随免疫功能低下人群增多、新冠病毒和流感流行等因素，侵袭性肺曲霉病临床发病率显著升高。侵袭性真菌病（invasive fungal disease，IFD）的诊断分为确诊、临床诊断、拟诊和未确定四个级别，针对上述四个级别的治疗策略也各有不同（表 6-1）。

表 6-1 侵袭性真菌病诊断级别和相应抗真菌策略

诊断要素	粒细胞缺乏伴发热	未确定 IFD	未确定 IFD	未确定 IFD	拟诊 IFD	临床诊断 IFD	确诊 IFD
宿主因素	+	+	+	+	+	+	/
临床及影像学表现	无	无	非特征性表现	非特征性表现	特征性表现	特征性表现	/
微生物学实验室检查（G/GM）	阴性	阳性	阴性	阳性	阴性	阳性	/
确诊 IFD 微生物学标准	不符合	不符合	不符合	不符合	不符合	不符合	符合
IFD 临床标准	不符合	不符合	不符合	不符合	符合	符合	/
抗真菌治疗	经验性治疗	诊断驱动	诊断驱动	诊断驱动	诊断驱动	目标治疗	目标治疗

IFD 的宿主因素包括：①近期发生中性粒细胞缺乏（中性粒细胞 $< 0.5 \times 10^9/L$）并持续超过 10 天；②接受异基因造血干细胞移植；③既往 60 天内，长时间使用皮质类固醇（除外变应性支气管肺曲霉病），超过 3 周的平均最低剂量为 0.3mg/（kg·d）的泼尼松当量；④既往 90 天内接受 T 细胞免疫抑制剂治疗，如环孢素、TNF-α 阻滞剂、特定的单克隆抗体或核苷类似物；⑤遗传性严重免疫缺陷；⑥血液恶性肿瘤患者；⑦实体器官移植受者；⑧接受 B 细胞免疫抑制剂治疗，如布鲁顿酪氨酸激酶抑制剂；⑨累及肠、肺或肝的Ⅲ级或Ⅳ级移植物抗宿主病，且对一线皮质类固醇治疗无效。

本病例患者有肾功能损伤病史，近期未发生过粒细胞缺乏，未长期使用糖皮质激素，无严重免疫抑制基础病，其罹患肺曲霉感染的因素可能与糖尿病及 4 个月前新冠病毒感染相关。近期的多项研究显示重症病毒感染（流感病毒、新冠病毒）后容易有真菌感染，这可能与病毒破坏气道上皮屏障，促进了霉菌菌丝对组织的侵袭有关。患者入院时存在非 ST 段抬高型心肌梗死,暂不宜行支气管镜检查明确诊断。但其肺部新发节段性实变影,痰中多次培养出曲霉,血 G 试验和 GM 试验均明显升高,符合侵袭性肺曲霉病的临床诊断标准。侵袭性肺曲霉病的一线治疗方案为伏立康唑,但伏立康唑静脉制剂不宜在肾功能损伤、血液透析患者中应用。所以该患者初始抗曲霉治疗选用了伏立康唑口服联合两性霉素 B 雾化,但患者临床表现持续加重,经我科会诊后更换为艾沙康唑静脉给药。新型三唑类抗真菌药物艾沙康唑的抗真菌谱更广,且对肾功能无影响。更换为艾沙康唑后患者症状改善,血炎症指标、G 试验、GM 试验均显著下降。真菌感染的治疗疗程相对较长,该患者在治疗过程中出现了临床症状好转、影像学改善滞后的情况,坚持用药后,最终抗真菌总疗程 6 个月治愈。

【专家点评】

1. 邵成伟教授　海军军医大学第一附属医院　影像学

侵袭性肺曲霉病的肺部影像学典型表现为:①致密、边界清楚的病变,伴或不伴晕轮征;②空气新月征;③空洞;④楔形和节段性或大叶性实变。还可表现为反晕征、低密度征、胸腔积液、磨玻璃样渗出影、树状浸润性病变和肺不张等。当曲霉主要侵袭气道时在支气管镜下可见气管支气管溃疡、结节、假膜、斑块或焦痂。在疾病的不同阶段,胸部 CT 表现存在一定差异,且与宿主免疫抑制程度有关。粒细胞缺乏患者中空洞、空气新月征相对多见,且在免疫恢复 / 重建时,肺部病灶会增加,病变进一步扩大。而非粒细胞缺乏患者侵袭性肺曲霉病的特征性影像(晕轮征、空气新月征)的发生率低于粒细胞缺乏的血液肿瘤患者。该患者为非粒细胞缺乏患者,诊断侵袭性肺曲霉病后的胸部 CT(2024-01-03,见图 6-3A)并未出现晕轮征、空洞、空气新月征等血管侵袭的表现,主要表现为双上肺纹理增多、增粗,部分支气管管壁增厚呈双轨征,病灶沿支气管树分布,多叶段受累,呈现气道侵袭的表现,右肺上叶后段胸膜下有部分小叶中心实性结节,左上肺表现为支气管肺炎,在增厚的支气管周围出现斑片状致密实变,病灶边界模糊,其内可见支气管充气征,周围可见小叶核心结节和"树芽征"。

侵袭性肺曲霉病的治疗时间相对较长,部分患者在接受抗真菌治疗后的第 1 ~ 2 周,在临床症状及实验室指标好转的情况下仍可出现影像学上病灶的不吸收,甚至增大。关于侵袭性肺曲霉病患者治疗反应评价,指南建议若临床症状稳定,影像学随访间隔应至少 2 周,但若临床恶化可更早进行影像学评估。该病例在接受艾沙康唑治疗约 2 周后胸部 CT(2024-01-16,见图 6-3B)病灶才开始出现吸收迹象,治疗约 8 周后(2024-02-26,见图 6-3C)才开始明显吸收。该患者的影像学随访资料比较完整,从中可见,侵袭性肺曲霉病的影像学病灶在治疗后 4 个月余(2024-04-18,见图 6-3D)时才基本吸收,直至半年后(2024-06-12,见图 6-3E)停药时才基本稳定。由此可见,侵袭性肺曲霉病初期评估疗效时应以临床表现好转为主,而非影像学表现,但在决定结束治疗时应将影像学病灶基本吸收稳定作为重要的评估标准。

2. 秦琴教授　海军军医大学第一附属医院　微生物学

侵袭性真菌病的确诊需要组织病理学的诊断。该患者由于在病初出现急性冠脉综合征,不能耐受支气管镜检查等有创操作。临床诊断标准中的微生物学证据包括:

（1）从痰液、支气管肺泡灌洗液、支气管毛刷或抽吸液中培养检出任何霉菌，如曲霉、镰刀菌、接合菌或毛霉菌。

（2）显微镜镜检痰液、支气管肺泡灌洗液（BALF）、支气管毛刷或抽吸液中检测到真菌成分。

针对曲霉病还可以进行以下生物标志物检测：

（1）GM 试验：血浆、血清、BALF 或脑脊液中检测到抗原，结果为以下任意一项即为阳性。①单次血清或血浆 GM ≥ 1.0μg/L；②BALF GM ≥ 1.0μg/L；③单次血清或血浆 GM ≥ 0.7μg/L，且 BALF GM ≥ 0.8μg/L；④ CSF GM ≥ 1.0μg/L。

（2）曲霉 PCR 检测：满足以下任意一项即为阳性。①血浆、血清或全血连续两次或以上 PCR 检测阳性；②BALF 重复两次或以上 PCR 检测阳性；③血浆、血清或全血至少一次 PCR 检测阳性，同时 BALF 至少一次 PCR 检测阳性。

传统的培养和涂片方法诊断侵袭性肺曲霉病存在一定局限性，G 试验、GM 试验等生物标志物已成为临床诊断的主要方法，G 试验是检测真菌细胞壁成分 1,3-β-D 葡聚糖，1,3-β-D 葡聚糖可特异性激活鲎变形细胞裂解物中的 G 因子，活化的 G 因子又可使凝固酶原转化为凝固酶，通过旁路途径激活鲎试验，从而产生凝集反应，故称 G 试验，适用于除隐球菌、毛霉菌以外的所有深部真菌感染的早期诊断，尤其是念珠菌和曲霉引起的感染。GM 试验是检测曲霉细胞壁上的一种多聚糖抗原（即半乳甘露聚糖抗原），半乳甘露聚糖广泛存在于曲霉和青霉细胞壁，在曲霉侵袭组织早期，曲霉细胞壁外层的 GM 可被释放入血，是最早释放的抗原，可以通过酶联免疫吸附试验法进行检测。故 GM 试验主要适用于侵袭性曲霉引起的感染，血 GM 试验在粒细胞缺乏患者侵袭性肺曲霉病的诊断中具有较高的价值，但在非粒细胞缺乏患者中敏感性和阳性预测值则相对较低；BALF GM 试验则在诊断非粒细胞缺乏患者侵袭性肺曲霉病中表现出较高的诊断价值，且 GM 数值的动态变化，也能在一定程度上反映病情的变化。本病例虽为非粒细胞缺乏患者，但在抗细菌治疗过程中体温一度正常后再次升高，检测发现血 G 试验及 GM 试验均明显升高，在考虑诊断侵袭性肺曲霉病时，需要注意的是该患者肾功能不全接受了 CRRT 治疗，在此情况下患者血 G 试验可能出现假阳性，据报道以下原因可导致 G 试验假阳性：

（1）药物因素：①血液制品，如静脉滴注免疫球蛋白、白蛋白、凝血因子或新鲜冰冻血浆；②β- 内酰胺类抗生素，如青霉素、阿莫西林 - 克拉维酸钾、头孢曲松钠、哌拉西林钠 - 他唑巴坦钠和氟氯西林等；③抗肿瘤药物：香菇多糖、云芝多糖 K、裂褶菌多糖等。

（2）医疗因素：①纤维素膜血液透析；②开放式肠道手术和腹腔镜手术，特别是在肠道手术后的第 1 天；③外科手术使用的医用纱布中可含有大量的葡聚糖；④操作者处理标本时存在污染。

（3）宿主因素：①菌血症；②念珠菌定植；③胃肠黏膜受损；④其他感染，如奴卡菌感染。

（4）样本因素：①采血管污染；②血标本发生溶血。

GM 试验同样也需要排除假阳性,如:①真菌交叉感染;②使用半合成青霉素,尤其是哌拉西林钠 - 他唑巴坦钠;③多发性骨髓瘤、异体骨髓移植、移植物抗宿主病、自身抗体阳性、菌血症患者及肠道双歧杆菌定植的婴儿;④使用含 GM 的血制品。

在发现该患者血 G 试验及 GM 试验明显升高的同时,两次痰培养均发现烟曲霉阳性,故符合临床诊断侵袭性肺曲霉病的微生物诊断标准,该患者在接受抗曲霉治疗后血 G 试验及 GM 试验逐步恢复正常,与病情变化趋势一致。

3. 王卓教授　海军军医大学第一附属医院　临床药学

目前常用的抗真菌药物主要包括:多烯类(两性霉素 B、两性霉素 B 脂质体及复合物)、三唑类(氟康唑、伊曲康唑、伏立康唑、泊沙康唑、艾沙康唑)、棘白菌素类(卡泊芬净、米卡芬净)。ESCMID-ECMM-ERS 联合发布的曲霉病诊治指南中推荐伏立康唑及艾沙康唑作为 IPA 一线治疗方案,近年来,对伏立康唑耐药的曲霉感染逐渐增多,中国流行病学数据显示,艾沙康唑对曲霉菌属具有与伏立康唑相似的活性。对于三唑类抗真菌药物耐药的烟曲霉,艾沙康唑的耐药性呈现差异性,是否耐药取决于 CYP51A 突变的类型,伴有 TR34/L98H 突变的菌株对三唑类药物呈现泛耐药,艾沙康唑的 MIC 升高;但对于 G54 和 M220 位点改变的菌株,艾沙康唑依然保持敏感。艾沙康唑独特的侧壁结构使其与三唑环结合到真菌 CYP51 蛋白的结合囊,抗菌谱及抗菌活性显著增强,不仅可用于曲霉感染的一线治疗,也可用于其他三唑类药物治疗失败或不能耐受的情况。多项国际指南推荐艾沙康唑用于罹患侵袭性肺曲霉病(IPA)成人患者的一线单药治疗(A Ⅰ);推荐伴有轻度或中度肝损伤(Child-Pugh A 级和 B 级)或具有潜在肝脏损害风险的 IA 患者使用艾沙康唑进行治疗(A Ⅰ);推荐重度肾功能不全的 IPA 患者使用艾沙康唑进行初始治疗(A Ⅲ)。

艾沙康唑有静脉制剂和口服胶囊两种形式。胶囊口服生物利用度 98%,不受食物影响。相对于伏立康唑、伊曲康唑、泊沙康唑等 CYP3A4 强抑制剂,艾沙康唑与其他药物间的相互作用较少。伏立康唑静脉制剂因为赋形剂 β- 环糊精的影响,在肾功能损伤人群中使用时须调整剂量,不适宜在透析患者中使用。艾沙康唑,无论是静脉制剂还是口服片剂,在肾功能损伤人群中均无须调整剂量,更加安全,且无须监测血药浓度。

诊疗体会

1. 侵袭性肺曲霉病在非粒细胞缺乏患者中临床表现不特异。当肺部感染经抗细菌治疗反应欠佳或者一度缓解后再次加重时,须充分考虑宿主因素(特别是像本例患者具有肾功能不全、糖尿病、贫血、新冠病毒感染等多个危险因素重叠时),结合临床表现和影像学特点,尽早开展微生物检验判断是否存在真菌感染。

2. 侵袭性肺曲霉病治疗过程中早期影像学对于治疗反应的评价可能存在滞后或不一致情况。

3. 抗真菌治疗的疗程取决于患者的危险因素如基础疾病、免疫抑制状态是否缓解，一般要持续到感染的症状及体征消退，且影像学病灶基本吸收或好转持续稳定时才停止治疗，一般不少于 6 ~ 12 周，对免疫抑制患者，抗真菌治疗将持续数月甚至数年。疗程不足会影响患者预后且易复发。接受静脉给药的患者当病情好转并能口服时应尽早序贯为口服给药。

病例思考

为什么部分既往没有免疫功能受损病史的严重流感或新冠病毒感染患者，可能会发生真菌重叠感染？

首先，病毒感染（如流感或 COVID-19）可以导致宿主免疫系统的多个区域受损，影响气道上皮细胞、巨噬细胞和中性粒细胞的功能，导致免疫细胞无法清除进入肺部的真菌孢子，降低了机体对真菌的防御能力；其次，在治疗病毒感染，特别是重症感染的过程中普遍使用广谱抗生素和糖皮质激素，前者可引起菌群紊乱，后者会进一步抑制宿主免疫系统，增加真菌感染的风险，重症患者常需要使用有创呼吸支持治疗，增加了院内感染（包括真菌感染）的可能性；最后，呼吸道病毒重症感染的高危人群中包括了本身就有慢性基础疾病的患者，如糖尿病、慢性阻塞性肺疾病患者，他们更容易发生严重的真菌感染。上述因素共同作用，使得病毒感染后特别是重症感染的患者容易发生真菌感染，导致较高的病死率。

（焦洋　黄怡）

参考文献

[1] 中国医师协会血液科医师分会，中国侵袭性真菌感染工作组．血液病 / 恶性肿瘤患者侵袭性真菌病的诊断标准与治疗原则（第六次修订版）[J]．中华内科杂志，2020, 59(10):754-763

[2] DONNELLY J P, CHEN S C, KAUFFMAN C A, et al. Revision and update of the consensus definitions of invasive fungal disease from the European Organization for Research and Treatment of Cancer and the

Mycoses Study Group Education and Research Consortium[J]. Clin Infect Dis, 2020, 71(6):1367-1376.

[3]　BASSETTI M, AZOULAY E, KULLBERG B J, et al. EORTC/MSGERC definitions of invasive fungal diseases: summary of activities of the intensive care unit working group[J]. Clin Infect Dis, 2021, 72(Suppl 2):S121-S127.

[4]　中国医师协会呼吸医师分会危重症学组 , 中华医学会呼吸病学分会 . 重症新型冠状病毒感染合并侵袭性肺曲霉病和肺毛霉病诊治专家共识 [J]. 中华结核和呼吸杂志 ,2024,47(1):10-23.

[5]　ALEXANDER B D, LAMOTH F, HEUSSEL C P, et al. Guidance on imaging for invasive pulmonary aspergillosis and mucormycosis: from the imaging working group for the revision and update of the consensus definitions of fungal disease from the EORTC/MSGERC[J]. Clin Infect Dis, 2021, 72(Suppl 2):S79-S88.

[6]　PATTERSON T F, THOMPSON G R 3rd, DENNING D W, et al. Practice guidelines for the diagnosis and management of aspergillosis: 2016 update by the Infectious Diseases Society of America[J]. Clin Infect Dis, 2016, 63(4):e1-e60.

[7]　ULLMANN A J, AGUADO J M, ARIKAN-AKDAGLI S, et al. Diagnosis and management of Aspergillus diseases: executive summary of the 2017 ESCMID-ECMM-ERS guideline[J]. Clin Microbiol Infect, 2018, 24（ Suppl 1):e1-e38.

[8]　中华医学会血液学分会抗感染学组 . 艾沙康唑临床应用专家共识 (2023 版)[J]. 临床血液学杂志 ,2023，36(5)：295-302.

气道梗阻,危在旦夕
——气道混合性真菌性肉芽肿的救治

📋 **导读**

青年男性,咽部不适、声嘶、咳嗽伴痰血,CT发现上段气管腔内新生物、左肺下叶肺气囊。支气管镜病理提示肉芽肿性炎,特殊染色未能明确诊断。气管肉芽肿性病变与左下肺气囊病变最终明确为混合真菌病。

病历摘要

患者男性,39岁,因"咽部不适、咳嗽2个月,声嘶伴痰血20天"于2020年12月3日收入院。

2个月前患者无明显诱因出现咽部不适,伴咳嗽,痰少,咳嗽呈阵发性,无发热、胸闷、喘息,自行服用"左氧氟沙星片",症状渐进性加重伴咳少量黄色块状痰。

20天前出现声音嘶哑,呈渐进性加重,伴痰中带血,轻度喘息,2020年11月5日至我院门诊就诊,查胸部CT示"左肺下叶肺气囊,左肺下叶部分支气管扩张"(图7-1A);2020年11月6日颈部增强CT报告"气管上段管壁增厚、不光整"(图7-1C),支气管镜检查示声门下右前方有新生物,表面粗糙,血供丰富(图7-2A),收入耳鼻喉科,于11月13日全麻下行气管切开术及气管内肿块活检术,病理提示肉芽肿性炎,可见上皮样细胞,特殊染色结果:抗酸染色(−),PAS染色(−),六胺银染色(−)。为进一步诊治,以"气管肉芽肿性病变"收入呼吸与危重症医学科。

发病以来,患者神志清楚,精神尚可,胃纳、睡眠可,二便正常,体重无明显减轻。

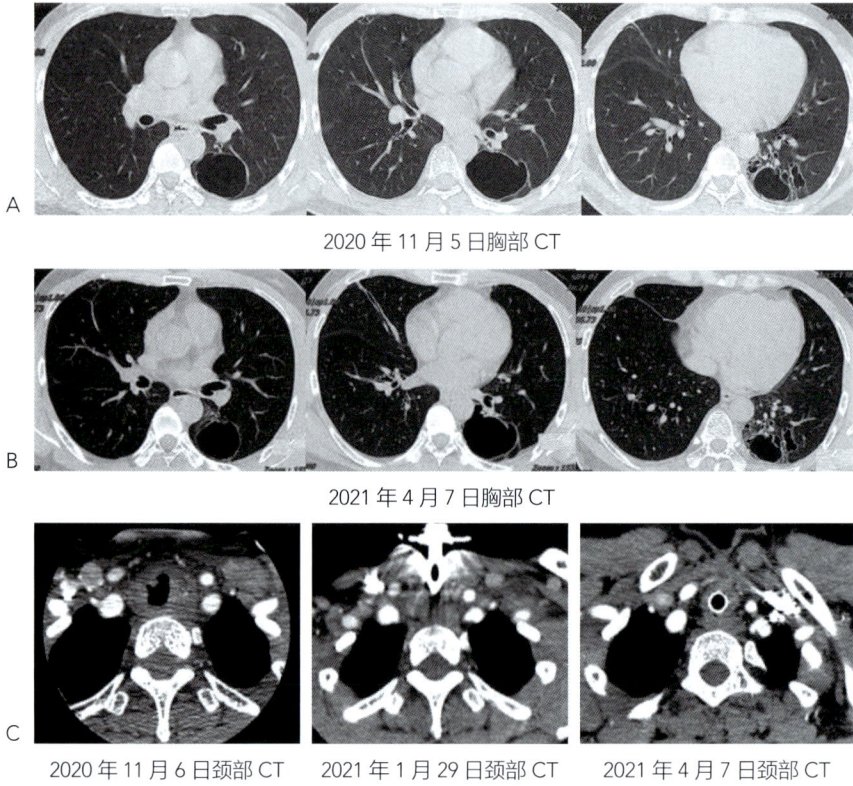

2020 年 11 月 5 日胸部 CT

2021 年 4 月 7 日胸部 CT

2020 年 11 月 6 日颈部 CT   2021 年 1 月 29 日颈部 CT   2021 年 4 月 7 日颈部 CT

图 7-1　胸部及颈部 CT 表现

声门下　　　　　　　气管上段　　　　　　右上叶支气管

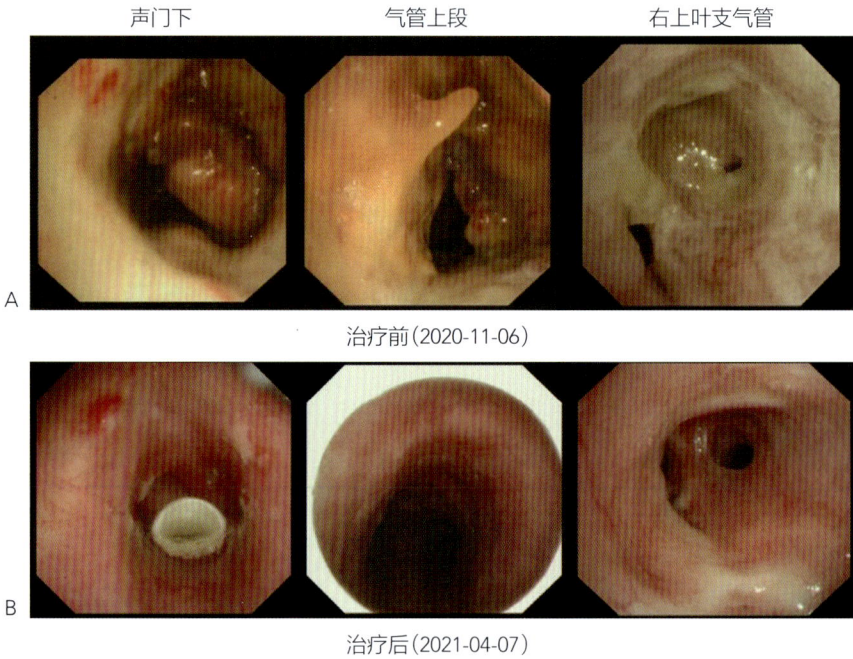

治疗前（2020-11-06）

治疗后（2021-04-07）

图 7-2　治疗前后支气管镜下表现

【既往史、个人史】

车床工，有硫酸等强酸接触史，既往体健，否认糖尿病、传染病、过敏性疾病等病史。否认食物及药物过敏史，无吸烟及饮酒史。

【家族史】

家族中无类似患者，父母及兄弟姐妹身体健康。

【入院查体】

体温 37℃，脉搏 78 次 /min，呼吸 20 次 /min，血压 115/87mmHg。皮肤、巩膜无黄染，气管切开状态，颈部浅表淋巴结未触及肿大，心律齐，各心脏瓣膜听诊区未闻及杂音。双肺呼吸音粗，未闻及干湿啰音。腹部平软，无压痛及反跳痛，肝脾肋下未触及，双下肢无水肿。

【入院诊断】

气管肉芽肿性病变

 感染性肉芽肿？

  真菌性肉芽肿？（隐球菌病？ ）

  结核？

  寄生虫病？

 非感染性肉芽肿？

  肉芽肿性多血管炎？

  结节病？

气管恶性肿瘤？

【辅助检查】

血常规：白细胞 11.11×10^9/L，中性粒细胞 7.11×10^9/L，淋巴细胞 2.27×10^9/L，嗜酸性粒细胞 0.65×10^9/L，血小板 285×10^9/L，血红蛋白 150g/L。CRP10.8mg/L；PCT 0.027ng/ml；血沉 30mm/h。

血隐球菌荚膜抗原阳性（滴度 1 ∶ 320）。T-SPOT.TB 阳性（斑点数 23）。血 G 试验、GM 试验阴性；血生化、心肌酶谱，尿、粪便常规，自身免疫系列及肿瘤标志物未见异常。

腰椎穿刺送检脑脊液结果：脑脊液压力 $100mmH_2O$，脑脊液常规、生化均正常范围，脑脊液培养、隐球菌涂片、隐球菌荚膜抗原、Xpert MTB/RIF 均阴性。

支气管镜检查（2020-12-04）：右肺上叶支气管开口表面见白色坏死物覆盖，各段支气管开口狭窄，并见较多黄白浓稠分泌物，于右肺上叶进行支气管活检及刷检。左肺下叶支气管背段、后基底段黏膜红肿，于该处灌洗。右肺上叶支气管刷检抗酸涂片、真菌荧光染色均阴性，活检病理提示肉芽肿性炎，抗酸染色（–），六胺银染色（+），PAS 染色（+），结合特殊染色，考虑真菌性肉芽肿（图 7-3）。

支气管镜检查（2020-12-09）：鼻咽部见肉芽肿样病变，表面覆盖坏死物，气管上段肉芽组织增生伴管腔狭窄（约 65%），部分软骨破坏，病变累及气管中下段及右肺上叶。电圈套分次切除气管上段增生的肉芽组织。

标本送病理及培养:鼻咽部黏膜病灶活检病理提示肉芽肿性炎,抗酸染色(−),六胺银染色(+,少量),PAS 染色(−),结合特殊染色,符合真菌性肉芽肿。

左肺下叶 BALF 培养(2020-12-11):马尔尼菲篮状菌。

气管肉芽组织培养(2020-12-17):鲍曼不动杆菌、马尔尼菲篮状菌。

痰培养(2020-12-17):马尔尼菲篮状菌、新生隐球菌。

免疫功能状态评估:血淋巴细胞亚群、免疫球蛋白系列及补体等均处于正常范围。外送抗 γ 干扰素自身抗体阴性。

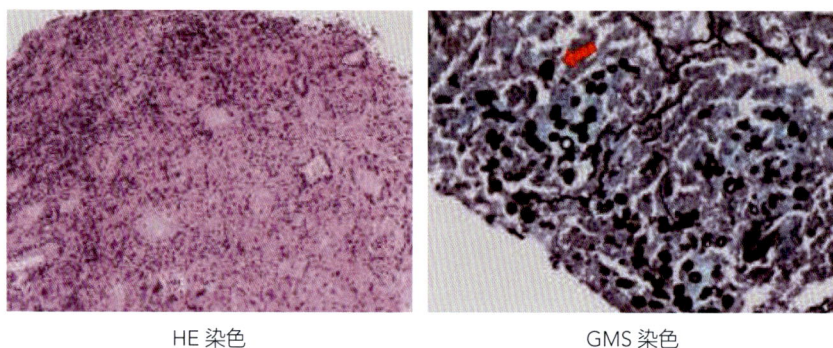

| HE 染色 | GMS 染色 |

图 7-3　右肺上叶支气管黏膜活检标本的病理表现（箭头所指为真菌孢子）

【最终诊断】

马尔尼菲篮状菌病(气管、肺);肺隐球菌病;鼻咽真菌病。

思维引导

①真菌感染所致气管狭窄如何治疗?②马尔尼菲篮状菌和隐球菌混合感染时抗真菌药物如何选择?

【诊治经过】

患者于 2020 年 12 月 8 日至 2020 年 12 月 11 日接受氟康唑静脉滴注治疗(0.4g,q.d.)。2020 年 12 月 11 日左肺下叶部位 BALF 培养示马尔尼菲篮状菌,改为伏立康唑静脉滴注(负荷剂量 6mg/kg,维持剂量 4mg/kg,q.12h.),2020 年 12 月 25 日测伏立康唑谷浓度 5.33μg/ml,改为口服伏立康唑片剂(200mg,b.i.d.)。因气管肉芽肿组织培养见马尔尼菲篮状菌,且气管内病变广泛,2020 年 12 月 18 日至 2020 年 12 月 25 日联合使用两性霉素 B 局部雾化吸入(5mg,b.i.d.),同时对气管上段肉芽组织进行内镜下介入消融治疗。

【随访及转归】

伏立康唑片口服治疗期间，支气管镜检查(2021-02-02)示声门下气管瘢痕形成，伴肉芽组织增生，管腔完全闭塞，经针刀、冷冻处理后仅见针孔样缝隙，内镜下无法开通气道，耳鼻喉科行气管二次切开，切除气管腔内部分肉芽组织后开通气道，置入 T 管。后续定期支气管镜下维护。2021 年 4 月 7 日复查影像及支气管镜示较前好转(图 7-1C、图 7-2B)。2021 年 6 月初患者因经济原因自行停用抗真菌药物，未到门诊复诊。2021 年 9 月 2 日进行电话随访，患者病情良好，无呼吸困难等。

病例分析与专家点评

【病例分析】

马尔尼菲篮状菌病常见于人类免疫缺陷病毒(HIV)阳性人群，近年来发现血液系统恶性肿瘤患者、系统性红斑狼疮患者、糖尿病患者、器官移植受者、应用糖皮质激素及细胞毒药物等免疫抑制剂者、抗干扰素γ自身抗体升高者，甚至有些免疫功能正常者均可患病。不同于欧美国家，亚洲确诊的隐球菌病例中 HIV 阴性患者较多。既往文献报道马尔尼菲篮状菌混合隐球菌感染者多为免疫功能低下人群，免疫功能正常者极为罕见。本例患者未见免疫功能异常，但存在上述两种菌的混合感染且病变主要累及气道，可能与患者的工作环境对气道的损伤相关，硫酸酸雾具有强腐蚀性和强氧化性，可刺激呼吸道引起黏膜损伤，继而引起真菌定植后继发感染。

累及气道为主的真菌性肉芽肿在临床少见，多以曲霉为主，隐球菌或马尔尼菲篮状菌少见，易误诊为气道肿瘤。国内曾报道过几例气道肿瘤样肿块表现的马尔尼菲篮状菌或隐球菌感染病例。组织病理及病原学的诊断至关重要，多次、多标本送检有助于明确诊断，减少误诊。本例以气道受累为主要表现，通过反复多次送检病理及病原学检查，最终明确混合感染。但治疗期间曾出现气道狭窄加重，经支气管镜介入治疗、T 管留置等手段治疗后好转。因此，对于气道受累尤其大气道受累的患者需要密切随访，预防大气道严重狭窄、窒息风险。

隐球菌病已有标准的治疗方案，而针对 HIV 阴性患者马尔尼菲篮状菌病的治疗尚无共识，目前临床上大多参照 HIV 阳性患者的治疗指南(推荐先使用两性霉素 B 或两性霉素 B 脂质体治疗 2 周，而后伊曲康唑治疗 10 周；也可使用伏立康唑治疗 12 周)。对于气道马尔尼菲篮状菌感染者，有研究认为应在全身静脉使用有效抗真菌药物的基础上，联合两性霉素 B 局部雾化吸入治疗。本例患者伏立康唑静脉应用联合两性霉素 B 局部气道雾化治疗有着较好的疗效，但局部雾化治疗是否值得临床推广，有待进一步扩大研究。

【专家点评】

1. 陆海雯教授 同济大学附属上海市肺科医院 呼吸与危重症医学

本病例为少见的气道侵袭性马尔尼菲篮状菌病合并肺隐球菌病。患者于 2020 年 12 月

3日留取的痰液标本培养出了较多的马尔尼菲篮状菌和少量的新生隐球菌,2020年12月4日左肺下叶支气管肺泡灌洗液培养出了较多的马尔尼菲篮状菌,但未培养到新生隐球菌,2022年12月9日气管上段增生的肉芽组织切片六胺银染色可见大量的真菌孢子,部分孢子中间有马尔尼菲篮状菌所特有的横隔结构,也培养出了马尔尼菲篮状菌,但仍未培养到新生隐球菌。通过多次、多个位置标本的培养结果,我们可以确定此患者气管肉芽肿性病变的原因可能为马尔尼菲篮状菌感染。此患者多次血液标本的隐球菌荚膜抗原为阳性,结合痰液标本检出了新生隐球菌,所以肺隐球菌病诊断明确。此患者由于送检了多个有意义的标本进行病原学的检测,并且和临床微生物室的检测人员进行积极沟通,使得病原学得以明确,为最终的诊治提供了依据。

2. 王凌伟教授　深圳市人民医院　呼吸与危重症医学

马尔尼菲篮状菌感染肺部影像学表现可为片状实变影、弥漫粟粒影、多发结节影或肿块影,也可为弥漫磨玻璃影、网格影,伴有纵隔或肺门淋巴结肿大较为常见。实变或结节肿块内部易发生坏死及空洞形成。有关气道侵袭案例极少见,曾有少数报道提到该病表现为气道肿块。

该病例为气道侵袭性马尔尼菲篮状菌病合并肺隐球菌病,影像学主要表现为气道病变,其主要特点有:①中年男性,根据患者工作环境判断存在气道损害的基础病灶可能;②同时累及大气道和小气道,主气道上段环周不均匀增厚伴管腔狭窄,左下肺背段及后段支气管壁增厚、部分狭窄或扩张;③支气管狭窄基础上形成"活瓣效应",导致远端病变组织囊状、管状扩张;④治疗后5个月复查,主气道的壁增厚有所好转,左下肺含气囊腔略变小。气道侵袭性马尔尼菲篮状菌病罕见,影像学表现具有一定特征性,但与其他病灶如曲霉病、结核、肿瘤造成的气道改变鉴别仍有难度,最终诊断须结合组织病理及病原学。

3. 向天新　南昌大学第一附属医院　感染病学

肺隐球菌病的治疗主要取决于患者的免疫状态及疾病轻重程度。氟康唑是指南推荐轻中度症状、无播散患者的首选药物。对于重症及播散患者首选两性霉素B联合氟胞嘧啶诱导治疗,而后采用氟康唑巩固及维持治疗。伊曲康唑、伏立康唑和泊沙康唑均可作为不耐受氟康唑的替代治疗或更多常规治疗无效的补救治疗。对于HIV阴性的马尔尼菲篮状菌病,目前治疗方案大多参照HIV阳性者,指南推荐两性霉素B诱导联合伊曲康唑巩固的序贯疗法或单用伏立康唑。另外,马尔尼菲篮状菌对氟康唑的敏感性低且容易耐药,故氟康唑一般不作为推荐。本病例患者为气道马尔尼菲篮状菌和隐球菌混合感染,治疗上需要选择能兼顾两种真菌抗菌活性的药物。因此,伏立康唑是较好的药物选择。

伏立康唑主要经肝脏代谢,患者年龄、体重、基因多态性、药物相互作用、肝功能等多重因素导致该药物有较大的个体差异。因此国内外多个指南均推荐对接受伏立康唑治疗的患者进行血药浓度监测,尤其是下列人群:①肝功能不全患者;②联合使用影响伏立康唑代谢药物的患者(如麦考酚酸、利托那韦、环孢素、他克莫司、西罗莫司、银杏叶、奥美拉唑、艾司奥美拉唑、泮托拉唑、雷贝拉唑、兰索拉唑、红霉素、阿奇霉素、克拉霉素、格列美脲、硝苯地平、辛伐他汀、长春新碱、华法林、糖皮质激素、西咪替丁、口服避孕药等）；③ *CYP2C19* 基因突变患者；④发生毒性反应或者疗效欠佳的患者；⑤重症感染危及生命的患者。伏立康唑血药浓度监测目标值推荐为稳态血药谷浓度 0.5 ~ 5.0mg/L。本例患者存在严重的大气道受累，危及生命，伏立康唑治疗期间监测谷浓度为 5.33μg/ml，已经达标，但考虑单纯采用全身药物治疗，气道腔内局部药物浓度仍可能不足，因此，联合两性霉素 B 局部雾化治疗的应用也是可选择的措施。

我国《成人抗感染药物下呼吸道局部应用专家共识》中指出，经气道局部抗感染治疗的给药途径包括雾化吸入、干粉吸入和经支气管镜注入，其潜在获益人群为全身用药疗效不满意的难治性肺部感染患者，常存在以下因素：①局部解剖因素相关的慢性感染，如囊性纤维化（cystic fibrosis，CF）、非 CF 支气管扩张症及肺囊肿伴感染等；②肺结核、非结核分枝杆菌病、支气管肺曲霉病和铜绿假单胞菌等病原微生物导致的慢性持续性感染；③疾病因素导致全身用药时局部药物浓度难以达到有效治疗浓度，如慢性肺脓肿和支气管肺曲霉病等；④药物特性决定了静脉用药后肺内组织浓度低，提高药物剂量后则不良反应增加，而经气道给药局部药物浓度高、全身吸收少。该共识提到对侵袭性支气管肺曲霉病可用两性霉素 B 脱氧胆酸盐雾化吸入，每次 5 ~ 10mg，每日 2 ~ 3 次。本病例是由马尔尼菲篮状菌和隐球菌引起的支气管肺真菌病，比较少见，全身静脉使用有效抗真菌药物联合局部雾化吸入两性霉素 B 的治疗方案对于气道受累者值得进一步探索。

诊疗体会

1. 马尔尼菲篮状菌和隐球菌混合感染临床少见，以大气道受累为主要表现更为罕见，影像学无特异性，易被误诊为气道肿瘤。应积极行病理组织学及病原学检查明确诊断。

2. 对混合性侵袭性气道肺真菌病，要选择能兼顾两种真菌抗菌活性的药物，另外，全身静脉使用有效抗真菌药物的同时，联合局部雾化吸入两性霉素 B 对于气道受累者可能具有一定的疗效。具体治疗疗程需要结合临床、微生物和影像进行综合评估。

3. 对于气道受累尤其大气道受累的患者需要密切随访，警惕大气道严重狭窄，必要时行支气管镜介入治疗预防窒息。

🧩 病例思考

1. 该患者为免疫功能正常宿主,为何发生混合气道真菌病?

本例患者通过常规的外周血化验和淋巴细胞亚群分析等未见明显的免疫功能异常,患者两种真菌混合感染的病变主要累及大气道,可能与患者的工作环境对气道的损伤相关,硫酸酸雾具有强腐蚀性和强氧化性,可刺激呼吸道引起黏膜损伤,继而引起真菌定植后继发感染。后续我们还要对患者进一步进行密切随访。

2. 患者好转出院后口服抗真菌药物治疗期间为何会出现气道狭窄的加重?如何预防?

目前研究认为由感染所致的良性气道狭窄机制包括三个重叠阶段:炎性期、增殖期、成熟期。首先气道黏膜损伤,炎性介质释放;然后成纤维细胞增殖,新鲜肉芽组织形成;最后气道重塑,胶原沉积形成瘢痕狭窄。临床中患者接受介入治疗到气道黏膜修复历时 3 ~ 6 周,与本例患者出院后出现气道狭窄加重的时间点大致符合。目前针对感染导致的气道狭窄防治缺乏相应的研究。对于气道受累尤其大气道受累的患者建议密切随访,警惕大气道严重狭窄导致窒息。

(林鹏程　李玉苹)

参考文献

[1] LUO D Q, CHEN M C, LIU J H, et al. Disseminated Penicillium marneffei infection in an SLE patient: a case report and literature review[J]. Mycopathologia, 2011, 171(3): 191-196.

[2] HE S, LV D, XU Y, et al. Concurrent infection with Talaromyces marneffei and Cryptococcus neoformans in a patient without HIV infection[J]. Exp Ther Med, 2020, 19(1): 160-164.

[3] STATHAKIS A, LIM K P, BOAN P, et al. Penicillium marneffei infection in a lung transplant recipient[J]. Transpl Infect Dis, 2015, 17(3): 429-434.

[4] SHIH H P, DING J Y, YEH C F, et al. Anti-interferon-gamma autoantibody-associated immunodeficiency[J]. Curr Opin Immunol, 2021, 72: 206-214.

[5] LEE P P, CHAN K W, LEE T L, et al. Penicilliosis in children without HIV infection: are they immunodeficient?[J]. Clin Infect Dis, 2012, 54(2): e8-e19.

[6] O'HALLORAN J A, POWDERLY W G, SPEC A. Cryptococcosis today: it is not all about HIV infection[J]. Curr Clin Microbiol Rep, 2017, 4(2): 88-95.

[7] LE T, HONG CHAU T T, KIM CUC N T, et al. AIDS-associated Cryptococcus neoformans and Penicillium marneffei coinfection: a therapeutic dilemma in resource-limited settings[J]. Clin Infect Dis, 2010, 51(9): e65-e68.

[8] LI Y Y, SAEED U, WEI S S, et al. Both coinfections of Penicillium marneffei and Cryptococcus neoformans in AIDS patient: a report of rare case[J]. AIDS, 2017, 31(15): 2171-2172.

[9] 王二雄，李征途，李少强，等 . 肺马尔尼菲篮状菌病合并隐球菌病一例 [J]. 中华结核和呼吸杂志，2021, 44(6): 3.

[10] 刘坤贺，汪浩 . 硫酸气体吸入致急性呼吸衰竭 1 例救治体会 [J]. 临床肺科杂志，2020, 25(4): 2.

[11] QIU Y, ZHANG J, LIU G, et al. A case of Penicillium marneffei infection involving the main tracheal structure[J]. BMC Infect Dis, 2014, 14: 242.

[12] QIU Y, LU D, ZHANG J, et al. Treatment of Disseminated Talaromyces marneffei with Tracheal Infection: two Case Reports[J]. Mycopathologia, 2015, 180(3/4): 245-249.

[13] SUN L, CHEN H, SHAO C, et al. Pulmonary cryptococcosis with trachea wall invasion in an immunocompetent patient: a case report and literature review[J]. Respiration, 2014, 87(4): 324-328.

[14] 金文强，王星海 . 气管内巨大隐球菌肉芽肿一例 [J]. 中华结核和呼吸杂志，2000, 023(007): 409.

[15] 毛从政，何志义，罗洪林，等 . 以气管 - 支气管受累为主的播散性马尔尼菲青霉病一例 [J]. 中华结核和呼吸杂志，2015, (2): 3.

[16] 中华医学会热带病与寄生虫学分会艾滋病学组 . 艾滋病合并侵袭性真菌病诊治专家共识 [J]. 中华临床感染病杂志，2019, 012(004): 253-267.

[17] 谭彩梅，邱晔，张建全，等 . 雾化吸入联合静脉应用两性霉素 B 治疗气管 - 支气管 - 肺马尔尼菲青霉病三例 [J]. 中华医学杂志，2015, 95(46): 3778-3781.

[18] 中华医学会呼吸病学分会感染学组 . 成人抗感染药物下呼吸道局部应用专家共识 [J] . 中华结核和呼吸杂志，2021, 44(4) : 322-339.

拨云见日，水落石出
——变应性支气管肺曲霉病

导读

中年男性，反复咳嗽、咳痰，抗感染治疗后肺部病灶反而增加，经皮肺穿刺病理示肺间质大量嗜酸性粒细胞浸润并局灶坏死，寄生虫抗体检查示广州管圆线虫抗体阳性，是寄生虫感染吗？还是另有其他疾病？

病历摘要

患者男性，41 岁，因"咳嗽、咳痰 3 个月余"于 2021 年 6 月 11 日收入院。

患者 3 个月余前开始无明显诱因出现咳嗽，白天为主，闻及刺激性气味及接触冷空气后加重，咳大量黄白黏痰，不易咳出，偶有少量棕褐色痰，伴有胸骨柄处疼痛，无放射痛，与咳嗽、深呼吸有关，且感头痛、头晕、咽痛，伴有气喘，无发热、畏寒、流涕，无咯血、盗汗，在诊所治疗 4 天效果不佳（具体治疗不详）。

2021 年 5 月 27 日患者到外院住院治疗，予头孢噻肟钠 2.0g，静脉滴注，b.i.d. 抗感染治疗后复查胸部 CT 示病灶较前增加，调整为哌拉西林钠 - 他唑巴坦钠 4.5g，静脉滴注，q.8h. 抗感染。支气管镜检查示左肺舌段及左肺下叶前基底段开口狭窄。经皮肺穿刺病理示嗜酸性粒细胞浸润并局灶坏死，寄生虫抗体检查示广州管圆线虫抗体阳性。因诊断不明且治疗效果不佳入住我院。

【既往史、个人史】

平素健康状况良好，否认高血压、冠心病、糖尿病等病史。自由职业，吸烟史 20 余年，6 支 /d。既往曾行痔疮切除术。对"小龙虾、芒果"过敏，表现为全身、嘴角出现皮疹。

【家族史】

家族中无类似病史，无其他特殊疾病家族史。

【入院查体】

体温 36.5℃，脉搏 96 次 /min，呼吸 19 次 /min，血压 112/77mmHg。神志清楚，颈软，双肺呼吸音清，未闻及干湿啰音及哮鸣音。心率 96 次 /min，心律齐，腹软，无压痛、反跳痛。双下肢无水肿。

【入院前辅助检查】

1. 血常规、血沉动态监测结果见表 8-1。IgE 89.3kIU/L ↑，CEA（2023-05-27）7.1ng/ml ↑、CEA（2023-06-09）29.01ng/ml ↑，PCT、IL-6、肝肾功能、血糖、血脂、电解质均正常。

表 8-1 患者院外血常规、血沉动态监测结果

日期	白细胞/($10^9 \cdot L^{-1}$)	中性粒细胞/($10^9 \cdot L^{-1}$)	嗜酸性粒细胞/($10^9 \cdot L^{-1}$)	血沉/($mm \cdot h^{-1}$)
2023-05-27	11.3 ↑	6.9	0.57	40 ↑
2023-05-31	12.4 ↑	8.7	0.96 ↑	90 ↑
2023-06-05	10.9 ↑	7.4	0.78 ↑	84 ↑

2. **细菌学相关检查** 痰涂片及培养均为阴性，PPD 皮试阴性。

3. **其他相关检查**

呼出气一氧化氮（2022-05-27）：均值 27ppb（1ppb=10^{-9}）。肺功能（2022-05-27）：正常。

支气管镜检查（2022-05-29）：左肺舌段及左肺下叶前基底段开口狭窄。支气管刷片（2022-05-29）：支气管黏膜慢性炎症，刷检未见肿瘤细胞。肺泡灌洗液（2022-05-29）：未见肿瘤细胞。

胸部 CT（2021-05-31）：与 5 月 27 日对比，左肺下叶团块状实变影范围增大，考虑感染性病变可能，建议结合支气管镜病理。肿块周围炎性病变增多，右肺下叶外基底段病灶大致相仿（图 8-1A、B）。

组织病理学（2021-06-07）：CT 引导下经皮肺穿刺组织病理示炎性病变，间质多量嗜酸性粒细胞浸润并局灶坏死（图 8-2）。

寄生虫抗体（2021-06-09）：广州管圆线虫抗体 IgG 阳性。

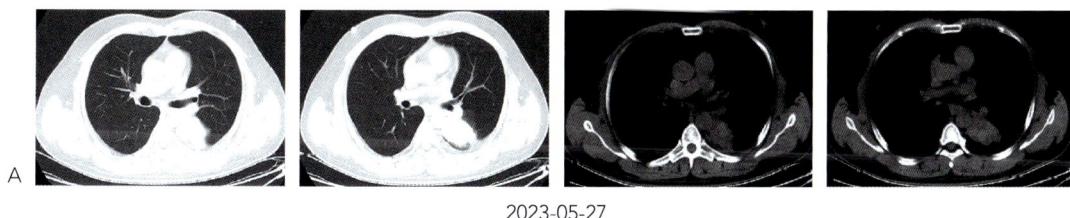

2023-05-27

图 8-1 本病例多次胸部 CT 检查结果

A. 外院胸部 CT（2023-05-27）可见左下肺实变影，局部密度增高；

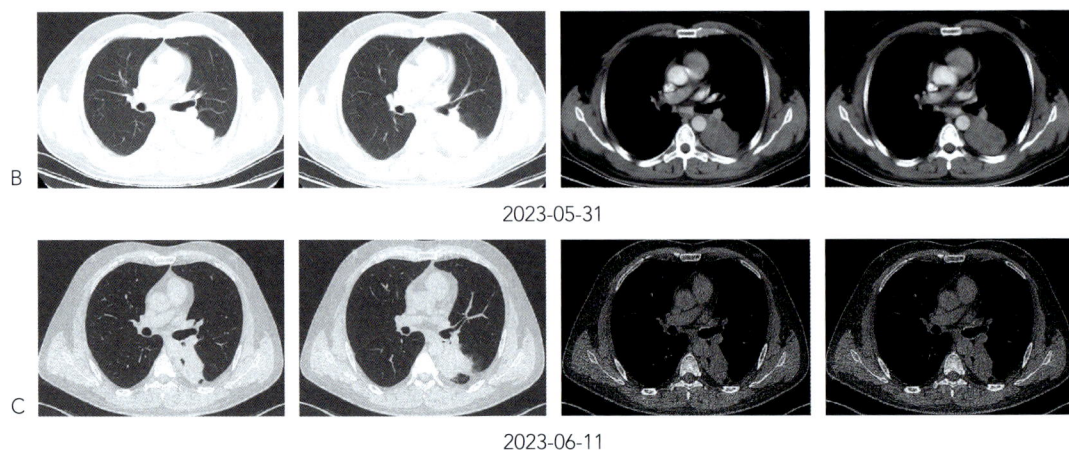

2023-05-31

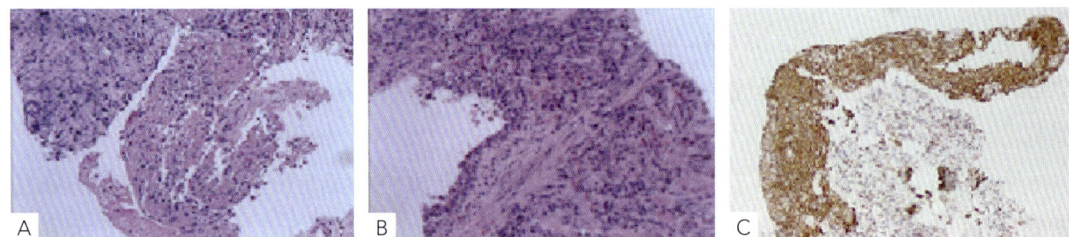

2023-06-11

图 8-1（续）

B. 外院胸部 CT（2023-05-31）可见左肺下叶团块状实变影范围增大；C. 我院胸部 CT（2023-06-11）可见左肺下叶团状混杂密度影，内见结节状稍高密度影及空腔，左下肺背段支气管受压变窄，周边可见多发斑片状影。

图 8-2　经皮肺穿刺活检组织病理

A. B. HE 染色见炎症性病变伴大量嗜酸性粒细胞浸润；C. 免疫组化 CD68 染色（+++）。

【入院诊断】

肺部感染

广州管圆线虫感染?

🔬 **思维引导**

患者目前存在以下问题。①肺组织活检嗜酸性粒细胞增多，但广州管圆线虫感染多侵入中枢神经系统，肺受累少见，该患者肺部病灶是否与其相关? ②引起肺组织嗜酸性粒细胞增多的疾病有很多，应进一步鉴别。下一步先完善头颅 MRI 检查排查颅脑病变，同时进行肺嗜酸性粒细胞增多的鉴别诊断。

【入院后辅助检查】

感染及相关指标：白细胞 $8.81 \times 10^9/L$，中性粒细胞百分比 67.8%，嗜酸性粒细胞百分比 6.2% ↑，血小板 $424 \times 10^9/L$ ↑，CRP 2.71mg/L。血沉 19mm/h。G 试验、隐球菌抗原检测、GM 试验、血培养均正常。

IgE 1 481.00IU/ml ↑。肿瘤标志物：CEA 22.90ng/ml ↑，余肿瘤标志物正常。甘油三酯 2.24mmol/L ↑；凝血五项、肾功能、肝功能、结核感染 T 细胞斑点试验均正常，尿常规、大便分析（常规＋隐血＋虫卵）正常。

头颅 MRI＋增强：未见明显异常。

胸部 CT（2021-06-11，图 8-1C）：左肺下叶可见团状混杂密度影，大小约 5.7cm×4.2cm，内见结节状稍高密度影及空腔，左下肺背段支气管受压变窄，周边可见多发斑片状影，右肺下叶外基底段见斑片状高密度影，边界稍模糊，考虑炎性病变，结核？

支气管镜检查（图 8-3）：左肺下叶背段黏液栓堵塞管腔，外压狭窄。

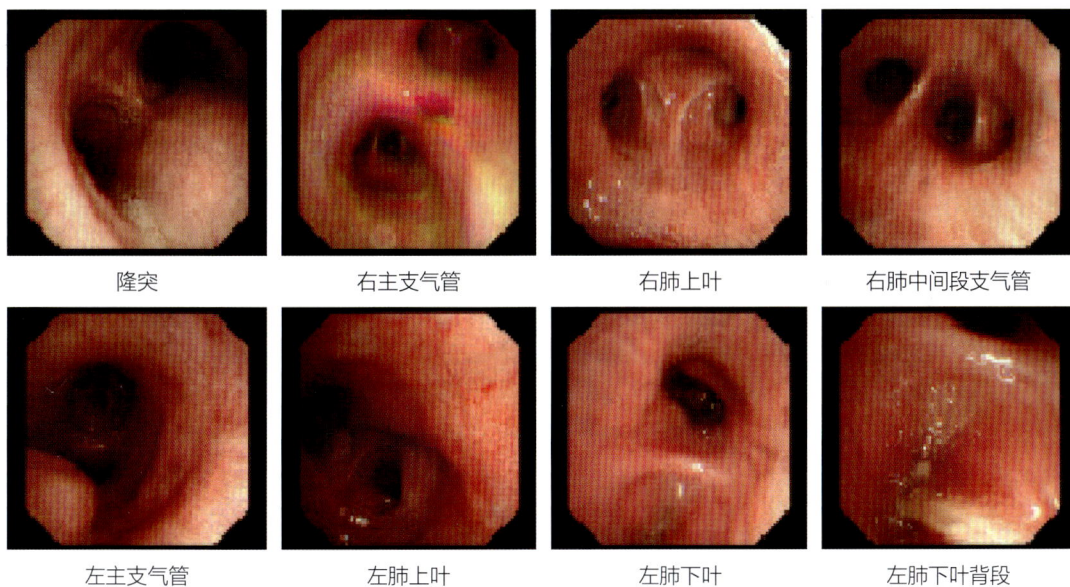

| 隆突 | 右主支气管 | 右肺上叶 | 右肺中间段支气管 |

| 左主支气管 | 左肺上叶 | 左肺下叶 | 左肺下叶背段 |

图 8-3　患者入院后电子支气管镜检查

肺泡灌洗液检查：①细胞分类计数，巨噬细胞百分比 40%，嗜酸性粒细胞百分比 35%，中性粒细胞百分比 20%，淋巴细胞百分比 5%；② GM 试验 0.62μg/L ↑；③广州管圆线虫抗体阴性；④结核分枝杆菌 Gene-Xpert 检测、结核分枝杆菌复合群核酸检测、结核分枝杆菌涂片、一般细菌涂片＋培养、真菌涂片＋培养均阴性；⑤ mNGS 检出肺炎链球菌（序列数 113）、烟曲霉（序列数 34）、人类疱疹病毒 7 型（序列数 40）。

外送变应性支气管肺曲霉病（ABPA）相关的主要指标（2021-06-22）：①总 IgE 503.8IU/ml

(参考范围:0 ~ 100IU/ml);②烟曲霉 m3 过敏原特异性 IgE 抗体 2.19IU/ml(参考范围:0 ~ 0.35IU/ml);③烟曲霉特异性 IgG 抗体 96.04IU/ml(< 80IU/ml 定为阴性)

【治疗经过】

1. 糖皮质激素　泼尼松40mg,q.d.口服2周,后减量至20mg,q.d.口服,辅以补钙、补钾、护胃等对症支持治疗。

2. 抗真菌药物　2021 年 6 月 25 日起予伏立康唑 200mg,q.12h.口服,治疗 3 天后测伏立康唑血药浓度 0.86μg/ml,且患者出现视觉异常,2021 年 6 月 28 日调整为伊曲康唑口服液 200mg,q.12h.口服。

【最终诊断】

变应性支气管肺曲霉病 I 期。

【随访及转归】

经糖皮质激素及伊曲康唑联合治疗 1 周后,复查胸部影像学示左肺下叶病灶较前缩小,复查血 IgE 下降至 643.0IU/ml,嗜酸性粒细胞下降至 0.07×10⁹/L,继续治疗至 2021 年 7 月 15 日出院,继续口服泼尼松和伊曲康唑治疗。随访至 2021 年 9 月 7 日肺部病灶进一步吸收,残留支气管扩张(图 8-4)。

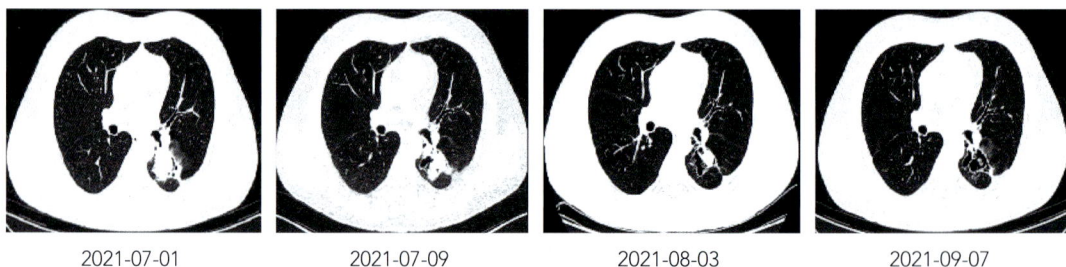

| 2021-07-01 | 2021-07-09 | 2021-08-03 | 2021-09-07 |

图 8-4　本病例胸部 CT 随访情况

随访可见自 2021 年 7 月 1 日起,左下肺病灶逐步吸收,呈现出支气管扩张样改变。

病例分析与专家点评

【病例分析】

ABPA 是人体对曲霉过敏引起的一种变应性肺部疾病,表现为哮喘和反复出现的肺部阴影,可伴有支气管扩张。ABPA 在哮喘患者中占比 1.0% ~ 3.5%,在囊性纤维化患者中发病率为 2% ~ 15%。临床表现多缺乏特异性,常表现为咳嗽、咳痰、喘息,部分患者合并低热、消瘦、乏力等症状,临床上容易被误诊为肺结核、肺炎、肺脓肿等,误诊率可高达 57%。

目前国际通用的是 2013 年 ISHAM 提出的诊断标准。我国中华医学会呼吸病学分会哮喘学组于 2017 年发布了《变应性支气管肺曲霉病诊治专家共识》，并于 2022 年进行了更新。诊断标准如下：

1. 相关疾病（至少符合 1 条） ①哮喘；②其他疾病，如支气管扩张症、慢性阻塞性肺疾病（chronic obstructive pulmonary disease，COPD）、肺囊性纤维化等。

2. 必需条件（2 条均须符合） ①血清烟曲霉特异性 IgE（specific IgE，sIgE）水平升高（> 0.35kUA/L）或烟曲霉皮试速发反应阳性；②血清总 IgE（total IgE，tIgE）水平升高（> 1 000U/ml，但如果满足其他条件，≤ 1 000U/ml 也可考虑诊断）。

3. 其他条件（至少符合 2 条） ①外周血嗜酸性粒细胞 > 0.5×10^9/L（使用激素者可正常，以往的数据可作为诊断条件）；②影像学与 ABPA 一致的肺部阴影（一过性病变包括实变、结节、牙膏征或指套征、游走性阴影等，持久性病变包括支气管扩张、胸膜肺纤维化等）；③血清烟曲霉特异性 IgG 或沉淀素阳性。本病例的诊断符合以上诊断标准。

根据临床表现、血清学和影像学检查，ABPA 的自然病程可分为 Ⅰ ~ Ⅴ 期，对于评价患者个体的疾病状况和转归有帮助。Ⅰ 期：新发的、活动性 ABPA；Ⅱ 期：临床和血清学缓解期；Ⅲ 期：复发性活动性 ABPA；Ⅳ 期：慢性激素依赖性哮喘；Ⅴ 期：进行性炎症和气道扩张引起的纤维 - 空洞病变，可导致进展性呼吸衰竭和死亡。本病例此次发病前无哮喘病史，且从未进行胸部 CT 检查，虽有吸烟史，但既往无慢性咳嗽、气喘等慢性阻塞性肺疾病的表现，综合考虑此次病情应为新发的、活动性的 ABPA，临床分期考虑为 Ⅰ 期。

ABPA 的治疗药物主要包括激素及抗真菌药物。口服激素是 ABPA 的基础治疗，可以抑制过度的免疫反应，同时减轻曲霉引起的炎症损伤，使用吸入激素替代口服激素无临床获益。口服激素的用量取决于 ABPA 的临床分期，通常起始剂量为 0.5mg/（kg·d），2 周后调整为 0.25mg/（kg·d），继续使用 4 ~ 6 周，后根据病情逐渐减量，总疗程 6 个月以上，部分激素依赖型患者须长期口服小剂量激素。抗真菌药物可以减少气道真菌定植，减轻炎症反应而发挥治疗作用，从而减少口服激素的剂量，减少反复急性加重，目前认为对于具有中心性支气管扩张患者的初始治疗、口服激素依赖或激素治疗后复发的患者，建议使用抗真菌药物。目前主要推荐的药物为伏立康唑和伊曲康唑，总疗程 4 个月。本例患者有中心性支气管扩张的表现，初次治疗予口服激素联合抗真菌治疗，临床反应良好，血液指标明显改善，影像学随访发现左下肺病灶逐步吸收，提示治疗有效。

【专家点评】

1. 陈一强教授　广西医科大学第一附属医院　呼吸与危重症医学

ABPA 患者最常见的影像学特征为中央型支气管扩张伴黏液栓形成。患病后局部支气管通气功能降低，曲霉菌块长期聚集易形成多发结节状钙化，导致支气管内黏液密度增高，增强扫描无强化，同时也容易因钙化而误诊为结核。部分患者病灶周围常出现小叶中心结节、树芽征、肺不张及肺气肿等征象。本例患者可见病灶内局部密度增高，边界清晰，是黏液栓形成的征象，经治疗后黏液栓排出可见支气管扩张样的改变，影像学上符合 ABPA 的表现。

2. 向天新　南昌大学第一附属医院　感染病学

该患者在诊断明确后予激素加抗真菌药物的治疗。ABPA 的抗真菌治疗通常选用伏立康唑或伊曲康唑，该例患者使用伏立康唑出现视觉异常的不良反应，调整为伊曲康唑后未发生明显不良反应，且治疗效果确切。伏立康唑的主要副作用是肝功能损伤、视觉异常，但很少有患者因视觉异常导致停药，且视觉异常多与较高的血药浓度相关，而该患者血药浓度为 0.86μg/ml，提示伏立康唑浓度并不高，所以该患者可以继续用药观察。口服伊曲康唑的不良反应相对较少，主要表现为胃肠道不适、肝功能异常、低钾血症等，长期使用应注意监测肝肾功能、电解质等。近期，ISHAM 更新发布了 ABPA/真菌病的诊断、分类和治疗指南，指出口服伏立康唑、泊沙康唑和艾沙康唑不应作为治疗急性 ABPA 的一线药物。如果存在全身糖皮质激素用药禁忌，对伊曲康唑治疗不耐受、耐药或伊曲康唑治疗失败，则可使用。

3. 陆海雯教授　同济大学附属上海市肺科医院　呼吸与危重症医学

该病例以嗜酸性粒细胞增高为线索，最后诊断为烟曲霉导致的 ABPA，其间寄生虫感染为干扰因素，造成了一定程度的曲折。曲霉是引起 ABPA 的病原，尤以烟曲霉最多见，其他有黄曲霉、黑曲霉、弯孢霉等，该患者肺泡灌洗液二代测序提示烟曲霉 34 条序列，应视为致敏菌，但是真菌涂片和培养阴性，应加强临床与微生物实验室的合作，提高真菌涂片和培养的阳性率，同时可以进一步完善真菌药敏检测。

4. 李华茵教授　复旦大学附属中山医院　呼吸与危重症医学

该病例主要围绕伴有嗜酸性粒细胞增多的肺部阴影的鉴别诊断，患者起始的影像可见病灶内高密度黏液栓，增强无强化，影像具有特征性，但是临床医生阅片时容易忽视。同时，呼吸系统感染的临床思维一定要保持对于病原学的探索，多样本、多途径寻找可靠的病原学。在外院病理切片未发现曲霉菌丝的情况下可以切白片进行曲霉 PCR 检测，相对于二代测序的结果可能更具有说服力。在 ABPA 的诊断方面，近年来不断更新诊断标准，临床表现典型的患者可以不拘泥于 tIgE 是否 > 1 000U/ml，筛查时可参照日本学者提出的诊断标准，以 tIgE 417U/ml 或 500U/ml 作为界值，同时根据患者病情作出全面评估，以免漏诊而延误治疗。

诊疗体会

1. 对于外周血嗜酸性粒细胞增多且合并肺部病灶的患者，须积极查找病因，可以为原发性，如急性嗜酸性粒细胞肺炎、慢性嗜酸性粒细胞肺炎、嗜酸性肉芽肿性多血管炎等；也可继发于药物、感染（寄生虫、真菌）等因素，本病例在寻找继发性因素中，检测到寄生虫抗体阳性，但在对该寄生虫的致病机制及主要靶器官的损害进行分析后发现，寄生虫感染并不能解释患者的病情，因此在进一步检查中发现了真菌检测阳性，按图索骥找到了 ABPA 的证据而明确诊断。

2. ABPA 虽然症状缺乏特异性，但是影像学及支气管镜下存在一些特征性的表现。影像学主要表现为中心性支气管扩张、指套征、高密度的黏液栓等，支气管镜下可见黄色黏液栓堵塞管腔等。

病例思考

该病例有明显的支气管扩张，但是既往却无相关症状，到底是支气管扩张引起的 ABPA 还是 ABPA 引起的支气管扩张？

ABPA 与支气管扩张可以互为因果。相当一部分的 ABPA 患者因反复痰栓阻塞而造成支气管扩张，是支气管扩张的一种特殊病因。支气管扩张由于结构发生改变，容易造成气道曲霉定植，从而诱导 ABPA 的发生。支气管扩张可以有典型的咳嗽、咳脓痰症状，也可缺乏典型的症状。该患者此次为初发的 ABPA，而影像学已经有明显的支气管扩张改变。结合 ABPA Ⅰ ~ Ⅴ期的疾病病程来看，推断该患者可能是在支气管扩张基础上发生的 ABPA。

（康秀华　向天新）

参考文献

[1] 中华医学会呼吸病学分会哮喘学组. 变应性支气管肺曲霉病诊治专家共识(2022 年修订版)[J]. 中华结核和呼吸杂志, 2022, 45(12):1169 1179.

[2] SCHWERK N, ROCHWALSKY U, BRINKMANN F, et al. Don't forget other causes of wheeze. ABPA in a boy with asthma. a case report and review of the literature[J]. Acta Paediatr, 2011, 100(2):307-310.

[3] JIANG N, XIANG L. Allergic bronchopulmonary aspergillosis misdiagnosed as recurrent pneumonia[J]. Asia Pac Allergy, 2020, 10(3):e27.

[4] ABUZNEID Y S, YAGHI Y, MADIA A, et al. Misdiagnosis of persistent asthma of a patient suffering from acute bronchopulmonary aspergillosis (ABPA) [J]. Ann Med Surg (Lond), 2021, 68:102696.

[5] MADAN K, GULERIA R. Vanishing lung mass in a patient with asthma[J]. J Thorac Dis, 2013,

5(2):E45-E49.

[6] AGARWAL R, CHAKRABARI A, SHAH A, et al. ABPA complicating asthma ISHAM working group. Allergic bronchopulmonary aspergillosis: review of literature and proposal of new diagnostic and classification criteria[J]. Clin Exp Allergy, 2013, 43(8):850-873.

[7] 中华医学会呼吸病学分会哮喘学组. 变应性支气管肺曲霉病诊治专家共识 [J]. 中华医学杂志,2017, 97(34):2650-2656.

[8] AGARWAL R, SEHGAL I S, MUTHU V, et al. Revised ISHAM-ABPA working group clinical practice guidelines for diagnosing, classifying and treating allergic bronchopulmonary aspergillosis/mycoses[J]. Eur Respir J, 2024, 63(4):2400061.

病例 **9**

"酶"不胜收,峰回路转
——ECMO 救治抗合成酶综合征相关间质性肺疾病

导读

老年男性,咳嗽、咳痰2年,加重伴发热、呼吸困难1周,影像学提示间质性肺炎,抗感染、激素治疗无改善,氧饱和度进行性下降,及时予VV-ECMO治疗。查体发现患者双手手掌皮肤粗糙,完善检查示抗EJ抗体IgG(+++),抗Ro-52抗体IgG(+++),考虑诊断抗合成酶综合征,继续激素治疗同时加用环磷酰胺治疗。同时治疗肺部感染,多学科合作,最终取得较好治疗效果。

病历摘要

患者男性,74岁,山西省人,退休军人,因"咳嗽、咳痰2年余,加重伴发热、呼吸困难1周"于2021年7月20日收入院。

患者2年前间断出现咳嗽、咳痰,为白色黏痰,偶有拉丝,未在意,自行口服中草药治疗。12天前受凉后出现咳嗽、咳白痰,无发热、心悸、胸闷等不适,急诊查血常规:白细胞13.18×10^9/L↑,中性粒细胞百分比80.3%↑,CRP 1.947mg/dl↑,予静脉滴注"左氧氟沙星0.5g,q.d."治疗6天,咳嗽、咳痰症状加重,且出现呼吸困难,抗菌药物更换为"美罗培南1.0g,b.i.d.",呼吸困难略有减轻。3天前出现发热,体温最高38.9℃,呼吸困难加重;氧分压47mmHg;胸部CT:间质性肺炎。急诊以"发热、I型呼吸衰竭、间质性肺炎?"收入院。

发病以来,患者神志清楚,精神尚可,胃纳、睡眠可,二便正常,体重无明显减轻。

【既往史、个人史】

高血压病史15年,最高血压170/90mmHg,目前口服"奥美沙坦酯片20mg,q.d.""马来酸左旋氨氯地平片2.5mg,q.d.",血压控制可。右束支传导阻滞病史2年。1987年患视盘血管炎,曾予激素治疗(具体不详),现已痊愈。20天前曾因背部皮疹在我院皮肤科予外用"丙酸氯倍他索乳膏""除湿止痒软膏",以及口服"消风止痒颗粒""依巴斯汀片"治疗,其间出现寒战,停药后自行缓解。对"青霉素"过敏,"亚胺培南-西司他汀钠"皮试阳性。否认外伤手术史、输血史。无烟酒嗜好,无疫水接触史,无职业毒物、粉尘接触史。

【家族史】

父母已故,1 哥 3 弟 1 姐均体健。家族中无传染病及遗传病病史。

【入院查体】

体温 36.7℃,脉搏 102 次 /min,呼吸 25 次 /min,血压 125/75mmHg,SpO_2 88%。端坐位,神志清楚、精神差,发育正常,营养中等,查体欠合作。全身皮肤、黏膜无出血点或黄染,浅表淋巴结未触及肿大,结膜无充血水肿,口唇发绀。双肺呼吸音粗,双肺底可闻及爆裂音(右侧为著)。心前区无隆起,心率 102 次 /min,心律齐,各瓣膜听诊区未闻及杂音,无心包摩擦音。腹平坦,无腹壁静脉曲张,腹部柔软,无压痛、反跳痛,肝脾肋下未触及。双下肢无水肿。

【辅助检查】

血气分析(2021-07-18,FiO_2 100%):pH 7.47,PaO_2 62mmHg,$PaCO_2$ 30mmHg。

血气分析(2021-07-19,FiO_2 100%):pH 7.45,PaO_2 47mmHg,$PaCO_2$ 32mmHg。

血常规:白细胞 $15.59×10^9/L$ ↑,中性粒细胞 $8.47×10^9/L$ ↑。CRP 7.005mg/dl ↑。血生化:血清白蛋白 32.2g/L ↓,葡萄糖 9.34mmol/L ↑,尿素 9.30mmol/L ↑,BNP 前体 613.9pg/ml ↑。

凝血四项:血浆凝血酶原时间 15.2 秒↑,血浆纤维蛋白原 5.99g/L ↑,血浆 D- 二聚体 19.3μg/ml ↑。PCT(发光法):0.788ng/ml ↑。

自身抗体:抗心磷脂抗体(ACA)< 12RU/ml,抗 β2 糖蛋白 Ⅰ 抗体(A-β2-GP Ⅰ)23.16RU/ml ↑;抗中性粒细胞胞质抗体、抗核抗体五项未见异常。

自身抗体谱 11 项:抗 Ro-52 抗体阳性,余阴性。G 试验:152.2pg/ml ↑;GM 试验、结核特异性免疫反应试验、呼吸道病原学 9 项均为阴性。

胸部 CT:双肺胸膜下及纵隔旁见斑片影及网格状密度增高影(图 9-1)。

心脏超声:主动脉瓣退行性改变。射血分数(EF):65%。

血管超声:双侧小腿肌间静脉血栓形成,双上肢及颈部静脉未见血栓。

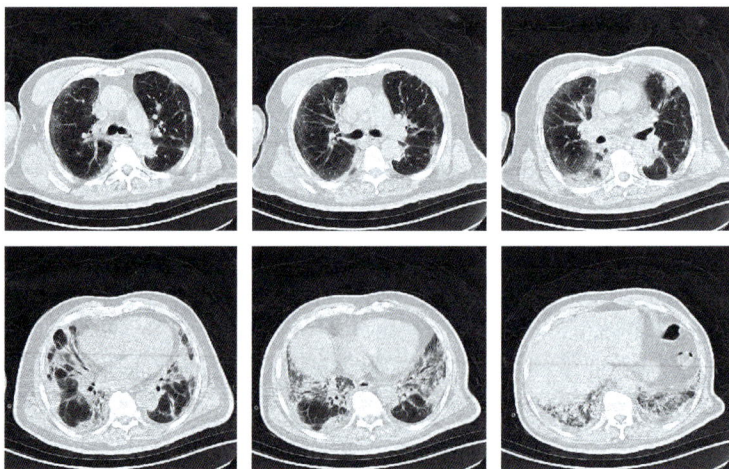

图 9-1　本病例入院时胸部 CT 表现

【入院诊断】

肺部感染；间质性肺炎；Ⅰ型呼吸衰竭；肺栓塞（待排）；高血压 2 级（很高危）；双下肢肌间静脉血栓；完全性右束支传导阻滞。

【诊治经过】

7 月 20 日患者入院后予静脉滴注美罗培南 1g，q.8h.+ 左氧氟沙星 0.5g，q.d.+ 利奈唑胺 0.6g，q.12h.+ 卡泊芬净 50mg，q.d.+ 更昔洛韦 0.25g，q.12h. 抗感染，低分子量肝素钠 5 000IU，b.i.d.、甲泼尼龙 200mg，q.d.、丙种球蛋白 20g，q.d. 静脉滴注，以及补钾、肠内外营养支持、补充人血白蛋白、无创呼吸机辅助呼吸等对症治疗。患者氧饱和度仍进行性下降。

7 月 23 日行气管插管，予呼吸机辅助通气，血氧仍无明显改善，复查胸部 CT 见图 9-2。行俯卧位通气，血氧仍无任何好转迹象，仅维持在 76% ~ 80%。经电阻抗断层成像（electrical impedance tomography，EIT）、床旁肺部超声系列评估，患者肺通气功能极差，征求家属同意后，立即行 VV-ECMO 人工肺支持（表 9-1）。

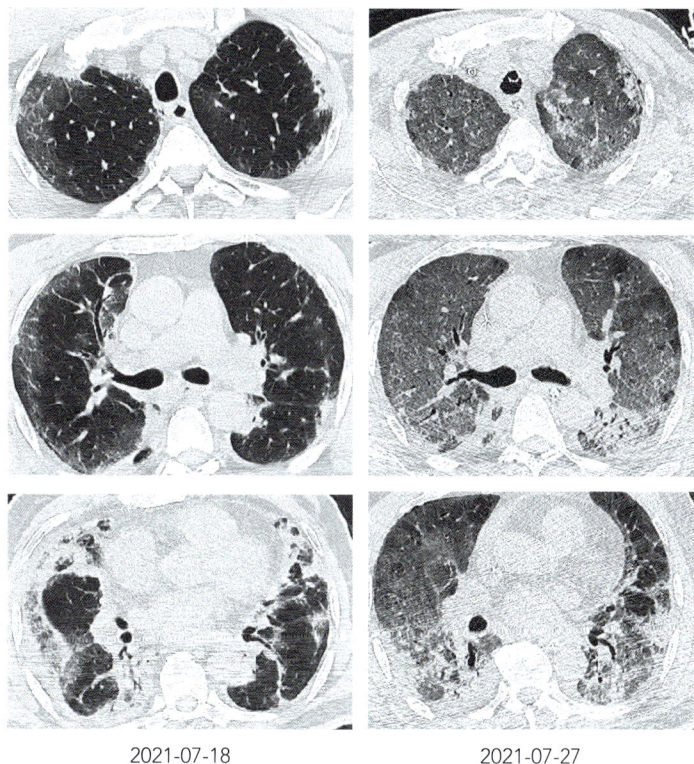

2021-07-18　　　　2021-07-27

图 9-2　胸部 CT 变化情况

双肺间质性肺炎，与前片相比，原斑片影部分吸收，但新发弥漫性磨玻璃影。

表 9-1 本病例治疗经过示意图

时间	抗感染	激素	营养支持等	pH	PO₂/mmHg	PCO₂/mmHg	碱剩余/(mmol·L⁻¹)	乳酸/(mmol·L⁻¹)	氧合指数/mmHg	呼吸支持
2021-07-20 16:23				7.354	68.9	45.9	-0.9	1.56	68.9	
2021-07-20 21:34				7.413	101.5	40.5	0.7	1.54	101.5	无创呼吸机
2021-07-21 04:20	美罗培南 1g q.8h. + 左氧氟沙星 0.5g q.d. + 更昔洛韦 0.25g q.12h. + 利奈唑胺 0.6g q.12h. + 卡泊芬净 50mg q.d.	200 mg/d	丙种球蛋白 20g/d 等	7.452	72.8	37.3	1.7	2.18	72.8	
2021-07-21 16:40				7.445	64.8	37.0	1.6	2.3	72.0	
2021-07-22 06:28				7.415	64.0	42.4	2.3	2.0	71.1	持续无创呼吸机辅助呼吸
2021-07-22 16:29				7.446	65.4	42.1	3.9	1.63	65.4	
2021-07-22 23:41				7.394	49.4	45.7	2.4	1.9	49.4	气管插管+呼吸机辅助呼吸+俯卧位治疗3小时
2021-07-23 04:26				7.412	49.0	44.6	3.3	1.9	49.0	
2021-07-23 16:01				7.246	38.8	67.4	-0.3	2.1	38.8	
2021-07-23 20:00										ECMO人工肺支持

思维引导

患者目前存在两个问题。①激素不敏感、氧合进行性下降的原因是什么？还需要做哪些检查进一步明确病因？②还有哪些治疗手段可选择？

请风湿科会诊考虑抗 Ro-52 抗体（+），A-β2-GPⅠ 23.16RU/ml↑，考虑结缔组织病依据不足，但存在自身免疫病基础，建议加用免疫抑制剂治疗，后予静脉滴注环磷酰胺 0.2g，隔日一次（q.o.d.）×3 天，每 2～3 周一个循环，患者氧合稍有改善。后经全科病例讨论，详细查体，发现患者双手手掌皮肤较粗糙，建议完善肌炎抗体谱，结果回报：抗 EJ 抗体 IgG（+++），抗 Ro-52 抗体 IgG（+++）。再次请风湿科会诊考虑诊断抗合成酶综合征，建议继续激素治疗，同时每 2～3 周静脉滴注环磷酰胺治疗。

ECMO 治疗早期患者配合度高，采用浅镇静、镇痛清醒 ECMO 方案，严格控制肌松剂用量，避免患者因自主咳痰能力差继发感染，同时开展早期康复锻炼，预防 ICU 获得性肌无力。

ECMO 治疗中期患者体温最高升至 38.5℃，白细胞升高至 32.5×10⁹/L↑，采用床旁快速病原学诊断技术（M-ROSE）动态监测感染病原（图 9-3）。痰培养和气管吸出物 mNGS 提示肺炎克雷伯菌及鲍曼不动杆菌，药敏提示均为泛耐药多重耐药菌。调整抗菌药物使用，先后应用美罗培南 1g，q.8h.、左氧氟沙星 0.5g，q.d.、卡泊芬净 50mg，q.d.、万古霉素 500mg，q.8h.、复方磺胺甲噁唑 0.96g，b.i.d.、替加环素 100mg，q.12h.、头孢他啶-阿维巴坦钠 2.5g，q.8h.、头孢哌酮钠-舒巴坦钠 3g，q.6h.、黏菌素 50 万 U，b.i.d. 静脉抗感染治疗，并联合硫酸多黏菌素 B 25 万 U，b.i.d. 雾化治疗，患者体温、感染指标等（图 9-4）及胸部影像学表现逐渐好转。

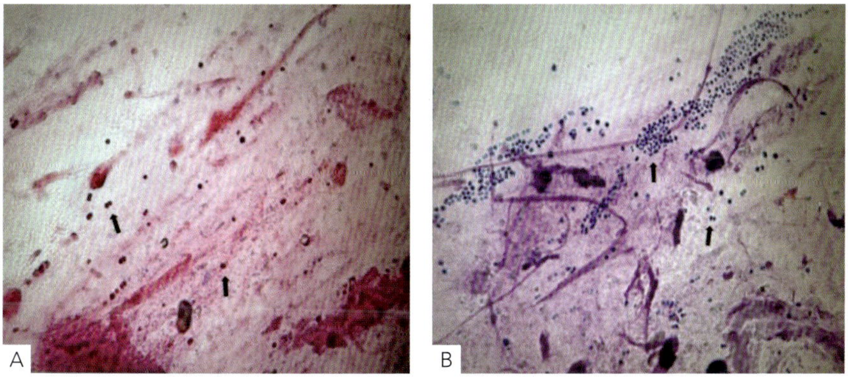

图 9-3　气管吸物 M-ROSE 镜下表现

A. 革兰氏染色可见中大量革兰阴性菌，形态符合鲍曼不动杆菌（箭头）；B. 迪夫染色可见大量细菌形态聚集，形态符合鲍曼不动杆菌（箭头）。

　　ECMO 治疗后期,患者躯干及四肢出现多发皮下瘀斑,纤维蛋白原、血小板进行性下降,凝血功能严重紊乱,达到 DIC 诊断标准,多次输注血浆、血小板、纤维蛋白原及凝血酶原复合物等,并进行 3 次血浆置换后凝血功能稳定。于 2021 年 8 月 4 日顺利撤离 ECMO。撤机后患者自主呼吸过强,再次给予镇静、镇痛治疗,加强保护性肺通气,采用跨肺压滴定 PEEP 等措施,密切监测患者通气情况,及时调整呼吸机参数。8 月 13 日气管切开,9 月 6 日脱机更换为高流量氧疗,9 月 29 日拔除气管套管。

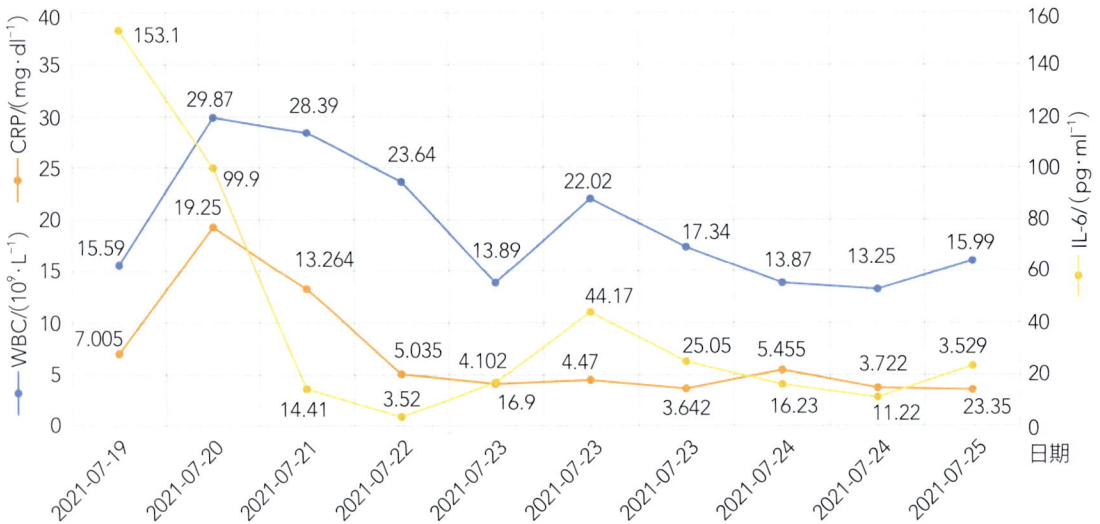

图 9-4　白细胞、CRP、IL-6 变化趋势图

【 最终诊断 】

抗合成酶综合征相关间质性肺疾病伴感染;急性呼吸窘迫综合征。

【 随访及转归 】

　　经治疗该患者氧合改善,感染控制良好,复查胸部CT如图9-5所示。通过早期康复锻炼,患者膈肌厚度及功能基本达到正常水平,自主呼吸功能恢复良好,顺利脱机。核心和四肢肌力逐渐恢复,可以独立坐位,吞咽功能逐渐恢复,于 2021 年 10 月康复出院。后期在风湿科门诊定期随访,口服激素和他克莫司治疗原发病,同时口服磺胺预防机会性感染,定期监测氧合和胸部 CT 变化。后出现两次自发性气胸,经住院治疗后好转。在 2022 年 1 月 25 日随访中,患者病情良好,可扶步行辅助器在小区行走。

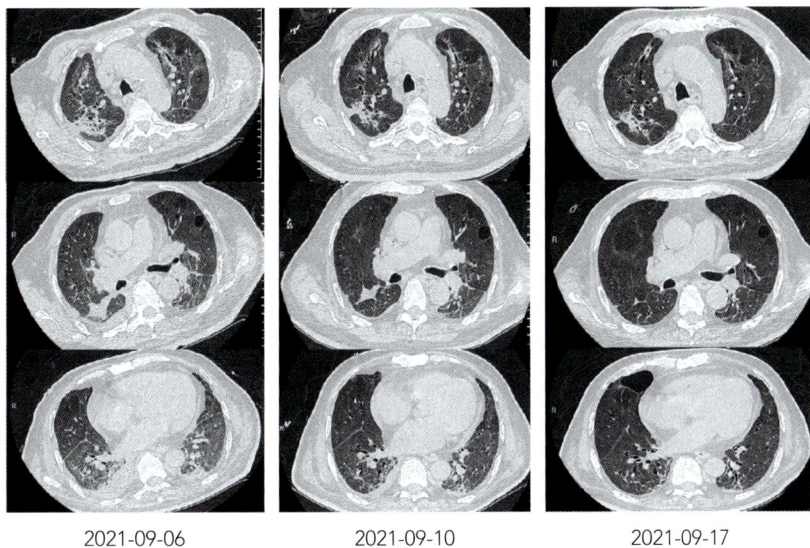

| 2021-09-06 | 2021-09-10 | 2021-09-17 |

图 9-5　ECMO 撤机后胸部 CT 变化情况

双肺间质性肺炎伴局部牵拉性支气管扩张,较前略吸收。

病例分析与专家点评

【病例分析】

抗合成酶综合征(anti-synthetase syndrome,ASS)是一种少见的自身免疫病,其特征为产生针对氨酰 tRNA 合成酶的自身抗体,导致机体发生炎症反应和损害,属于特发性炎性肌病的一种临床亚型。主要影响肌肉和肺部,常见的症状包括乏力、关节痛、皮疹、肌无力和呼吸困难等。与其他炎性肌病相比,ASS 更容易合并间质性肺疾病(interstitial lung disease,ILD),很多患者以 ILD 为首发表现,很容易漏诊、误诊。

1. **影像学表现**　ASS-ILD 患者的影像学表现以非特异性间质性肺炎(non-specific interstitial pneumonia,NSIP)为主。高分辨率 CT 显示为双肺弥漫性、地图样分布的小叶间隔增厚、肺实变和胸膜下点片状浸润影,常分布在胸膜下及双肺基底部。其次可表现为 NSIP-OP,是一种混合型 ILD 改变类型,即在 NSIP 背景上出现典型的机化性肺炎(organizing pneumonia,OP),这在其他间质性肺疾病中相对少见,当影像学表现 NSIP-OP 时,应排查是否有抗合成酶抗体的存在。

2. **临床特征**　ASS 主要累及肌肉和肺部,临床表现通常为肌炎、ILD、关节炎、"技工手"、雷诺现象、发热等。约 60% 以上的 ASS 患者可出现 ILD,以进行性呼吸困难、干咳、胸痛为主要表现。与其他炎性肌病相比,ASS 合并 ILD 的患病率更高,且病情更重、进展更快,是增加 ASS 患者病死率的重要因素。在临床任何阶段,ASS-ILD 可表现为急性呼吸窘迫综合征(ARDS)和难治性呼吸衰竭。此外,ASS还可能累及其他器官,如心脏、肾脏、皮肤等,但其表现因人而异。

3. **诊断和鉴别诊断** ASS的诊断包括血清抗合成酶抗体(anti-synthetase antibody)阳性,并且下列临床表现中具备一项以上:肌炎、肺间质病变、对称性多关节炎、雷诺现象、"技工手"、持续不明原因发热。高分辨率CT和肺功能检查可用于评估肺部病变的程度和类型。肌肉、皮肤或肺活检对明确病因及指导治疗有一定意义。鉴别诊断主要需要与其他肌炎症状相似的疾病进行区分,如多发性肌炎、皮肌炎、系统性红斑狼疮等。

4. **治疗** ASS主要治疗药物是糖皮质激素和免疫抑制剂。激素对炎症为主的早期ILD有效,通常作为首选药物,常用剂量为泼尼松 0.5 ~ 1.0mg/(kg·d)。如为急性加重者可以采用大剂量激素冲击治疗,但高龄或合并肺部感染者须慎用。联合免疫抑制剂治疗可以达到疾病最大控制,主要包括硫唑嘌呤、氨甲蝶呤、环磷酰胺、他克莫司、环孢素等。也有研究表明,加用抗纤维化药物,如吡非尼酮对于肺功能改善也起到一定疗效;对于一些难治性患者,可使用血浆置换、免疫球蛋白、利妥昔单抗、肺移植等治疗方法。

本例患者以ASS-ILD为主要表现,病情快速进展至ARDS,采用常规剂量激素和大剂量激素冲击治疗效果不明显,后联合小剂量环磷酰胺(0.2g,q.o.d.×3天,每2 ~ 3周一循环),及时采用血浆置换治疗,并在ECMO辅助下度过间质性肺炎急性期,通过M-ROSE早期病原学诊断技术辅助指导抗感染治疗,在同时感染肺炎克雷伯菌和鲍曼不动杆菌泛耐药菌时,采用"双头孢"类抗菌药物联合足量应用,取得较好疗效,使病情得到有效控制。

【专家点评】

1. **张睢扬教授 中国人民解放军火箭军总医院 呼吸与危重症医学**

抗合成酶综合征的特征性自身免疫抗体是一种针对氨基酰tRNA合成酶的抗体,主要包括抗Jo-1抗体、抗PL7抗体、抗PL12抗体和抗EJ抗体等11种抗体。虽然抗合成酶综合征患者具有相似的临床特征,但由于本病是一种异质性疾病,其临床表现与所涉及的特异性抗合成酶抗体的具体类型有关,相关症状可能单独出现或以多种组合出现。抗Jo-1抗体是最常检测到的抗合成酶抗体,占60% ~ 80%,与严重的肌炎相关。抗PL7/PL12抗体约占10%,与严重间质性肺疾病相关。抗EJ抗体、抗ES抗体、抗OJ抗体阳性患者几乎100%肺部受累。抗EJ抗体阳性患者的影像学表现为以双下肺胸膜下为主的蜂窝网格影,急性弥漫性肺泡损伤更常见。本例患者为抗EJ抗体阳性,符合该病的临床表现,早期及时采取激素联合免疫抑制剂的治疗方案,是救治成功的关键。

2. **沈宁教授 北京大学第三医院 呼吸与危重症医学**

抗合成酶综合征属于肌炎的亚型,影像学表现不特异,胸部CT通常表现为磨玻璃影、网状影和支气管扩张,也可表现为实变影。其导致的间质性肺炎常见的类型为NSIP或者OP,二者也可同时存在,弥漫性肺泡损伤也不少见。该患者影像学表现较为典型,符合以上改变。此外该患者临床表现为重度缺氧,存在下肢静脉血栓、D-二聚体升高,而影像学改变并无肺动脉栓塞典型楔形影及血管内充盈缺损、右心负荷增高等表现,肺动脉栓塞的诊断依据不足。

3. 孔旭东教授　中日友好医院　临床药学

由于碳青霉烯类抗菌药物的大量暴露,CRKP 出现广泛流行,尤其在 ICU 多见。本例患者抗感染治疗效果较为理想,但是在前期痰培养明确为肺炎克雷伯菌感染时未介绍药敏相关情况。产 β- 内酰胺酶[如肺炎克雷伯菌碳青霉烯酶(*Klebsiella pneumoniae* carbapenemase, KPC)]的肺炎克雷伯菌是 ICU 最主要的院内感染细菌之一。头孢他啶 - 阿维巴坦钠对大多数产 AmpC、KPC 和超广谱各类 β- 内酰胺酶的肠杆菌有很好的抗菌活性,但其对于产缺乏活性位点丝氨酸残基的 B 类金属酶[如 NDM-1(New Delhi metallo-β-lactamase 1)]无抑制能力。虽然大部分肠杆菌科细菌对头孢他啶 - 阿维巴坦钠的耐药率较低,但是 2020 年我国细菌耐药性监测数据显示 CRKP 对其耐药率为 12.3%。对于此类患者还是建议进行耐药性分析。

诊疗体会

1. 对间质性肺疾病患者注意查体、病史采集。

2. 多学科协作有利于间质性肺疾病的早期诊断和治疗。

3. 部分结缔组织病合并间质性肺炎患者出现严重呼吸衰竭时及时采取 ECMO 救治有效。

4. 对于老年 ASS-ILD 患者,间断给予小剂量环磷酰胺,可能是一种行之有效的治疗选择。

5. 血浆置换对于纠正 ECMO 治疗期间严重凝血功能紊乱有一定帮助。

6. M-ROSE、痰培养、mNGS 联合应用对于病原学早期精确诊断具有较大价值。

7. 耐碳青霉烯类肠杆菌科细菌治疗应遵循早期精准的策略,《中国鲍曼不动杆菌感染诊治与防控专家共识》提到在耐碳青霉烯类鲍曼不动杆菌治疗中舒巴坦钠剂量为 4g 以上,根据药代动力学 / 药效学(PK/PD)指导原则,头孢哌酮钠 - 舒巴坦钠 3g,每 6 小时一次(q.6h.)应用时疗效显著。

8. 医师、护理、呼吸治疗师、康复治疗师的团队合作对于重症患者康复至关重要。

病例思考

该患者痰培养和气管吸出物 mNGS 同时发现肺炎克雷伯菌及鲍曼不动杆菌，药敏提示均为泛耐药多重耐药菌，此时应该如何判断及处理？

肺炎克雷伯菌属于肠杆菌目细菌，鲍曼不动杆菌属于非发酵菌，从呼吸道标本中检测到这两个细菌首先都需要鉴别是定植菌还是感染责任病原体，一般认为肠杆菌目细菌的致病力较非发酵菌强，特别是高毒力肺炎克雷伯菌具有很强的致病性和侵袭性，但其对抗菌药物的耐药程度不是太高，须注意的是近年来我国耐碳青霉烯类肺炎克雷伯菌（CRKP）的分离率呈上升趋势，2023 年中国细菌耐药监测网（CHINET）显示肺炎克雷伯菌对亚胺培南和美罗培南的耐药率分别为 29% 和 30%。而非发酵菌特别是鲍曼不动杆菌是一种广泛存在于医院环境中的细菌，具有较强的定植力，且对多种抗菌药物表现出高度的耐药性，2023 年 CHINET 显示其对亚胺培南和美罗培南的耐药率分别为 78.6% 和 79.5%。2024 年 5 月 17 日世界卫生组织更新耐药菌优先性列表中将耐碳青霉烯类鲍曼不动杆菌（CRAB）和耐碳青霉烯类肠杆菌科细菌（CRE）均列入关键优先级，提示此类细菌几乎无药可选。

一旦分离出 CRKP 和 CRAB 时，临床医生应积极与微生物实验室联系，关注抗菌药物的最低抑菌浓度（MIC）并对碳青霉烯酶进行测定，必要时做联合药敏测定，以筛选合适的联合治疗方案，在危及生命的重症感染患者中尽可能选择能同时覆盖此两种细菌的抗菌药物。此时可能还有效的抗菌药物包括：①多黏菌素，但一般要求采用含多黏菌素的联合用药治疗；②头孢他啶 - 阿维巴坦钠，对产丝氨酸碳青霉烯酶（包括 KPC 和 OXA-48）的碳青霉烯类耐药菌（CRO）感染优于其他抗菌药物，对于 CRO 感染，建议使用头孢他啶 - 阿维巴坦钠联合氨曲南抗菌治疗；③替加环素，同样推荐联合治疗，可用于联合的药物包括氨曲南、磷霉素及氨基糖苷类。此外，目前针对碳青霉烯类耐药菌的新型抗菌药物还有头孢菌素类的第五代广谱头孢菌素头孢比罗酯钠以及头孢地尔；β- 内酰胺酶抑制剂复合制剂中除前述头孢他啶 - 阿维巴坦钠外还有美罗培南 - 韦博巴坦、舒巴坦 - 度洛巴坦；四环素类的依拉环素。在 ICU 发现有 CRO 定植 / 感染病史的患者应开展主动筛查，加强手卫生、环境卫生、接触隔离等集束化院感管理措施，尽可能减少其院内传播。

（胡晔 谢菲）

参考文献

[1] 李文，李俊，谢万木，等.抗合成酶综合征合并间质性肺病患者的临床特征[J].中华医学杂志，2020，100(24)：1861-1865.

[2] SHI J, LI S, YANG H, et al. Clinical profiles and prognosis of patients with distinct antisynthetase autoantibodies[J]. J Rheumatol, 2017, 44(7):1051-1057.

[3] DEBRAY M P, BORIE R, REVEL M P, et al. Interstitial lung disease in anti-synthetase syndrome: initial and follow-up CT findings[J]. Eur J Radiol, 2015, 84(3):516-523.

[4] ZAMORA A C, HOSKOTE S S, ABASCAL-BOLADO B, et al. Clinical features and outcomes of interstitial lung disease in anti-Jo-1 positive antisynthetase syndrome[J]. Respir Med, 2016, 118:39-45.

[5] GASPAROTTO M, GATTO M, SACCON F, et al. Pulmonary involvement in antisynthetase syndrome[J]. Curr Opin Rheumatol, 2019, 31(6):603-610.

[6] SELVA-O'CALLAGHAN A, PINAL-FERNANDEZ I, TRALLERO-ARAGUAS E, et al. Classification and management of adult inflammatory myopathies[J]. Lancet Neurol, 2018, 17(9):816-828.

[7] MAHLER M, MILLER F W, FRITZLER M J. Idiopathic inflammatory myopathies and the anti-synthetase syndrome: a comprehensive review[J]. Autoimmun Rev, 2014, 13(4/5):367-371.

[8] ZHAN X, YAN W, WANG Y, et al. Clinical features of anti-synthetase syndrome associated interstitial lung disease: a retrospective cohort in China[J]. BMC Pulm Med, 2021, 21(1):57.

[9] OPINC A H, MAKOWSKA J S. Antisynthetase syndrome-much more than just a myopathy[J]. Semin Arthritis Rheum, 2021, 51(1):72-83.

病例 10

高毒"肺克",危在旦夕
——侵袭性肺炎克雷伯菌综合征

导读

中年男性,有糖尿病基础疾病,急性起病,快速进展,短时间内出现全身播散性感染,包括肝脓肿、肺脓肿、脑脓肿。脑脊液、血液病原体 mNGS 及痰、血、尿培养均证实为肺炎克雷伯菌,考虑为高毒力肺炎克雷伯菌引起的侵袭性肺炎克雷伯菌综合征。

病历摘要

患者男性,55 岁,因"意识障碍、失语 8 小时"于 2021 年 7 月 13 日 6 时收入院。

患者于入院前 8 小时(7 月 12 日晚约 22 时)无明显诱因出现言语含混,伴有意识模糊,全身乏力不适,头晕、恶心、咳嗽,无明显咳痰,未诉发热、畏寒。症状逐渐加重出现不能言语、问之不答,无肢体抽搐,无大小便失禁。家人呼叫 120 救护车送至我院,急诊头颅 CT(报告:未见异常)检查后以"脑卒中? 糖尿病"收入院。

【既往史、个人史】

2 型糖尿病病史 5 年余,未规范降糖治疗。否认高血压病史,否认外伤史,否认过敏史,否认吸烟史。偶有饮酒,量不详。

【家族史】

父母、兄弟姐妹及子女身体健康。

【入院查体】

体温 36.9℃,脉搏 69 次 /min,呼吸 20 次 /min,血压 105/76mmHg。意识模糊,问之不答,被动体位,检查不合作。双侧额纹对称,两眼球结膜无充血水肿,双侧瞳孔不等大,左侧直径约 2.5mm,右侧直径约 3.0mm,对光反射消失。鼻腔通畅,口唇颜色正常,颈硬,有抵抗。心律齐,未闻及心脏杂音。双肺呼吸音粗,未闻及干湿啰音。腹软,无抵抗。四肢末梢无发绀,全身皮肤无破损。四肢肌张力增高,双侧巴宾斯基征阳性,双侧克尼格征阳性。

【辅助检查】

入院急查血气分析(FiO$_2$ 21%):pH 7.336,PaCO$_2$ 27.5mmHg,PaO$_2$ 87.4mmHg,血糖

27mmol/L,血乳酸 4mmol/L。

血常规:WBC 8.4×10^9/L,中性粒细胞百分比 87.2%,PLT 15×10^9/L。尿常规:尿糖(++++),尿酮体(+)。糖化血红蛋白:14.9%。β- 羟丁酸:2.16mmol/L。

感染标志物:PCT 12.52ng/ml,IL-6 3 982pg/ml,SAA 337.2mg/L,CRP 132mg/L。

肝肾功能:BUN 14.42mmol,SCr 182μmol/L,丙氨酸氨基转移酶(ALT)70U/L,天冬氨酸氨基转移酶(AST)79U/L,总胆红素(TBil)128.9μmol/L,直接胆红素(DBil)121.9μmol/L,pro-BNP 2 214pg/ml。

急诊头颈 CT 血管成像(CTA)、胸部 CT:①右侧颈动脉分叉部明显强化结节影,范围约 25mm×19mm×34mm,符合颈动脉体瘤;②双侧颈内动脉虹吸段、分叉部少许钙化斑块,管腔未见狭窄;③颅内脑实质未见明显异常;④双上肺少许散在斑片影,拟感染灶可能(图 10-1)。

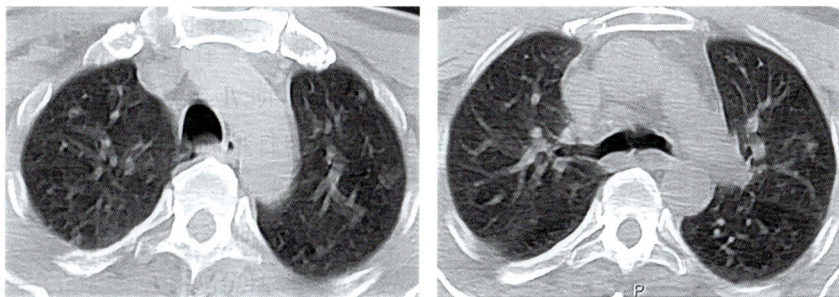

图 10-1　2021 年 7 月 13 日胸部 CT

2021 年 7 月 13 日腰椎穿刺报告:脑脊液压力 260cmH$_2$O,草绿色、可见絮状物。脑脊液化验:蛋白 7.978mg/L、氯化物 109mmol/L、糖 5.44mmol/L、乳酸 > 15mmol/L。

2021 年 7 月 14 日头颅 + 胸部 CT(图 10-2):①左侧脑室颞角内片状高密度灶,考虑出血;②双肺叶多发病灶,肺脓肿或占位? ③两侧胸腔少量积液。

2021 年 7 月 14 日腹部增强 CT(图 10-3):①肝右叶可见一个蜂窝状低密度病灶,约 26mm×22mm,考虑肝脓肿可能性大;②左肾小结石;③胆囊、胰腺、脾脏、右肾、双侧肾上腺未见明显异常;④胃管插管后;⑤双肺多发密度增高影,考虑肺部感染;⑥双侧胸腔少量积液。

病原微生物:2021 年 7 月 14 日血培养电话回报革兰氏阴性细菌生长。2021 年 7 月 15 日痰、血、尿培养结果均提示肺炎克雷伯菌,ESBL(-)。2021 年 7 月 15 日血、脑脊液 mNGS:肺炎克雷伯菌。

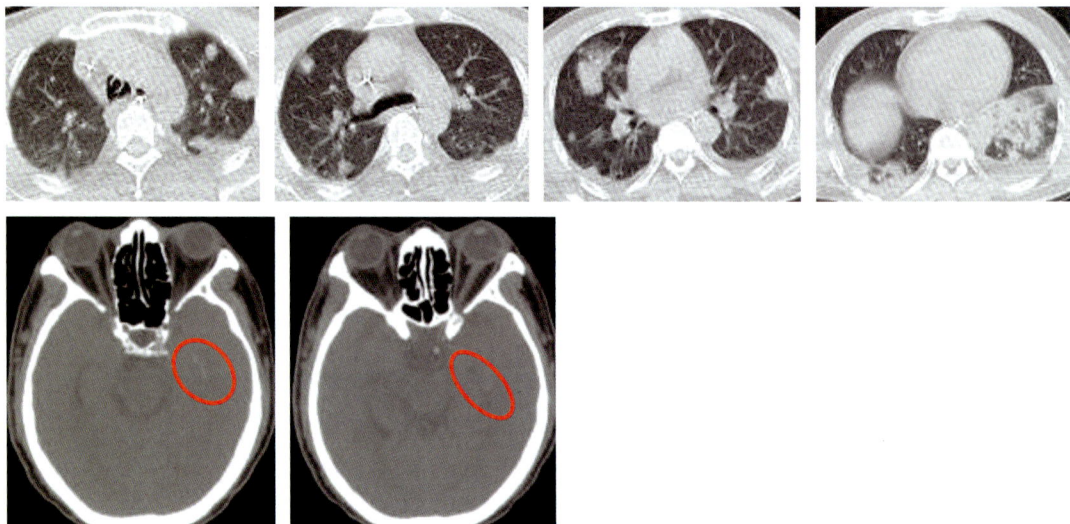

图 10-2　2021 年 7 月 14 日头颅 + 胸部 CT

圈红处为左侧脑室颞角内片状高密度灶，考虑出血。

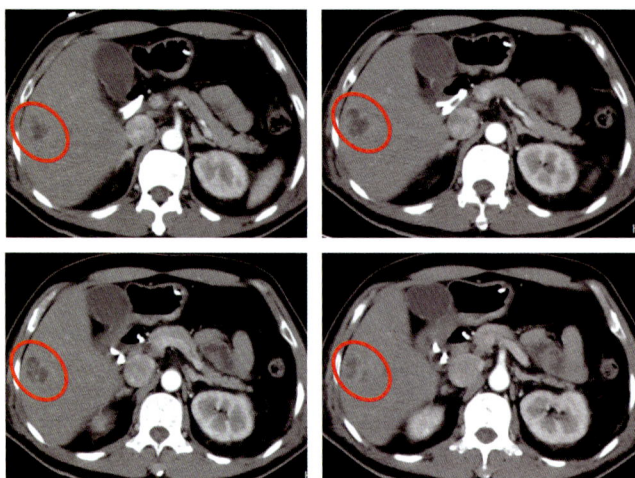

图 10-3　2021 年 7 月 14 日腹部增强 CT

圈红处为肝右叶蜂窝状低密度病灶，考虑肝脓肿可能性大。

【入院诊断】

意识障碍查因

　　颅内感染？

　　肝性脑病？

2 型糖尿病

　　糖尿病酮症酸中毒？

肺部感染。

思维引导

①急性起病、意识不清、诊断不明,首先予生命支持治疗和经验性抗感染治疗;②尽快明确病因诊断,查找意识不清的原因是非感染因素脑栓塞? 代谢性脑病糖尿病酮症酸中毒? 还是颅内感染? ③如何根据病原学检查结果调整经验性抗感染方案?

【诊治经过】

入院 4 小时后患者病情急转而下,出现昏迷、呕吐、气促。转入 ICU,立即气管插管,呼吸机辅助通气,予美罗培南 1g,q.8h.+ 左氧氟沙星 0.5g,q.d. 静脉滴注抗感染治疗、输注血小板。结果回报证实存在颅内感染,立即调整为美罗培南 2g,q.8h. 静脉滴注抗感染,以增加颅内血药浓度。

患者为中年男性,既往有糖尿病基础病,本次出现肺炎克雷伯菌脓毒血症,在积极处理的情况下病情仍在短时间内迅速进展,出现肝、脑、肺的脓肿及多器官功能的衰竭。高度提示该患者为高毒力肺炎克雷伯菌(hypervirulent *Klebsiella pneumoniae*,hvKP,简称高毒力肺克)引起的侵袭性肺炎克雷伯菌综合征。

考虑到 hvKP 感染的特点,进一步对患者进行了全面评估以发现隐匿的感染灶,对已发现的脓肿灶动态复查以观察脓肿情况,必要时行穿刺引流。组织介入科、肝胆外科等多学科评估是否需要进行肝脓肿穿刺引流,请眼科会诊评估有无眼内炎,治疗期间反复行支气管镜检查清除气道分泌物。肝、脑的脓肿灶在治疗过程中逐渐吸收,而肺部的部分病灶在 2021年 7 月 19 日出现坏死空洞,胸腔积液增多;7 月 22 日出现了自发性液气胸(图 10-4)。

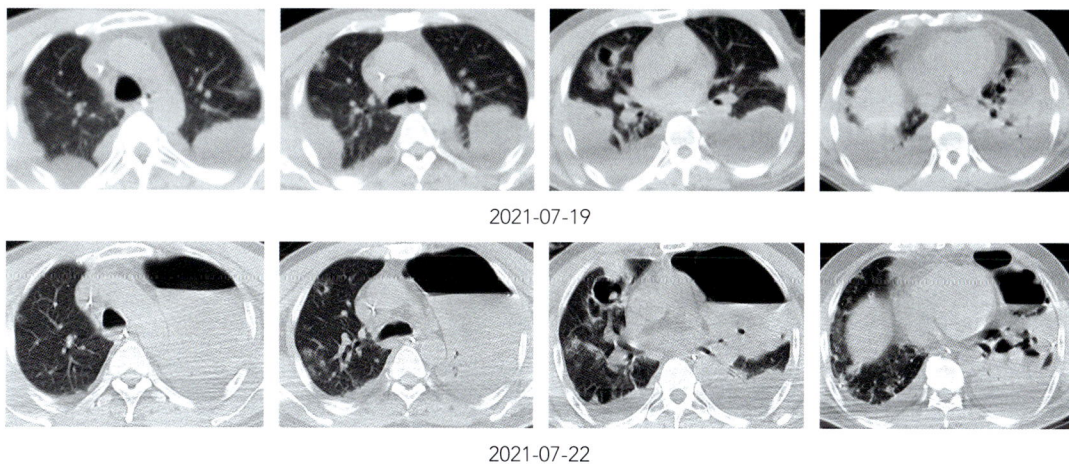

2021-07-19

2021-07-22

图 10-4 本病例胸部 CT 影像

2021 年 7 月 19 日进行双侧胸腔积液置管引流,7 月 23 日进行气管切开。病程中辅以积极的器官功能支持、营养支持治疗。患者病情逐渐稳定,于 8 月 2 日停用呼吸机,改为鼻导管吸氧,8 月 4 日停用左氧氟沙星,病情继续好转,8 月 22 日拔除气管切开套管,停用美罗培南,改为左氧氟沙星 0.5g,q.d. 口服,2021 年 9 月 1 日病情稳定出院,出院后继续左氧氟沙星 0.5g,q.d. 口服 1 周治疗。抗生素使用、住院期间体温曲线及感染指标 PCT 变化情况见图 10-5 ~ 图 10-7。

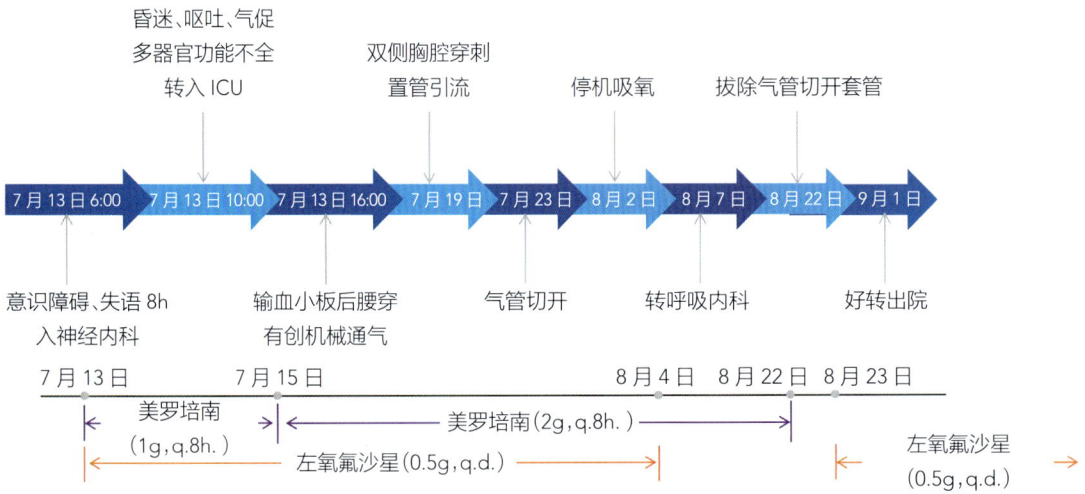

图 10-5　本病例抗生素使用总图

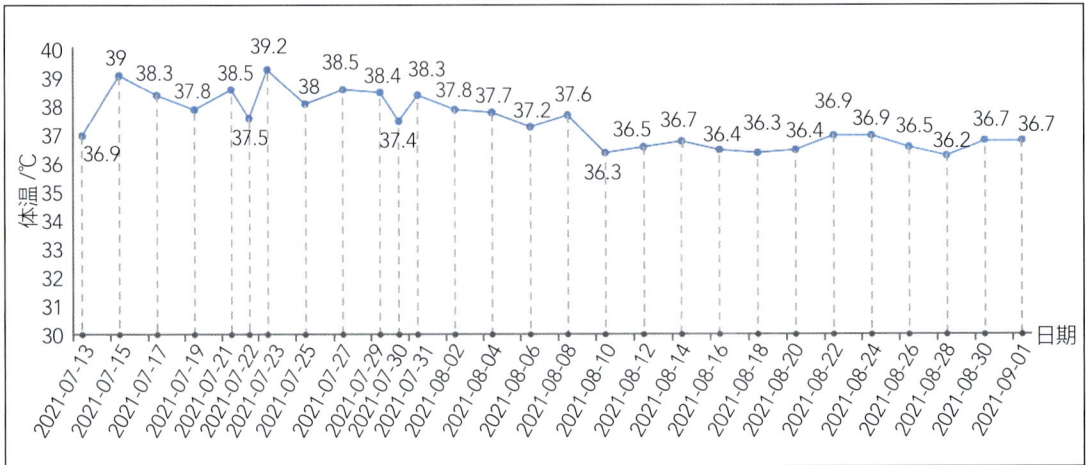

图 10-6　本病例体温曲线

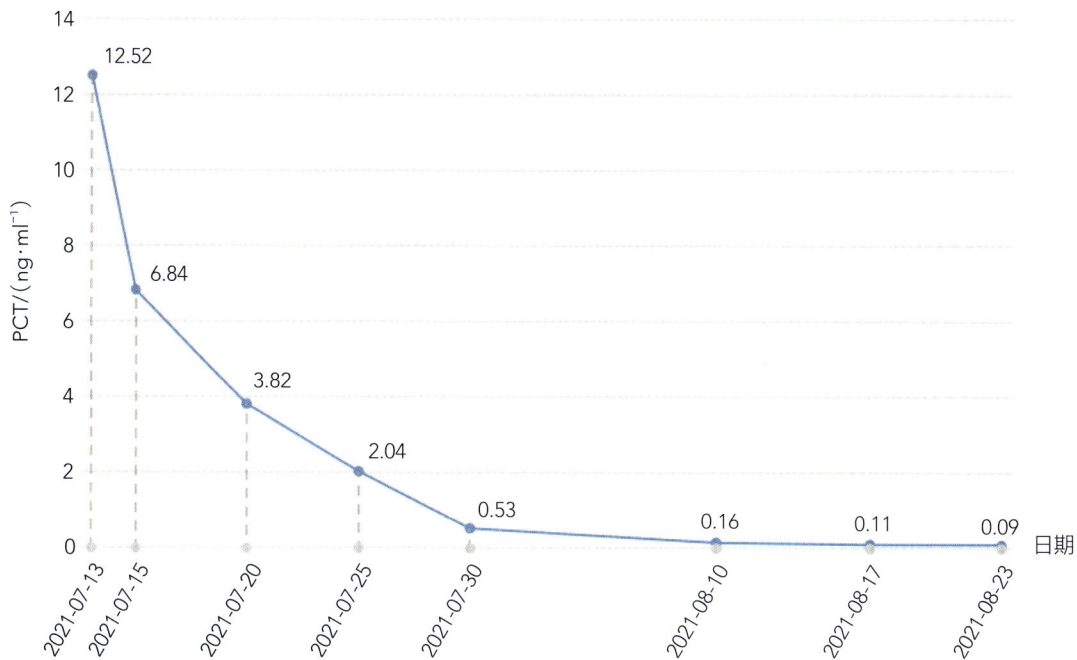

图 10-7　本病例 PCT 变化曲线

【最终诊断】

侵袭性肺炎克雷伯菌综合征（脑脓肿、肝脓肿、肺脓肿）

多器官功能障碍综合征（血液、心、肝、肾、神经）

2 型糖尿病

　　糖尿病酮症酸中毒。

【随访及转归】

患者病情好转出院，当地医院复诊。

病例分析与专家点评

【病例分析】

　　侵袭性肺炎克雷伯菌综合征最早见于 1986 年来自中国台湾地区的包含 7 个病例的系列报道，这 7 例患者有两个共同特点，第一都是肺炎克雷伯菌引起的感染；第二都存在肝脓肿及眼内炎，虽经治疗均存活，但都遗留双眼失明。由此诞生了一个疾病名称，称为侵袭性肺炎克雷伯菌肝脓肿综合征（invasive *Klebsiella pneumoniae* liver abscess syndrome，IKPLAS），指肺炎克雷伯菌引起的肝脓肿，同时合并迁徙性感染。随着全球各地更多的病例研究发现，并非所有的侵袭综合征都存在肝脓肿和眼内炎，因此又改称为侵袭性肺炎克雷伯菌综合征，通常是由 hvKP 引起的侵袭性感染。大多数 hvKP 感染为社区获得性,好发于糖尿病患者,也可能发生在无基础疾病的健康人群,糖尿病是其独立的危险因素。原发感染多为肝脓肿,很容易播散至全身其他器官形成脓肿,尤以脑脓肿和眼内炎多见,多为单一病原体的感染,hvKP 通常对常用抗菌药物敏感。与经典型肺炎克雷伯菌不同,hvKP 的特征之一是具有高黏滞表型,即将分离的肺炎克雷伯菌接种至平板上,37℃培养过夜,用接种环竖直向上轻轻挑起单个菌落,若挑起的黏液丝长度 ≥ 5mm 则拉丝试验阳性,具有高黏滞性。hvKP 有相关的毒力因子,包括荚膜多糖、脂多糖、铁载体、纤毛、外膜孔蛋白等,hvKP 可在肠道定植,当定植菌负荷高或肠道黏膜屏障受损时,hvKP 能够穿过肠黏膜并通过门静脉系统进入肝脏定植,甚至引起肝脓肿并播散至脑、眼、肺等多个器官引起多发脓肿,若未及时发现则极易进展为感染性休克,死亡率极高。而经典型肺炎克雷伯菌感染通常引起医院获得性感染,多发生在基础免疫功能比较低下的患者,细菌耐药比较常见,可与多种病原体引起混合感染,肺炎、尿路感染比较常见,播散性感染相对比较少见。但已发现高毒力和高耐药菌株。

治疗 hvKP 感染的三大关键:抗感染、控制病灶、控制血糖。侵袭性肺炎克雷伯菌综合征需要静脉应用抗菌药物治疗,提倡积极的经验性抗感染药物覆盖,再根据药敏结果予以调整;一般 hvKP 多为敏感型 KP,可选择三代头孢菌素,特别是对于存在中枢神经系统迁徙性感染的患者,需要选择血脑屏障穿透性好的药物,例如头孢曲松钠或头孢噻肟钠,可应用大剂量给药方式,头孢曲松钠 2g,b.i.d. 或头孢噻肟钠 2g,q.4h.,如果为产超广谱 β- 内酰胺酶(extended-spectrum β-lactamases,ESBL)肺炎克雷伯菌感染,可选用 β- 内酰胺类联合酶抑制剂或碳青霉烯类(美罗培南)。

除了全身应用足量的敏感抗菌药物治疗外,脓肿病灶的积极处理对控制体温、缩短病程也非常重要,一般小于 5cm 的脓肿可以动态观察,超声或 CT 引导下经皮肝脓肿穿刺引流可用于诊断和治疗,优于外科引流,若脓肿呈多腔性、未能液化或迟迟不吸收且患者长期发热时可能需要手术治疗;若合并坏死性筋膜炎应积极予以早期手术干预。此外,积极治疗原发疾病以及充分的器官功能支持治疗和营养支持对本病的成功治疗也至关重要。

【专家点评】

1. 倪语星教授　上海交通大学医学院附属瑞金医院　微生物学

该患者为中年男性,2 型糖尿病 5 年余,血糖控制不佳,合并糖尿病酮症酸中毒,入院表现为感染性休克、肺部感染,多部位出现脓肿,包括肺脓肿、肝脓肿、脑脓肿,血培养提示革兰阴性菌,痰、血、尿培养均提示 ESBL(−)肺炎克雷伯菌,是非常典型的侵袭性肺炎克雷伯菌综合征。侵袭性肺炎克雷伯菌综合征共同特点是多个因素相互联系:第一是糖尿病,第二是肝脓肿,第三是肺炎克雷伯菌,是教科书级别的固定搭配。当遇到合并肝脓肿的糖尿病患者时,一定要考虑到肺炎克雷伯菌;遇到肺炎克雷伯菌培养阳性的糖尿病患者,一定要排查有无肝脓肿或其他部位的脓肿。

肺炎克雷伯菌进化过程存在两条路:一个是高毒力,一个是高耐药。两条路只能选择其中一个,要么高毒力,要么高耐药,考虑与细菌基因组容量有关。社区感染往往是高毒力菌株,致病性强;而院内感染往往是高耐药菌株,对多种药物耐药,包括碳青霉烯类等;也有同时存在高毒力和高耐药基因的超级菌株,但可能性较小。

2. 李勇刚教授　苏州大学附属第一医院　影像学

肺内结节样、球形病灶,胸膜下分布为主,是脓毒血症引起的肺部血源播散性脓肿的典型表现,即继发性血行播散性肺脓肿。该患者影像部分层面可见左侧斜裂后突,即"钟乳石征",指在仰卧位胸部CT,叶间裂向后膨隆,是肺炎克雷伯菌感染的典型肺部征象。

诊疗体会

1. 临床上对糖尿病患者出现肺炎克雷伯菌血症时须进行全身筛查,警惕出现迁徙性感染病灶。

2. 微生物实验室可通过拉丝试验初步筛查是否为hvKP,并尽快完善细菌耐药表型分析,治疗上尽早全身应用敏感抗菌药物并积极地控制病灶可以改善患者预后,降低致残率和病死率。

病例思考

1. 如何早期识别肺炎克雷伯菌感染?

侵袭性肺炎克雷伯菌综合征病情重,进展快,早期识别是关键,当发现脓毒症患者合并播散性、多部位、深部组织器官脓肿时,尤其是有糖尿病基础疾病的患者,要高度警惕是否为高毒力肺炎克雷伯菌感染。发现肺炎克雷伯菌感染时,也需要鉴别是否为hvKP。

2. hvKP感染治疗的关键是什么?

确诊或怀疑hvKP感染时,应在采集微生物学检测标本后,尽早静脉应用敏感的抗菌药物进行经验性治疗,并及时根据药敏结果调整用药。常规进行全面评估,早期关注是否有迁徙性感染病灶,在积极抗感染的同时及时进行脓肿引流至关重要。此外,控制基础疾病、营养支持等综合治疗缺一不可。

(孙娜娜)

参考文献

[1] LIU Y, CHENG D, Lin C. Klebsiella pneumoniae Liver Abscess associated with septic endophthalmitis[J]. Arch Intern Med, 1986, 146(10):1913–1916.

[2] CHEW KL, LIN R T P, TEO J W P. Klebsiella pneumoniae in Singapore: hypervirulent infections and the carbapenemase threat[J]. Front Cell Infect Microbiol, 2017, 7:515.

[3] TANG M, KONG X, HAO J, et al. Epidemiological characteristics and formation mechanisms of multidrug-resistant hypervirulent Klebsiella pneumoniae[J]. Front Microbiol, 2020, 11:581543.

[4] ZHU J, WANG T, CHEN L, et al. Virulence factors in hypervirulent Klebsiella pneumoniae[J]. Front Microbiol, 2021, 12:642484.

[5] CHEN Y, CHEN Y. Clinical challenges with hypervirulent Klebsiella pneumoniae(hvKP) in China[J]. J Transl Int Med, 2021, 9(2):71-75.

[6] CHOBY J E, HOWARD-ANDERSON J, WEISS D S. Hypervirulent Klebsiella pneumoniae - clinical and molecular perspectives[J]. J Intern Med, 2020, 287(3): 283-300.

病例 11

同影异病，形似神非
——皮肌炎肺内累及误诊为支气管扩张症

导读

中年男性，咳嗽、咳痰伴活动后气急2个月，胸部CT诊断支气管扩张伴感染，左氧氟沙星等抗菌治疗无好转。后全身多处出现红色丘疹，手指粗糙脱皮、肌肉酸痛。肌酸激酶明显升高，三角肌活检示横纹肌炎症性病变。最终诊断为皮肌炎伴肺内累及。

病历摘要

患者男性，47岁，因"咳嗽、咳痰伴活动后气急2个月"收入院。

患者于2016年12月无明显诱因出现咳嗽、咳白痰，伴活动后胸闷、气促，尤以爬楼时明显。当地医院诊断为"感冒"，予"克林霉素、磷霉素、利巴韦林"等间断输液治疗，症状无明显改善。胸部CT示"双肺多发高密度斑片影，伴支气管扩张"，诊断为"支气管扩张伴感染"，予左氧氟沙星等抗菌药物治疗仍无好转，并在2017年2月初出现前胸、腹部和肩背部皮疹。来我院急诊就诊后收入我科。患病以来，精神可，食欲差，二便正常，体重无明显变化。

【既往史、个人史】

2016年12月发现患糖尿病，目前门冬胰岛素早12U、中6U、晚12U皮下注射，平时晨空腹血糖控制在7～8mmol/L。生长于原籍，否认抽烟、喝酒等不良嗜好，否认疫区驻留史，无"肝炎、结核"等传染病史。

【家族史】

否认家族遗传病史，父亲因"胰腺癌"去世，母亲因"食管癌"去世。配偶及子女健康。

【入院查体】

体温37.5℃，脉搏78次/min，呼吸20次/min，血压124/85mmHg。神志清楚，精神尚可，呼吸平稳，营养中等。前胸、腹部和肩背部红色丘疹。全身浅表淋巴结无肿大。双肺叩诊清音，听诊呼吸音对称，双下肺可闻及velcro啰音。心、腹、神经系统检查无特殊。

【入院诊断】

间质性肺炎；糖尿病。

097

【辅助检查】

血常规:白细胞 5.50×10^9/L,中性粒细胞百分比 66.0%,淋巴细胞百分比 14.2%,嗜酸性粒细胞百分比 10.7%,嗜酸性粒细胞 0.59×10^9/L,红细胞、血红蛋白、血小板正常。

尿常规:蛋白(++)、红细胞(-)。24 小时尿液蛋白定量:0.85g/24h。

肝功能:ALT 169U/L(参考范围:9 ~ 50U/L),AST 217U/L(参考范围:15 ~ 40U/L),LDH 558U/L(参考范围:109 ~ 245U/L),胆红素、碱性磷酸酶、γ- 谷氨酰转移酶正常,白蛋白 29g/L、球蛋白 22g/L。

高敏感 CRP 5.2mg/L(参考范围:0 ~ 3.0)。血沉 27mm/h(参考范围:< 20mm/h)。免疫球蛋白 E 553IU/ml(参考范围:< 200IU/ml),其余免疫球蛋白正常。凝血功能:D- 二聚体 0.82mg/L(参考范围:0 ~ 0.8mg/L)。心肌酶:心肌肌钙蛋白 T 0.359ng/ml(参考范围:< 0.03ng/ml)。proBNP 164.0pg/ml(参考范围:0 ~ 100pg/ml)。

肿瘤标志物:糖类抗原 15-3 27.4U/ml(参考范围:< 25U/ml)、细胞角蛋白 19 片段 5.8ng/ml(参考范围:< 3.3ng/ml)、神经元特异性烯醇化酶 33.4ng/ml(参考范围:< 15.2ng/ml),其余肿瘤标志物(-)。

补体:补体 C3、C4 未见异常,总补体测定 31.5IU/ml(参考范围:50.0 ~ 100.0IU/ml)。

血气分析(FiO_2 21%):pH 7.44,二氧化碳分压 38.0mmHg,血氧分压 58.0mmHg,实际碳酸氢盐 25.8mmol/L,标准碱剩余 1.6mmol/L,动脉血氧饱和度 91.0%。

肌酶:肌酸激酶 5 675U/L,肌酸激酶 MB 亚型 128U/L,肌酸激酶 MM 亚型 5547U/L。

自身抗体:抗核抗体(ANA)浆颗粒 1 : 1 000。抗 O、类风湿因子、抗双链 DNA 抗体、抗核小体抗体、抗心磷脂抗体、风湿全套抗体、抗中性粒细胞胞质抗体(胞质型)、抗中性粒细胞胞质抗体(核周型)、抗蛋白酶 3 抗体、抗髓过氧化物酶抗体、抗肾小球基底膜抗体均为阴性。

肾功能、电解质、血脂、血糖正常。痰涂片、痰培养(细菌、真菌)(-)。试验、GM 试验(-)。T-SPOT.TB(-)。

外院胸部 CT(图 11-1A):可见下肺显著的支气管壁增厚、间质性病变,所谓"支气管扩张"为牵拉性支气管扩张。

肺功能:限制性通气功能障碍,中度;一氧化碳弥散量中度降低。肌电图:肌源性损害,活动性。

病理报告:(右侧三角肌)镜下见横纹肌肌梭间纤维组织及脂肪组织不增生,部分间质、小血管周围可见淋巴细胞浸润,大部分横纹肌组织横纹结构存在,其间散在灶性分布横纹肌变性、横纹结构不清,核增多、内移,淋巴细胞浸润,为炎性病变,皮肌炎可能。免疫组化结果示肌梭间小血管壁及周围灶性横纹肌组织可见到 T、B 淋巴细胞浸润,T 淋巴细胞尤为明显,横纹肌组织横纹结构不清,灶性区网状纤维轻度增生,为横纹肌炎症性病变,符合肌炎。

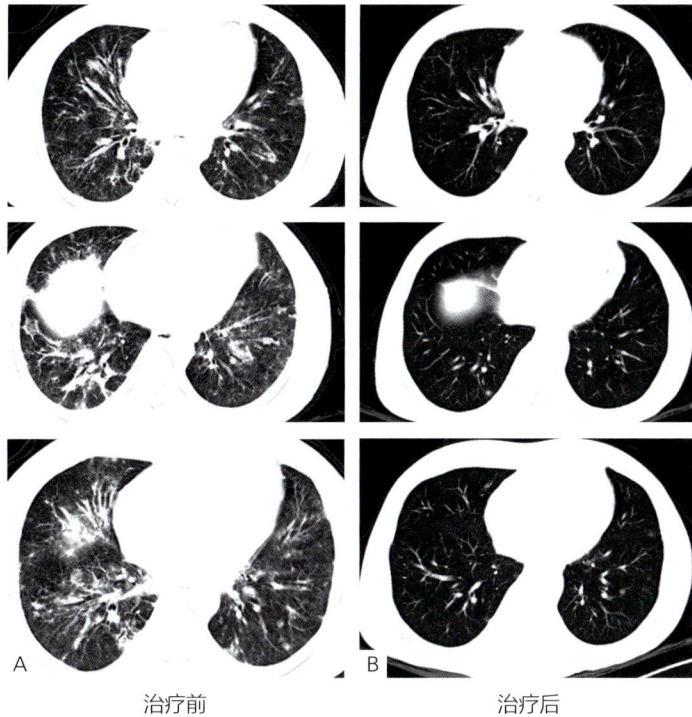

治疗前　　　　　　　　　　治疗后

图 11-1　本病例肺部 CT 的表现

【最终诊断】

皮肌炎

双肺间质性病变

　皮肌炎肺累及

低氧血症

　Ⅰ型呼吸衰竭

蛋白尿待查。

思维引导

患者肺内病灶实为皮肌炎累及肺部所致而非支气管扩张继发感染，治疗重点转为针对原发疾病，辅以对症支持治疗。

【诊治经过】

入院后先予哌拉西林钠-他唑巴坦钠4.5g，q.8h.经验性抗感染治疗，同时根据肌肉疼痛、肌酶升高等异常积极完善肌电图、肌肉活检等检查，辅以抗过敏、鼻导管低流量氧疗对症支持治疗。

完善检查后更正诊断为皮肌炎累及肺内。

皮肌炎累及肺内的治疗目前尚无指南,一般认为糖皮质激素是一线治疗药物。对于糖皮质激素不敏感的患者,应用糖皮质激素联合免疫抑制剂(如环磷酰胺、环孢素等)可能有效。急性进展的患者,应注意早期诊断,尽早应用糖皮质激素联合免疫抑制剂,以降低病死率。该患者明确诊断并排除肿瘤后,以甲泼尼龙 80mg,q.d. 激素治疗,继以醋酸泼尼松片 4 粒(5mg/ 粒),每日 3 次(t.i.d.)口服,硫酸羟氯喹 100mg,b.i.d. 口服,环磷酰胺 0.6g 静脉滴注,每月 1 次,辅以鼻导管吸氧(2L/min)、碱化、水化、保肝等对症处理。出院后长期多学科门诊(呼吸科、风湿科)治疗和随访。

【随访及转归】

治疗后患者肌肉疼痛、气促缓解,复查肝酶、肌酶等较前明显下降,病情好转稳定。之后在多学科门诊(呼吸科、风湿科)治疗随访,病情稳定。出院后患者随访胸部 CT,肺内病灶有所好转(图 11-1B)。

病例分析与专家点评

【病例分析】

特发性炎性肌病(idiopathic inflammatory myopathy,IIM),简称肌炎(myositis),是一组以四肢近端肌肉受累和慢性炎症为突出表现的异质性疾病。目前 IIM 分为:皮肌炎(dermatomyositis,DM)、抗合成酶综合征(ASS)、包涵体肌炎(inclusion body myositis,IBM)、免疫介导坏死性肌炎(immune-mediated necrotizing myopathy,IMNM)和多发性肌炎(polymyositis,PM);其中皮肌炎和 ASS 更为常见。IIM 可累及皮肤、肺脏、关节和心脏等多个系统及器官,而间质性肺疾病(interstitial lung disease,ILD)是 IIM 累及肺脏的最常见临床表现。特发性炎性肌病相关间质性肺疾病(idiopathic inflammatory myopathy-associated interstitial lung disease,IIM-ILD)是 IIM 患者致残和致死的重要原因。皮肌炎主要累及皮肤和横纹肌,以亚急性和慢性发病为主,任何年龄均可发病,有儿童期和 40 ~ 60 岁两个发病高峰,发病比例男:女 = 1 : 2。皮肌炎患者中 ILD 发生率约为 73.6%,为 DM 肌肉外受累中最严重的一种表现,常伴较高的病死率。皮肌炎合并的 ILD 在胸部 CT 上的表现具有多样性,包括肺部磨玻璃影、网格影、纤维索条影、斑片影、小结节影、牵拉性支气管扩张等。

该患者为中年男性,既往体健。亚急性病程,以活动后气急为主要表现,无明显发热、脓痰、咯血。抗菌药物治疗效果不佳,肺部听诊双下肺 velcro 啰音。实验室检查提示低氧血症,炎症指标不高,ALT、AST、LDH 升高,心肌酶升高,尿蛋白阳性,嗜酸性粒细胞百分比和 IgE 升高,ANA 强阳性,其余风湿指标阴性,部分肿瘤标志物轻度升高。影像学表现为双肺多发结节斑片影，下肺显著的支气管壁增厚、牵拉性支气管扩张、间质性病变。可见病史和检查结果中有多项和支气管扩张症不符。且病程中出现了皮疹、肌肉酸痛等表现，通过后续肌肉活检病理学检查，明确患者为皮肌炎。

皮肌炎有以下皮肤特征性表现。①眶周紫红色斑：以双上睑为中心的水肿性紫红色斑片，可累及面颊和头皮；②Gottron疹：指关节、掌指关节伸侧的扁平紫红色丘疹，对称分布，表面附着糠状鳞屑；③皮肤异色症：部分患者面部、颈部、上胸躯干部在红斑鳞屑的基础上逐渐出现褐色色素沉着、点状色素脱失、点状角化、毛细血管扩张等皮疹。皮肌炎的肌炎主要累及横纹肌，亦可累及平滑肌，表现为受累肌群的无力、疼痛和压痛。最常累及的肌群为四肢近端肌群、肩胛带肌群、颈部和咽喉部肌群，表现为举手、抬头、上楼、下蹲、吞咽困难及声音嘶哑等。诊断依据为典型皮损，对称性四肢近端肌群和颈部肌群无力，血清肌酶升高，肌电图为肌源性损害，或经肌肉组织病理证实。

皮肌炎常有肺内累及，部分病例以肺部表现为首发症状就诊，如本例以咳嗽、咳痰就诊后胸部CT示"支气管扩张"，实际为间质性病变所致的牵拉性支气管扩张，此时应注意到影像表现中的间质病变以及临床过程中不符合支气管扩张症的反复肺部感染的自然病史，须做好鉴别诊断，及早诊治。

启动IIM-ILD治疗的时机，须综合考虑患者ILD严重程度、临床过程、肌炎特异性抗体、预后不良相关的危险因素、合并症，同时要结合患者意愿。《特发性炎性肌病相关间质性肺疾病诊断和治疗中国专家共识》建议：①慢性起病、有症状的IIM-ILD应启动全身激素治疗，或激素联合免疫抑制剂治疗。②对于有症状、急性和亚急性IIM-ILD患者，选择激素联合免疫抑制剂治疗。③对于临床无肌病性皮肌炎或抗MDA5抗体阳性合并ILD患者，即使ILD症状轻微，初始治疗也应予免疫抑制剂联合激素。④对于IIM患者，其ILD无症状，病变轻，肺功能正常，且无肌炎活动表现，结合患者意愿，可予密切随访观察；如病情进展则须开始治疗。该患者属于上述第二种情况，所以选择了激素联合免疫抑制剂治疗，取得了较好的效果。

皮肌炎的治疗包括以下几种方式。①一般治疗：休息，加强营养，避免日晒，积极排查肿瘤。②糖皮质激素：通常作为一线药物与各种免疫抑制剂联合治疗，在治疗皮肌炎时应选用不含氟的激素，因为在结构中增加了氟原子后（如地塞米松、倍他米松是泼尼松龙的氟化衍生物）虽然增加了其抗炎的功效，但也提高了与肌肉细胞的结合力，增加皮质类固醇肌病的发生概率。危重患者需大剂量激素冲击治疗[> 1mg/(kg·d)]，非危重患者初始剂量为泼尼松0.5 ~ 1.5mg/(kg·d)，逐渐减至10 ~ 15mg/d维持治疗。③免疫抑制剂：可与激素合用，如环磷酰胺、雷公藤等。④其他：免疫球蛋白、转移因子、羟氯喹等。⑤外用药物：遮光剂、糖皮质激素等。预后不良的因素包括：老龄，伴发恶性肿瘤、间质性肺炎、呼吸肌受累、心脏受累。

【专家点评】

1. 佘丹阳教授　中国人民解放军总医院第一医学中心　呼吸与危重症医学

皮肌炎最常见的肺部表现是间质性肺疾病，为导致死亡的主要原因之一。间质性肺疾病的早期诊断对于皮肌炎患者的预后十分重要,而部分患者早期容易被漏诊、误诊。此例患者的影像学表现为间质改变所致的肺结构异常和牵拉性支气管扩张,但初始时被当作支气管扩张症伴感染,将治疗重点放在抗感染方面。随着患者的肺外表现被注意到而进行了包括肌酶在内的血生化检查、肌电图及病理活检等,才最终明确诊断,得到及时的治疗。从本例可以看到,需要重视间质性肺疾病导致的牵拉性支气管扩张与特发性支气管扩张症在影像学上的鉴别,避免间质性肺疾病的延误诊断。

2. 苏欣教授　南京大学医学院附属鼓楼医院　呼吸与危重症医学

皮肌炎为自身免疫性疾病,特征性损害为骨骼肌和皮肤受累,最常见的合并症为肺间质病变。部分患者的间质性肺疾病可快速进展并导致死亡。抗 MDA5 抗体阳性的皮肌炎合并间质性肺疾病的比例可高达 95%,且研究表明高滴度水平的抗 MDA5 抗体与不良预后相关。值得注意的是,抗 MDA5 抗体阳性的皮肌炎患者在临床表现上存在异质性,法国一项研究提出根据临床表现进行以下分型:以关节炎和典型皮损为主要表现的"类风湿型"、以雷诺现象和严重血管炎表现为主的"血管病型"以及"快速进展的肺间质病变型"3 种亚型。前两种亚型发生快速进展肺间质病变的风险较低。抗 MDA5 抗体阳性的皮肌炎相关间质性肺疾病的影像学表现主要为磨玻璃影、胸膜下弧线以及小叶间隔增厚,而蜂窝影少见。该患者可进一步检查抗 MDA5 抗体,对于患者的预后有一定提示作用。

3. 沈宁教授　北京大学第三医院　呼吸与危重症医学

皮肌炎累及肺的影像学表现与新冠病毒感染有相似性。新冠病毒感染的临床表现除咳嗽、咳痰以外,也可有皮疹及肌肉酸痛的表现,血肌酶也可升高。因此,肺内有间质性病变,且出现可疑皮疹及不明原因的肌肉受累症状时,除了考虑自身免疫性疾病皮肌炎,还须警惕新冠病毒感染并完善病原学检查,排除病毒、细菌、真菌感染,可考虑完善支气管肺泡灌洗液 mNGS 检查。应用糖皮质激素时须警惕继发性感染。

诊疗体会

1. 充分详细地询问病史及细致查体有助于正确的临床诊断及鉴别诊断。当间质性肺疾病患者同时有肌肉酸痛、皮疹等多系统肺外表现时需要关注有无一元论解释所有表现的疾病可能。同时,本例患者并无支气管扩张症合并感染的典型咳嗽、咳脓痰等表现,既往病史中没有反复化脓性下呼吸道感染的表现,当病史与所诊断疾病不符合时,需要开展鉴别诊断,明确真正的疾病原因,才能进行正确的治疗。

2. 对于肺内病灶,感染指标升高不明显、经验性抗感染治疗效果不佳时,须考虑非感染性病变。须排除自身免疫性疾病、肿瘤等多种疾病。

3. 当肺部疾病同时伴有肺外表现时，可选取易取材的组织进行病理活检，帮助明确诊断。

病例思考

何为支气管扩张？可引起支气管扩张的病因有哪些？

支气管扩张（简称支扩）作为一种影像学概念，其诊断主要依赖于胸部薄层CT（≤ 2mm），其诊断标准包括：①支气管内径与伴行肺动脉内径的比值 > 1；②从中心到外周，支气管未见逐渐变细；③距离外周胸膜或纵隔胸膜下 1cm 范围内可见支气管的影像。支气管扩张是一组异质性很大的疾病，病因包括：气道疾病（如慢性阻塞性肺疾病、哮喘和弥漫性泛细支气管炎）、变应性支气管肺曲霉病、非结核分枝杆菌肺病（NTM-PD）、免疫球蛋白缺陷、自身免疫性疾病（如类风湿关节炎、干燥综合征、ANCA 相关小血管炎和炎症性肠病等）、反流相关疾病（胃食管反流病和误吸等）、气道阻塞、感染性疾病（如既往肺结核、麻疹、百日咳和肺炎）等；还有一些先天性疾病如气道先天发育异常（如 Mounier-Kuhn 综合征和 Williams-Campbell 综合征）、遗传性疾病（如囊性纤维化、原发性纤毛运动障碍和 α-1 抗胰蛋白酶缺乏）及少见疾病（如黄甲综合征和杨氏综合征）；此外，40% ~ 80% 的支气管扩张找不到明确的原因，可诊断为特发性支气管扩张，为排他性诊断，需要排除上述病因后才能建立诊断。

（罗荣光　张静）

参考文献

[1]　中国研究型医院学会呼吸病学专业委员会. 特发性炎性肌病相关间质性肺疾病诊断和治疗中国专家共识 [J]. 中华结核和呼吸杂志, 2022,45(7):635-650.

[2]　FUJISAWA T, HOZUMI H, KAMIYA Y, et al. Prednisolone and tacrolimus versus prednisolone and cyclosporin A to treat polymyositis/dermatomyositis-associated ILD: a randomized, open-label trial[J]. Respirology, 2021, 26(4): 370-377.

[3] 徐杰 , 周贤梅 . 皮肌炎合并间质性肺疾病 23 例临床分析 [J]. 中国现代医生 , 2018, 56(23):7-9+13.

[4] GONO T, KUWANA M. Current understanding and recent advances in myositis-specific and -associated autoantibodies detected in patients with dermatomyositis[J]. Expert Rev Clin Immunol, 2020, 16(1):79-89.

[5] MATHAI S C, DANOFF S K. Management of interstitial lung disease associated with connective tissue disease[J]. BMJ, 2016, 352:h6819.

[6] 郑东辉 , 戴冽 , 韩智娟 , 等 . 皮肌炎合并间质性肺炎 62 例临床分析 [J]. 广东医学 , 2003, 24(12):1328-1329.

穷途末路,峰回路转
——侵袭性肺毛霉病合并变应性支气管肺真菌病

导读

中年男性,肺部CT示右肺上叶团块状高密度影,经肺穿刺病理证实为侵袭性肺毛霉病,合并血清总IgE升高和外周血嗜酸性粒细胞增多。患者前期抗真菌治疗疗效欠佳,考虑合并真菌致敏可能,后经糖皮质激素联合抗真菌药物治疗后患者肺部病灶明显缩小,并成功进行了病变肺叶切除术。

病历摘要

患者男性,38岁,因"反复右侧胸背部疼痛3年"于2020年6月13日收入院。

患者3年前无明显诱因出现右侧胸背部隐痛,无咳嗽、咳痰,无畏寒、发热,无胸闷、气促等不适。2017年下半年查胸部CT示"右肺结节",当时未予治疗。2019年1月5日因胸背部疼痛加重,外院查胸部CT示右肺上叶团块状高密度影(图12-1A),于1月19日行肺穿刺检查,病理报告为"右肺肉芽肿性病变,抗酸染色见少量阳性杆菌,结核可能",2019年3月起予规律抗结核治疗。

2019年12月复查胸部CT示右肺上叶团块影较前增大。PET/CT检查示右肺上叶肉芽肿性病变伴右侧锁骨区、右侧腋窝、纵隔、右侧肺门淋巴结及右侧胸壁受累可能,恶性待排。再次行肺穿刺,病理报告示"右肺肉芽肿性病变伴大量淋巴细胞及嗜酸性粒细胞浸润",特殊染色结果:抗酸染色(−),PAS染色(+,极少),六胺银染色(+,极少),切片内见少量菌丝样结构,倾向毛霉感染。2020年2月13日起予泊沙康唑口服混悬液200mg,q.6h.治疗,泊沙康唑治疗3个月余后患者仍感右胸背部疼痛,伴咳嗽,咳白色黏痰,活动后稍感胸闷、气急。

2020年6月9日肺部增强CT示右肺上叶区巨大肿块,向右侧胸壁外生长,部分包绕右侧第1、第2肋骨,局部骨皮质增厚、边缘毛糙(图12-1B)。门诊拟"肺占位性病变(肺毛霉病可能)"收入院。

发病以来,患者神志清楚,精神尚可,胃纳、睡眠可,二便正常,体重无明显减轻。

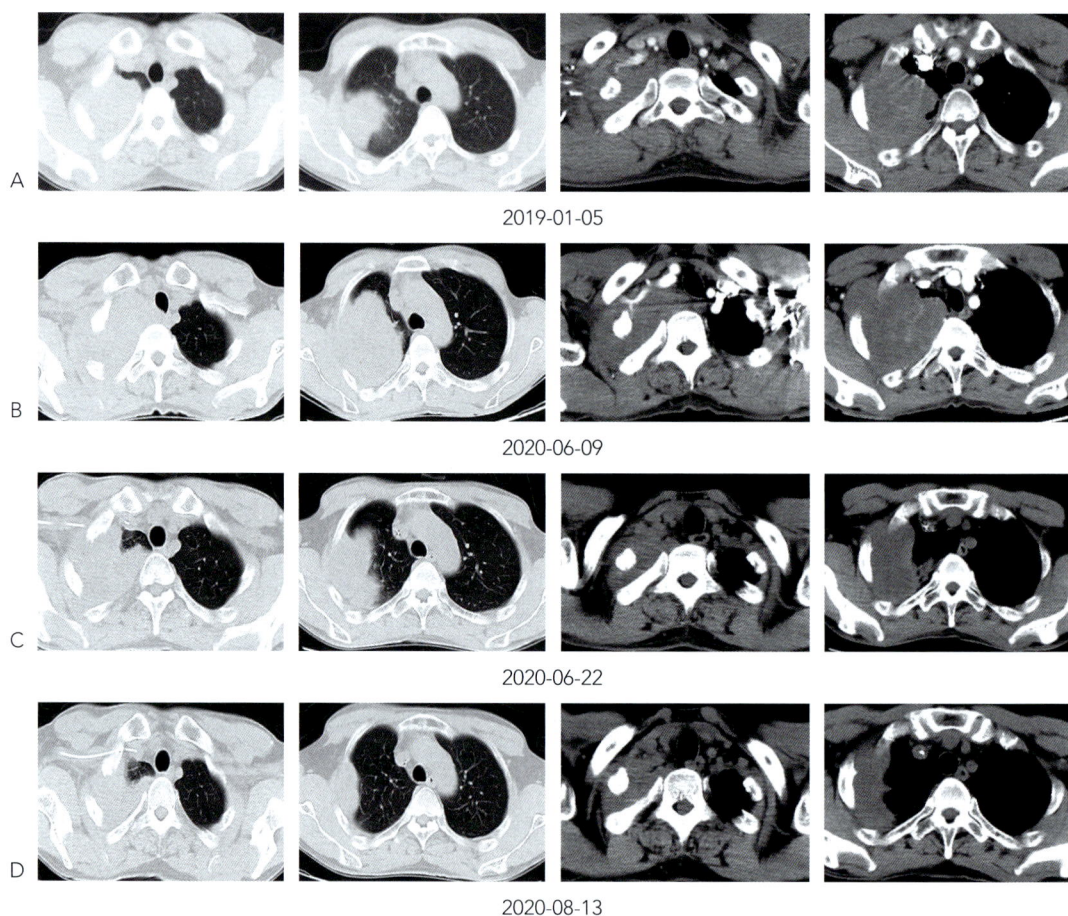

2019-01-05

2020-06-09

2020-06-22

2020-08-13

图 12-1　本病例胸部 CT 表现

【既往史、个人史】

挖掘机工人,平素身体健康,无糖尿病、传染病、过敏性疾病等病史。无食物及药物过敏史,无饮酒史,吸烟 10 年,10 支 /d,已戒烟 3 年。

【家族史】

家族中无类似患者,父母及兄弟姐妹身体健康。

【入院查体】

体温 37℃,脉搏 80 次 /min,呼吸 20 次 /min,血压 122/78mmHg。皮肤、巩膜无黄染,颈部浅表淋巴结未触及肿大,心律齐,各心脏瓣膜听诊区未闻及杂音。右上肺呼吸音低,未闻及干湿啰音。腹部平软,无压痛及反跳痛,肝脾肋下未触及,双下肢无水肿。

【入院诊断】

肺占位性病变(肺毛霉病可能)。

【辅助检查】

血常规：白细胞 $11.35 \times 10^9/L$，中性粒细胞 $6.73 \times 10^9/L$，淋巴细胞 $1.91 \times 10^9/L$，嗜酸性粒细胞 $1.55 \times 10^9/L$，血小板 $278 \times 10^9/L$，血红蛋白 114g/L。CRP 28.9mg/L，总 IgE 水平 > 5 000kU/L，PCT < 0.02ng/ml。

生化，心肌酶谱，尿、大便常规，肿瘤标志物无特殊。血真菌 G 试验、GM 试验阴性。痰培养：口咽部正常菌群生长。

支气管镜检查显示右肺上叶尖段支气管开口狭窄，未见黏液栓及新生物。

CT 引导下经皮肺穿刺病理示肉芽肿性炎伴大量坏死及嗜酸性粒细胞增多，见粗大无分隔菌丝，抗酸染色（-），六胺银染色（±），黏液卡红染色（-），PAS 染色（-），TB（FISH）（-），真菌（FISH）（+）；结合特殊染色，考虑毛霉病（图 12-2）。

穿刺组织涂片免疫荧光染色示毛霉感染；组织培养和组织宏基因测序均提示根霉感染。

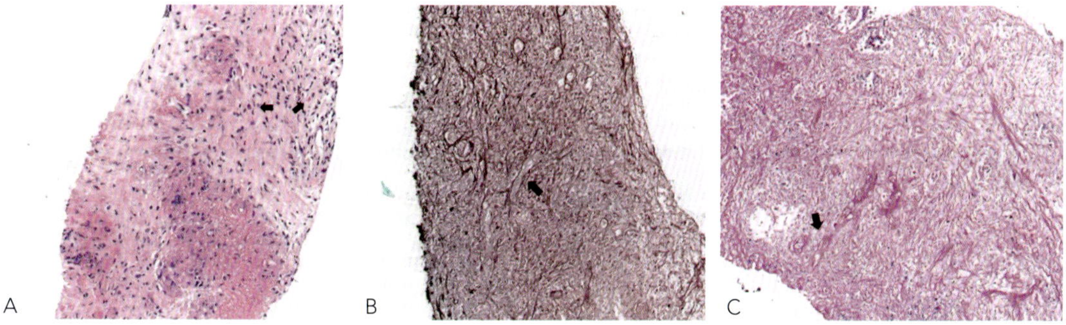

图 12-2　本病例肺组织穿刺标本病理表现（比例尺：100μm）

A. 苏木精 - 伊红（HE）染色标本的高倍图像，可观察到嗜酸性粒细胞浸润（箭头）；B.GMS 染色显示肺部病变处可见粗大无分隔菌丝的丝状真菌（箭头）；C.PAS 染色显示肺部病变处可见粗大无分隔菌丝（箭头）。

【最终诊断】

肺毛霉病。

思维引导

患者目前存在两个问题。①患者诊断侵袭性肺毛霉病明确，前期泊沙康唑抗真菌治疗疗效欠佳，是否合并其他致病因素？②患者肺部病灶是否可以外科手术治疗？

【诊治经过】

我院呼吸科、病理科、胸外科、放射科、微生物科多学科会诊讨论：肺毛霉病诊断明确，右上肺病灶巨大且侵犯胸壁、右锁骨下动脉，外科暂时无法根治切除。2020 年 6 月 9 日起继续泊沙康唑口服混悬液 200mg，q.6h. 口服。2020 年 6 月 11 日至 2020 年 6 月 19 日联合两性霉素 B 脱氧胆酸盐静脉滴注（配伍地塞米松 5mg，q.d.）。两性霉素 B 爬坡剂量至 30mg，累计总量 170mg，出现肌酐升高至 210μmol/L，考虑药物所致肾功能损伤，停用两性霉素 B。2020 年 6 月 22 日复查胸部 CT 显示右上肺肿块缩小（图 12-1C）。结合患者血嗜酸性粒细胞增多和血清 IgE 升高，病灶病理示嗜酸性粒细胞浸润，考虑患者疾病的进展与真菌致敏的变态反应有关，与两性霉素 B 配伍使用的地塞米松可能与病灶缩小有关。2020 年 6 月 23 日开始予泼尼松 0.5mg/（kg·d）连续给药 1 周，随后 0.25mg/（kg·d）连续给药 3 周，此后每周减 5mg，连续给药 2 个月。

【随访及转归】

全身糖皮质激素治疗和泊沙康唑口服混悬液治疗期间患者外周血 IgE 水平和嗜酸性粒细胞计数明显下降（图 12-3）。2020 年 8 月 13 日复查影像显示肺部病变有明显缩小（图 12-1D）。患者于 2020 年 8 月 31 日行右肺上叶切除术，术后继续使用 3 个月的泊沙康唑混悬液抗真菌治疗。在 2021 年 1 月 25 日随访中，患者病情良好，未见临床及影像学复发证据（图 12-3）。

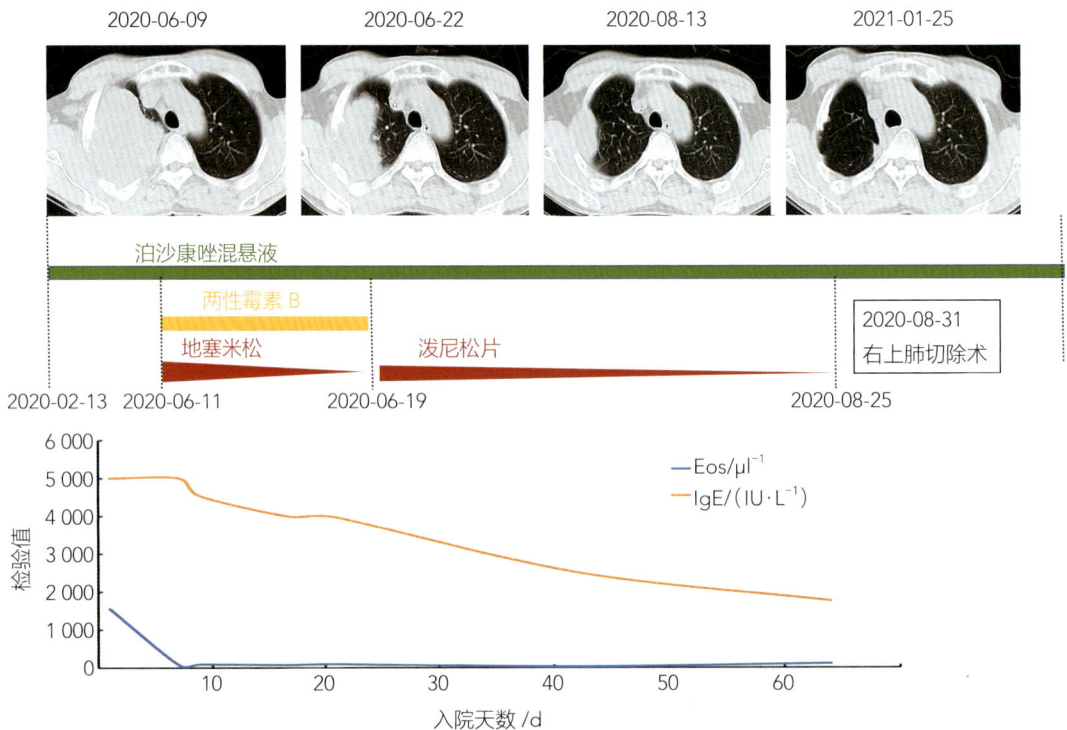

图 12-3　本病例临床诊治流程图

病例分析与专家点评

【病例分析】

毛霉在土壤、粪便、腐败有机物及空气等环境中广泛存在，肺毛霉病是毛霉感染最常见的临床类型之一，多由吸入毛霉孢子感染而引发。在人类感染中最常见的毛霉菌属为根霉属，其次有毛霉属、根毛霉属、横梗霉属、瓶霉属及小克银汉霉属。毛霉感染的高危因素包括血液系统恶性肿瘤、未控制的糖尿病、实体器官移植、长期服用免疫抑制剂、肾脏疾病等慢性疾病。肺毛霉病进展快、死亡率高，因此早期快速诊断、积极去除易感因素、使用抗真菌药物及外科切除病变组织是治疗成功的关键。患者的预后与治疗效果密切相关，复发性和难治性肺毛霉病的治疗仍然是临床医生面临的巨大挑战。

毛霉感染可同时引起侵袭性毛霉病和真菌致敏诱发的超敏反应，这是一种 $CD4^+$ T 细胞介导的 Th2 细胞免疫应答，此类型病例在临床上较为罕见。根据 PubMed 文献检索结果，只有少数病例报告了肺毛霉病合并超敏反应，表现为血嗜酸性粒细胞计数及总 IgE 水平明显增加。本例患者实验室检查结果显示血清总 IgE 升高（＞1 000IU/ml）和外周血嗜酸性粒细胞增多（＞0.5×10^9/L），肺组织病变中可见大量嗜酸性粒细胞浸润，根据 ISHAM 标准，本例患者可能在肺毛霉病的病程中发生了类似 ABPM 的病理生理过程，这可能就是他对单用常规抗真菌治疗反应不佳的主要原因，但目前对于 ABPM 的定义和诊断标准尚存有争议。最新 ABPM 定义如下，①易感条件（哮喘、囊性纤维化、慢性阻塞性肺疾病、支气管扩张症）；②基本条件：真菌特异性 IgE 升高、血清总 IgE ≥ 500IU/ml；③任意两个其他条件：真菌特异性 IgG 阳性、血嗜酸性粒细胞计数 ≥ 0.5×10^9/L、两次痰液（或一次支气管肺泡灌洗液）真菌培养致病真菌生长、薄层 CT 有类似变应性支气管肺霉病的表现（支气管扩张、黏液栓等）。

ABPM 的治疗原则应包括如下两个方面：SCS 抗炎治疗和标准抗真菌治疗。新的证据表明 SCS 联合免疫治疗对合并有 Th2 细胞免疫应答相关的侵袭性真菌感染患者有效，如抗 IL-5 抗体（mepolizumab）治疗能有效抑制 Th2 细胞异常反应，这可能成为侵袭性肺真菌病新的治疗选择。本例患者在长期泊沙康唑混悬液抗真菌治疗的基础上接受了中低剂量的 SCS [泼尼松初始剂量约 0.5mg/（kg·d），总疗程小于 3 个月]，取得了很好的临床疗效。患者症状迅速得到控制，肺肿块缩小，外周血嗜酸性粒细胞及总 IgE 明显降低。在变应性支气管肺曲霉病治疗的一项随机对照试验中报道，中剂量[0.5mg/（kg·d）]泼尼松龙治疗可能与高剂量[0.75mg/（kg·d）]同样有效，且比高剂量安全性更高。以嗜酸性粒细胞为主的炎症对 SCS 治疗反应更优，因此对于此类患者，较低的糖皮质激素剂量和较短治疗疗程可能是更好的选择。

抗真菌药物治疗结合广泛的外科清创术是毛霉病目前最佳的治疗策略。在对 929 例毛霉病的分析中，手术联合抗真菌治疗显著提高了存活率。最近的两项研究表明，尽管肺毛霉病围手术期风险较高，但接受肺切除手术彻底清除病灶可阻止毛霉局部感染播散，患者存活率显著提高。本例患者经药物治疗后肺部病灶明显缩小，为后续肺叶切除术创造了手术机会,是本病例治疗成功的关键。

【专家点评】

1. 倪语星教授　上海交通大学医学院附属瑞金医院　临床微生物学

毛霉菌目真菌不常见,临床感染相对少见。最常引起人类毛霉病的包括根霉、毛霉、根毛霉、横梗霉、小克银汉霉等。毛霉目真菌一般通过吸入方式侵入肺部,侵袭力强,可播散到全身各器官。毛霉感染的危险因素包括糖尿病、血液系统恶性肿瘤、造血干细胞移植、实体器官移植、免疫抑制剂使用等。本例患者缺乏典型的免疫缺陷因素,考虑到他是挖掘机工人,环境接触可能是重要的高危因素。毛霉病的诊断可通过涂片、培养、病理或核酸检测明确。本例患者还具有不典型的临床表现,病初仅仅是胸痛和肺部结节,最后通过病理看到菌丝和病原学 mNGS 才确诊了毛霉。毛霉对常用的抗真菌药物比如伊曲康唑、伏立康唑耐药。治疗药物应该是两性霉素 B、泊沙康唑、艾沙康唑等。

2. 高莉教授　北京大学第一医院　影像学

影像学对于不同病例的意义和重要性是非常不同的。毛霉可以出现反晕征,被认为是相对特异的影像学表现,也可表现为多发的结节或团块,可出现胸腔积液。本病例的肺部肿块出现胸壁和血管的侵袭,容易被误诊为肿瘤。

3. 方洁教授　上海交通大学医学院附属瑞金医院　临床药学

本例患者前期治疗效果不理想可能与他不能耐受两性霉素 B 普通制剂相关。两性霉素 B 存在较大的不良反应,如低钾血症、肾功能损害、输液反应等。对于不能耐受两性霉素 B 的患者,如果尝试两性霉素 B 脂质体,可能耐受性会改善。患者二线选择泊沙康唑混悬液,因为泊沙康唑混悬液口服吸收不佳,为改善吸收一般建议高脂饮食,但是大多数中国人很难耐受。此例患者非常遗憾没有进行菌株的药敏试验,也没有进行泊沙康唑的药物浓度监测。当然这个病例的最终治疗成功,得益于内科治疗与外科手术的结合。

诊疗体会

1. 对于肺毛霉病诊断,应积极行病原学检测,可完善侵入性检查(支气管镜或影像学指导下的经皮肺穿刺),肺组织病理诊断是金标准,培养及基因检测对毛霉菌种、属的鉴定非常重要。

2. 疑诊或确诊的肺毛霉病都是临床急症,需要尽快开始抗真菌治疗。肺毛霉病抗真菌治疗效果欠佳时应考虑是否存在抗真菌药物耐药并监测血药浓度;需要结合患者临床特点及实验室检查分析是否存在真菌致敏反应可能。中低剂量全身糖皮质激素治疗对肺毛霉病合并真菌致敏的超敏反应有效。

3. 外科手术清除局部病灶是肺毛霉病根治的重要手段，及时恰当的手术时机选择对降低病死率至关重要。

病例思考

患者初始抗毛霉治疗疗效欠佳的原因是什么？

患者前期抗真菌治疗疗效欠佳考虑如下几方面原因：①患者肺组织病变中可见大量嗜酸性粒细胞浸润，且血清总 IgE 升高和外周血嗜酸性粒细胞增多，患者可能在肺毛霉病的病程中合并了变应性支气管肺真菌病；②患者治疗过程中因两性霉素 B 不良反应而无法耐受，且口服泊沙康唑混悬液受饮食影响较大，生物利用度及血药浓度达标率较低，均影响了抗真菌药物的疗效。

（张如卉　周华）

参考文献

[1] NUCCI M, ENGELHARDT M, HAMED K. Mucormycosis in South America: a review of 143 reported cases[J]. Mycoses, 2019, 62(9):730-738.

[2] PRAKASH H, CHAKRABARTI A. Global epidemiology of mucormycosis[J]. J Fungi, 2019, 5(1):26.

[3] SKIADA A, LASS-FLOERL C, KLIMKO N,et al. Challenges in the diagnosis and treatment of mucormycosis[J]. Med Mycol, 2018, 56 (suppl_1):93-101.

[4] CORNELY O A, ALASTRUEY-IZQUIERDO A, ARENZ D, et al. Global guideline for the diagnosis and management of mucormycosis: an initiative of the European Confederation of Medical Mycology in cooperation with the Mycoses Study Group Education and Research Consortium[J]. Lancet Infect Dis, 2019, 19(12):405-421.

[5] HIRANO T, YAMADA M, SATO K, et al. Invasive pulmonary mucormycosis: rare presentation with pulmonary eosinophilia[J].BMC Pulm Med, 2017, 17(1):1-6.

[6] ASANO K, HEBISAWA A, ISHIGURO T, et al. New clinical diagnostic criteria for allergic bronchopulmonary aspergillosis/mycosis and its validation[J]. J Allergy Clin Immunol, 2021, 147(4):1261-1268.e5.

[7] Agarwal R, Sehgal I S, Muthu V, et al. Revised ISHAM-ABPA working group clinical practice guidelines for diagnosing, classifying and treating allergic bronchopulmonary aspergillosis/mycoses[J]. Eur Respir J, 2024, 63(4):2400061.

[8] FRACP D K Y, MBBS T S, MBBS C B, et al. Refractory thoracic conidiobolomycosis treated with mepolizumab immunotherapy[J]. J Allergy Clin Immunol Pract, 2021, 9(6):2527-2530.e6.

[9] SHAO W, ZHANG J, MA S, et al. Characteristics of pulmonary mucormycosis and the experiences of surgical resection[J]. J Thorac Dis, 2020, 12(3):733-740.

[10] CHOI H, LEE H, JEON K, et al. Factors affecting surgical resection and treatment outcomes in patients with pulmonary mucormycosis[J]. J Thorac Dis, 2019, 11(3):892-900.

追本溯源，迷雾渐开
——肺癌放化疗联合免疫治疗后并发肺孢子菌肺炎

导读

老年男性，肺恶性肿瘤放化疗联合免疫治疗完全缓解（complete response，CR）后出现咳嗽、胸闷、低氧血症，胸部 CT 检查发现双肺广泛磨玻璃影，经支气管肺泡灌洗液六胺银染色找到肺孢子菌滋养体包囊，灌洗液 mNGS 检出耶氏肺孢子菌，经复方新诺明加激素治疗后治愈。

病历摘要

患者男性，62 岁，因"确诊肺癌 9 个月，咳嗽伴胸闷 5 天"于 2021 年 12 月 21 日收入院。

患者 9 个月前因咳嗽、咯血住院治疗，行胸部 PET/CT 检查报告"右肺中间段支气管至下叶背段近肺门处见软组织占位高摄取灶，最大截面约 18mm × 24mm，SUV_{max} 20.4，延迟扫描 SUV_{max} 20.4，病变紧邻并推挤右侧支气管，叶支气管及段支气管受压变窄，对侧肺门淋巴结高摄取"（图 13-1），经支气管镜肺活检确诊为"右肺鳞癌合并纵隔淋巴结、对侧肺门淋巴结转移"。住院期间因大咯血于 2021 年 3 月 30 日行选择性动脉造影 + 支气管动脉化疗栓塞术，术中应用洛铂 50mg 局部动脉灌注，应用 300 ～ 500μm 微

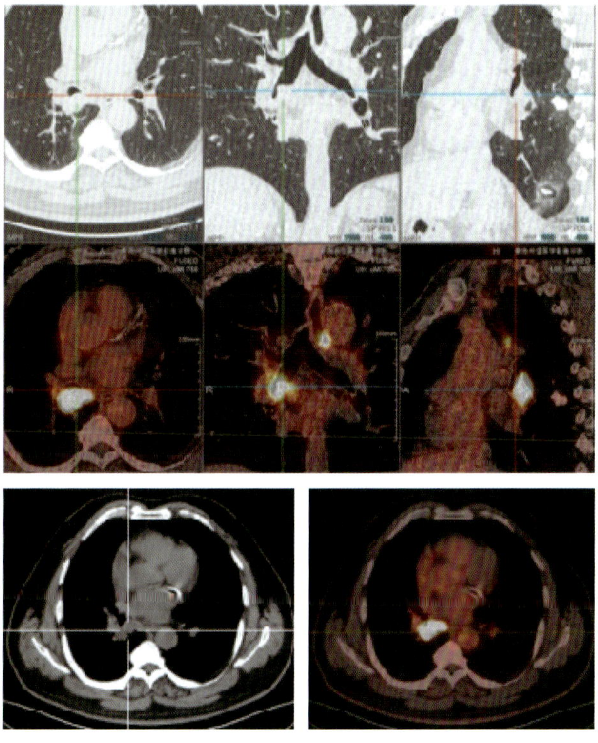

图 13-1 本病例基线 PET/CT

113

粒球颗粒予以栓塞,术后咯血停止。

术后予 TP 方案化疗 2 周期,具体用药为:白蛋白紫杉醇 400mg d1+ 卡铂 500mg d1,治疗 2 周期后疗效评价为疾病稳定(stable disease,SD)。2021 年 5 月 18 日始继续予第 3 ~ 5 周期 TP 方案化疗,具体用药为:白蛋白紫杉醇 200mg d1、d8,顺铂 80mg d1、d2,每 3 周 1 次,化疗同时于 2021 年 6 月 3 日至 2021 年 7 月 2 日行右肺肿瘤及纵隔淋巴结、对侧肺门淋巴结放疗。放疗后行 8 周期德瓦鲁单抗免疫维持治疗,规律行影像学检查,2021 年 10 月 21 日胸部 CT 评估 CR(图 13-2)。

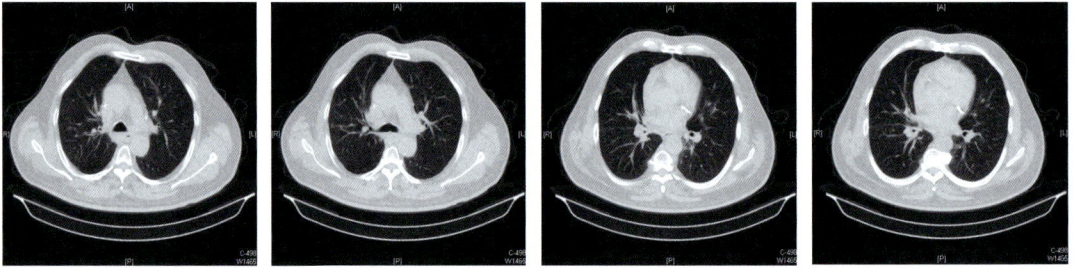

图 13-2　本病例胸部 CT(2021-10-21)

2021 年 12 月 15 日患者出现咳嗽,以干咳为主,伴胸闷、气促,活动后加重,无胸痛,无发热,2021 年 12 月 20 日行胸部 CT 示"双肺多发斑片状磨玻璃影"(图 13-3),为进一步诊治收入院。

图 13-3　本病例胸部 CT(2021-12-20)

【既往史、个人史】

2021年1月因"冠心病，不稳定型心绞痛"行"冠脉支架植入术"，无高血压、糖尿病史；无吸烟、饮酒史。

【家族史】

无肿瘤家族史。

【入院查体】

体温36.2℃，脉搏85次/min，呼吸21次/min，血压115/76mmHg。神志清楚，口唇无发绀，双肺可闻及散在干湿啰音。心率85次/min，心律齐。腹平软，无压痛、反跳痛，双下肢无水肿。

【入院诊断】

肺部阴影

　放射性肺炎？

　免疫性肺炎？

　肺部感染？

右肺恶性肿瘤（鳞癌 $cT_{2a}N_3M_0$ Ⅲ b 期）化放疗并免疫治疗后

冠状动脉粥样硬化性心脏病

冠状动脉支架植入术后。

思维引导

肺恶性肿瘤患者接受放化疗联合免疫治疗后出现咳嗽、气急、低氧血症，双肺新发斑片状磨玻璃影，一般需要从三个方面展开分析。①肿瘤进展相关表现；②肿瘤治疗方案相关不良反应（非感染），如放射性肺炎、免疫性肺炎；③肿瘤治疗后免疫抑制宿主合并肺部感染，甚或感染与非感染因素共存。

【辅助检查】

血气分析（未吸氧）：pH 7.43，氧分压67mmHg，二氧化碳分压35mmHg，实际碳酸氢盐23.2mmol/L，乳酸2.30mmol/L。

血常规：白细胞 10.04×10^9/L，中性粒细胞 8.86×10^9/L，淋巴细胞 0.70×10^9/L，血红蛋白121g/L，血小板 217×10^9/L。CRP 30.90mg/L。CD4绝对细胞计数134个/μl。

G试验：< 10.00pg/ml；GM试验：0.25μg/L。

呼吸道病原体IgM抗体9项检查（嗜肺军团菌血清1型IgM抗体、肺炎支原体IgM抗体、Q热立克次体IgM抗体、肺炎衣原体IgM抗体、腺病毒IgM抗体、呼吸道合胞病毒IgM抗体、甲型流感病毒IgM抗体、乙型流感病毒IgM抗体、副流感病毒Ⅰ、Ⅱ、Ⅲ型IgM抗体）阴性。

肿瘤标志物大致正常。抗核抗体及滴度：弱阳性,1∶100；抗中性粒细胞胞质抗体（ANCA）阴性。BNP、心肌梗死三项无异常。

支气管镜检查：术中见气管支气管管腔黏膜充血、水肿,管腔内较多分泌物。行肺泡灌洗液涂片、培养及 mNGS。灌洗液细胞计数分类：巨噬细胞百分比 69%,中性粒细胞百分比 22%,淋巴细胞百分比 9%。灌洗液抗酸杆菌涂片阴性,普通细菌培养阴性。病理：(灌洗液)细胞蜡块及涂片内未发现恶性肿瘤细胞。灌洗液六胺银染色找到肺孢子菌包囊(图 13-4)。灌洗液 mNGS 检出耶氏肺孢子菌(序列数 112)。

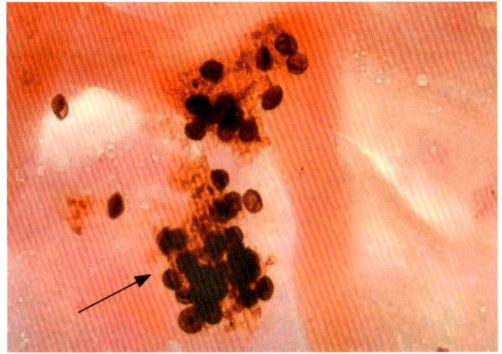

图 13-4　本病例灌洗液六胺银染色发现肺孢子菌包囊（箭头）（1 000×）

【最终诊断】

肺孢子菌肺炎；右肺恶性肿瘤（鳞癌 $cT_{2a}N_3M_0$ Ⅲ b 期）化放疗并免疫治疗后；冠状动脉粥样硬化性心脏病；冠状动脉支架植入术后。

【诊治经过】

予复方新诺明 0.96g,口服,q.6h.,甲泼尼龙 40mg,静脉滴注,q.d.。

【随访及转归】

患者症状减轻,糖皮质激素应用 1 周后停用,口服复方新诺明 2 周后于 2022 年 1 月 3 日复查胸部 CT 较前好转(图 13-5),复方新诺明总疗程 21 天。

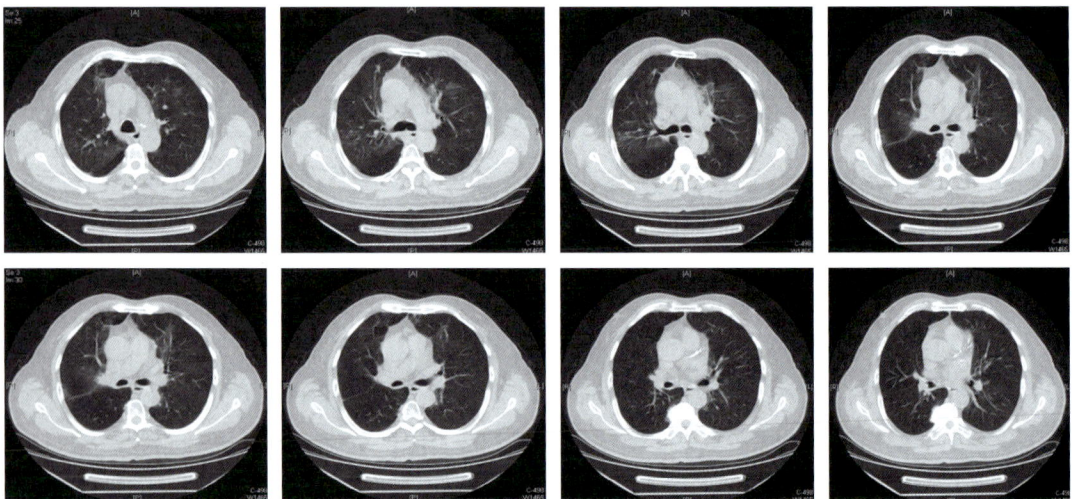

图 13-5　本病例胸部 CT（2022-01-03）

病例分析与专家点评

【病例分析】

本例患者为老年男性,右肺恶性肿瘤(鳞癌 $cT_{2a}N_3M_0$ Ⅲ b 期),参照 PACIFIC 研究治疗模式,同步放化疗序贯免疫治疗(PD-L1 抑制剂:德瓦鲁单抗)维持治疗 8 周期后出现咳嗽、胸闷、气促,胸部影像学出现双肺多发斑片状磨玻璃影,血气分析示低氧血症,BNP 及肌钙蛋白 I 无异常。分析其病因,患者在本次新发症状前 1 个月余复查 CT 评估为 CR,新发阴影为斑片状磨玻璃阴影,肿瘤指标均正常,故不考虑肿瘤进展。是肺部感染? 或者是非感染因素,如放射性肺炎? 免疫性肺炎? 甚至是感染与非感染因素共存?

放射性肺炎的诊断标准:①既往有肺受照射病史,多发生于放疗开始后 6 个月内;② CT 影像学改变主要为局限在照射区域内的斑片影、支气管充气征、索条影、肺实变影或蜂窝样改变,传统放疗时代病灶常局限在照射区域内呈矩形,施行立体定位放疗时除了主要放疗靶区外,所有放射线所及区域均可出现相应影像学改变;③至少有咳嗽、气短、发热等临床症状之一,且上述症状为放疗后新出现或较前加重,或经放疗减轻或消失后重新出现或加重;④排除下列因素所致,如肿瘤进展、肺部感染(细菌、真菌或病毒)、COPD 急性加重、心源性疾病、肺梗死、贫血、药物性肺炎等。

本病例既往 5 个月内有肺部放疗史,新近出现咳嗽、胸闷症状,血气分析示低氧血症,胸部 CT 出现斑片状磨玻璃影,需要考虑诊断放射性肺炎,但 CT 病灶以双肺间质性病变为主,且病灶不局限于放射野,不符合放射性肺炎特点。

免疫检查点抑制剂相关性肺炎(immune checkpoint inhibitor associated pneumonia,CIP)是指由免疫检查点抑制剂(immune checkpoint inhibitor,ICI)治疗引起的胸部影像学上出现新发浸润影,且在临床上没有检测到新的肺部感染或肿瘤进展等情况下,出现呼吸困难或其他呼吸系统体征、症状(包括咳嗽和活动后气短等)。CIP 的诊断依据:①既往接受过 ICI 治疗(治疗后 1 个月至 2 年均可发生,中位期为用药后 3 个月);②新出现症状或原症状加重,包括呼吸困难、咳嗽、胸痛、发热、缺氧等;③影像学表现为新发的肺部阴影(如磨玻璃影、斑片影、实变影、网格状影、小叶间隔增厚、纤维索条影、结节影等);④须排除肺部感染、肿瘤进展、其他原因引起的肺间质性疾病、肺栓塞、心功能不全引起的肺水肿等;⑤抗菌药物无效,而激素有效,再次使用 ICI 或停用激素可复发。

本病例前期接受过 ICI(PD-L1 抑制剂德瓦鲁单抗)联合放化疗,治疗过程中新出现咳嗽、胸闷、气促,影像学新出现双肺磨玻璃影、斑片状肺部阴影,且已经出现 Ⅰ 型呼吸衰竭,若为 CIP 则需要应用糖皮质激素治疗,在此之前必须要排除肺部感染。入院后检查发现患者 CD4 绝对细胞计数明显降低(< 200 个 $/\mu l$),为免疫抑制宿主,是肺部感染高危人群,虽然炎症指标(血白细胞、中性粒细胞数、C 反应蛋白)升高不明显,结合胸部 CT 呈现以磨玻璃影为主的间质性病变,首先须排查肺孢子菌及病毒等特殊病原体感染。对其进行了支气管肺

泡灌洗,灌洗液六胺银染色找到肺孢子菌包囊,mNGS 检出耶氏肺孢子菌,因此确诊此次病情加重为肺孢子菌肺炎所致,经复方新诺明(总疗程 21 天)和糖皮质激素治疗后临床症状消失,2 周复查胸部 CT 示肺部病灶明显吸收好转。

【专家点评】

高莉教授　北京大学第一医院　影像学

此患者胸部影像学表现为双肺门周围弥漫性磨玻璃影,为肺间质性改变,上肺病变较下肺病变明显,符合耶氏肺孢子菌或病毒性肺炎的影像学改变。结合患者接受肺癌化放疗并免疫治疗,存在免疫功能低下,CD4 绝对细胞计数下降,支气管肺泡灌洗液涂片及 mNGS 均找到肺孢子菌,故肺孢子菌肺炎诊断明确。肺孢子菌肺炎真菌 G 试验往往是阳性的,但该患者阴性,因真菌 G 试验假阳性和假阴性的影响因素很多,病原学仍然是确诊肺孢子菌肺炎的金标准。

此患者接受了肺癌化放疗并免疫治疗,胸部 CT 示新出现的肺间质性病变,鉴别诊断相对比较困难,因放射性肺炎与免疫性肺炎均是排他性诊断,且均需要应用糖皮质激素治疗,故临床首先应明确是否为特殊病原体感染,对此类弥漫性间质性病变患者,病原学检测样本最好是采集肺泡灌洗液,常规涂片特殊染色对真菌诊断较有价值,mNGS 可在短时间内提供病原学诊断,若怀疑有呼吸道病毒感染须进行 DNA、RNA 双流程检测,mNGS 结果阴性对排除感染也有一定的借鉴价值。

诊疗体会

近年来,由于恶性肿瘤和器官移植患者的增多,以及免疫抑制剂的应用,免疫功能低下的非艾滋病(AIDS)患者合并肺孢子菌肺炎的发病率明显增加,病死率可达 26% ~ 64%,临床应高度重视。

肺孢子菌肺炎诊断方法包括传统微生物学检测手段(涂片特殊染色发现肺孢子菌包囊)、血清学抗原检测(β-D- 葡聚糖试验)、核酸定量检测(PCR)及 CT 影像学表现等。现已在临床开展的 mNGS,在发现未知病原体、难以培养的病原体、混合感染病原体和急性感染的精准诊断方面具有很大优势,但临床医生也不要忽视传统病原学检测方法:涂片及培养。此例患者肺泡灌洗液涂片及 mNGS 结果均为耶氏肺孢子菌,起到了相互印证的作用。该患者的诊治也体现了呼吸科医生在肺癌全程管理中的作用。

病例思考

何为磨玻璃阴影？对表现为双肺弥漫性磨玻璃影的呼吸危重症患者应该如何分析诊断？

磨玻璃影（ground-glass opacity，GGO）是指肺内边界模糊或清楚的半透明密度区，其内可见血管纹理和支气管壁。当遇到表现为双肺弥漫性GGO的呼吸危重症患者时，需要关注以下几个方面以帮助分析诊断。

（1）详细询问病史特征，包括起病缓急、个人史、既往史、基础疾病、免疫状态以及实验室检查结果。急性起病的疾病包括非感染性疾病，如肺水肿、肺出血、急性间质性肺炎、急性嗜酸性粒细胞肺病、早期过敏性肺炎；感染性疾病有病毒性肺炎、支原体肺炎、肺孢子菌肺炎（非AIDS患者中多见）等。而慢性起病者以非感染性疾病居多，包括过敏性肺炎、脱屑性间质性肺炎、呼吸性细支气管炎伴间质性肺疾病、细胞性非特异性间质性肺炎、肺泡蛋白沉积症、细支气管肺泡癌（原位腺癌）、机化性肺炎、结节病、药物反应、淋巴瘤等，AIDS患者罹患肺孢子菌肺炎时也可呈慢性起病。如果患者在发病前有长骨骨折史，结合双肺"暴风雪改变"，提示脂肪栓塞可能；如果患者有分娩史则须考虑羊水栓塞的可能；接受免疫治疗的肿瘤患者则应高度怀疑免疫相关性肺炎可能；若有全身多系统受累表现，则须注意自身免疫相关肺疾病。

（2）根据病史安排恰当的实验室检查，如果像本例患者一样，怀疑为肺孢子菌肺炎，则应尽可能选择合适的标本开展各种微生物学检查获取病原学证据，例如支气管肺泡灌洗液涂片、mNGS及血真菌G试验等。

（3）关注弥漫性GGO本身的特征及伴随的其他影像学改变。例如同时合并网格影，即铺路石征（crazy-paving），提示在气腔或间质改变的同时合并小叶间隔或小叶内间质增厚，常见于肺泡蛋白沉积症（原发或继发），浸润性黏液腺癌、吸入性类脂性肺炎；若GGO同时合并有囊性改变，则是AIDS合并肺孢子菌肺炎的特征表现；GGO合并牵拉性支气管扩张多为间质性肺疾病或感染后支气管扩张。

（郭彩宏　赵培革）

119

参考文献

[1] 冯勤富 , 郑苗丽 , 曾强 , 等 . 放射性肺炎的诊断和治疗 [J]. 中华放射肿瘤学杂志 , 2021, 30(1):7-9.

[2] KARTHIK S, JARUSHKA N, CHENG T, et al. Immune checkpoint immunotherapy for non-small lung cancer:benefits and pulmonary toxicities[J]. Chest, 2018, 154(6):1416-1423.

[3] SARAH C, FABIO T, MARCELO C, et al. Clinical features, diagnostic challenges, and management strategies in checkpoint inhibitor-related pneumonitis[J]. Cancer Manag Res, 2017, 14(9):207-213.

[4] JARUSHKA N, XUAN W, KAITLIN M W, et al. Pneumonitis in patients treated with anti-progammed death-1/progammed death ligand 1 therapy[J]. J Clin Oncol, 2017, 35(7):709-717.

病例
14

泱泱菌群，谁主沉浮
——慢性阻塞性肺疾病合并多重耐药菌感染

导读

80 岁老年女性，患有 COPD、Ⅱ型呼吸衰竭、支气管扩张，反复发热、咳嗽，咳黄痰，呼吸衰竭加重，予气管插管、气管切开、机械通气，反复调整抗感染方案，经综合治疗联合肺康复等治疗，最终康复出院。

病历摘要

患者女性，80 岁，退休工人。因"反复咳嗽、咳痰、活动后气促 3 年余，加重 3 天"于 2020 年 7 月 19 日收入院。

患者 3 年余前开始反复出现咳嗽、咳痰，多为黄白色黏痰，量少，常于受凉后发作，每年均有发病，逐渐出现活动后气促，曾多次在我院就诊，2020 年 4 月曾在我院住院治疗，诊断为"慢性阻塞性肺疾病急性加重期、Ⅱ型呼吸衰竭、支气管扩张"，予"哌拉西林钠 - 他唑巴坦钠 4.5g，q.8h.＋阿米卡星 0.4g，q.d."抗感染、祛痰等治疗好转后出院。平时吸入噻托溴铵，间断无创呼吸机 6 小时 /d，氧疗 10 小时 /d。

3 天前上述症状再次加重，咳黄白色黏痰，咳痰困难，气促明显，伴发热，体温达 38℃以上，并感阵发性胸部隐痛，无胸闷、心悸、夜间阵发性呼吸困难，发热前无畏寒、寒战，无盗汗、咯血，无恶心、呕吐、腹胀、腹泻等，在当地医院住院，经输液等治疗无好转（具体用药不详）。患者为进一步治疗来我院，门诊以"慢性阻塞性肺疾病急性加重期、支气管扩张、肺部感染"收入院。

【既往史、个人史】

带状疱疹病史 3 年余，经治疗后好转。帕金森病病史 3 年余。2017 年 6 月在我院行"双眼白内障超声乳化摘除＋人工晶体植入术"。否认传染病史、过敏史、特殊药物应用史，否认饮酒史。

【家族史】

家族中无类似患者，家人均身体健康。

【入院查体】

体温 37.0℃,脉搏 98 次 /min,呼吸 31 次 /min,血压 116/58mmHg。神志清楚,精神尚可,营养不良,体型消瘦。呼吸急促,双侧肋间隙增宽,双肺可闻及湿啰音,未闻及干啰音及哮鸣音。心前区无隆起,心界不大,心率 98 次 /min,心律齐。腹平软,无压痛。双下肢轻度水肿。右上肢静止性震颤,其余神经系统检查无阳性体征。

【辅助检查】

血气分析（FiO$_2$ 21%）:pH 7.352,二氧化碳分压 54.5mmHg,氧分压 74.0mmHg,氧饱和度 93.4%,碳酸氢根 29.5mmol/L,碱剩余 2.9mmol/L。

血常规:WBC 19.57×10^9/L,中性粒细胞百分比 89.5%,Hb 115g/L,PLT 221×10^9/L。CRP 173.85mg/L,PCT 0.801ng/ml,BNP 1 674pg/ml。

肝肾功能、电解质、凝血功能、心肌酶谱、肌钙蛋白均正常。

心电图:窦性心律,频发房性期前收缩,短阵室性心动过速,心电轴右偏,顺钟向转位。

B 超:右肝肝内胆管结石。

外院痰培养(2020-04-28):铜绿假单胞菌阳性,阿米卡星、庆大霉素敏感,哌拉西林钠 -他唑巴坦钠、左氧氟沙星、亚胺培南、美罗培南、头孢他啶、头孢吡肟及头孢哌酮钠 - 舒巴坦钠均耐药。

外院胸部 CT(2020-04-22):双肺多发索条、斑片状高密度影,双肺多部位支气管扩张(图 14-1)。

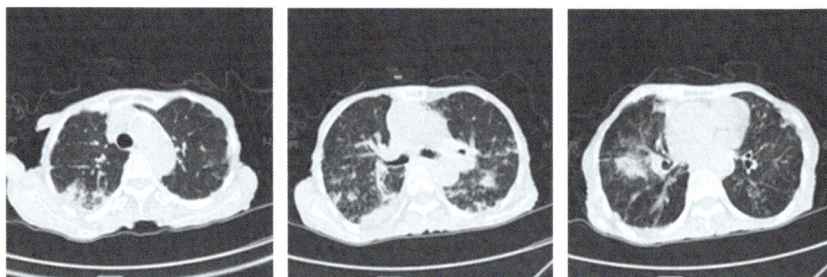

图 14-1　2020 年 4 月 22 日胸部 CT 影像

【主要诊断】

慢性阻塞性肺疾病急性加重期;Ⅱ型呼吸衰竭;支气管扩张;帕金森病;双眼白内障超声乳化摘除 + 人工晶体植入术后。

思维引导

COPD 患者同时存在支气管扩张,3 个月前曾住院痰培养发现耐碳青霉烯类铜绿假单胞菌,是定植菌还是致病菌? 本次加重是否存在其他病原菌感染? 经验性抗感染治疗选择什么抗生素?

【诊疗经过】

本例特点:①老年女性,慢性病程,急性加重;②有支气管扩张、COPD 合并呼吸衰竭病史三年,间断应用无创呼吸机。本次以咳嗽、咳痰、气喘等呼吸道症状加重伴发热为主要表现;③体格检查,见其消瘦,呼吸急促,双肺可闻及湿啰音;④辅助检查,见白细胞及中性粒细胞百分比高,血气分析提示 II 型呼吸衰竭,3 个月前肺部 CT 显示双肺多发索条、斑片状高密度影,双肺多部位支气管扩张,痰培养提示铜绿假单胞菌,为耐碳青霉烯类铜绿假单胞菌(carbapenem-resistant *Pseudomonas aeruginosa*,CRPA)。

患者 COPD 急性加重、II 型呼吸衰竭、支气管扩张,外院治疗效果欠佳。入院后经验性予哌拉西林钠 - 他唑巴坦钠 4.5g,q.8h. 联合左氧氟沙星 0.5g,q.d. 抗感染治疗,间断无创呼吸机辅助通气、雾化吸入,及时吸痰,振动排痰,保持气道通畅,但患者的病情并无好转,7 月 21 日(入院第三天)凌晨气促加重、嗜睡,复查血气分析:pH 7.196,二氧化碳分压 102.1mmHg,转入呼吸重症监护病房(RICU)。床旁胸部 X 线片显示双肺多发斑片阴影(图 14-2A),予气管插管、呼吸机辅助通气,抗感染方案更换为头孢他啶 1g,q.8h.+ 磷霉素 4g,q.8h.+ 阿米卡星 400mg,q.d.,予支气管肺泡灌洗、吸痰等治疗。患者发热缓解,痰液减少,7 月 25 日痰培养回报:腐败希瓦菌(头孢曲松钠敏感,阿米卡星敏感,哌拉西林钠 - 他唑巴坦钠中介,庆大霉素敏感,氨苄西林耐药,亚胺培南耐药,头孢他啶敏感,美罗培南中介,头孢吡肟敏感,头孢哌酮钠 - 舒巴坦钠中介)。

7 月 28 日再次发热,痰量增多,复查血常规:WBC 22.74×10^9/L,中性粒细胞百分比 91.5%,CRP 26.26mg/L,复查床旁胸部 X 线片可见双肺病灶较前吸收好转(图 14-2B)。调整抗感染方案为头孢他啶 - 阿维巴坦钠 2.5g,q.8h.+ 阿米卡星 400mg q.d.,患者发热逐渐缓解,痰液减少,白细胞逐渐下降至正常范围。8 月 1 日痰培养提示铜绿假单胞菌,仅阿米卡星敏感(微生物室未开展头孢他啶 - 阿维巴坦钠药敏检测)。8 月 4 日行气管切开。

8 月 7 日患者再次出现发热、痰多,黄白色黏痰,呼吸频率加快,复查床旁胸部 X 线片示双肺病灶较 7 月 28 日略有吸收(图 14-2C),鉴于同期 RICU 检出鲍曼不动杆菌多见,在采集肺泡灌洗液送培养后经验性更换抗感染方案为替加环素 0.5g,q.12h.(首剂加倍)+ 头孢哌酮钠 - 舒巴坦钠 3.0g,q.8h.,之后肺泡灌洗液培养结果提示碳青霉烯耐药鲍曼不动杆菌,加强营养支持、康复等治疗,患者病情缓解,间断呼吸机辅助通气,于 8 月 16 日转至呼吸科普通病房继续治疗,8 月 24 日复查肺部 CT 病灶较前明显吸收好转(图 14-3),患者病情缓解出院。

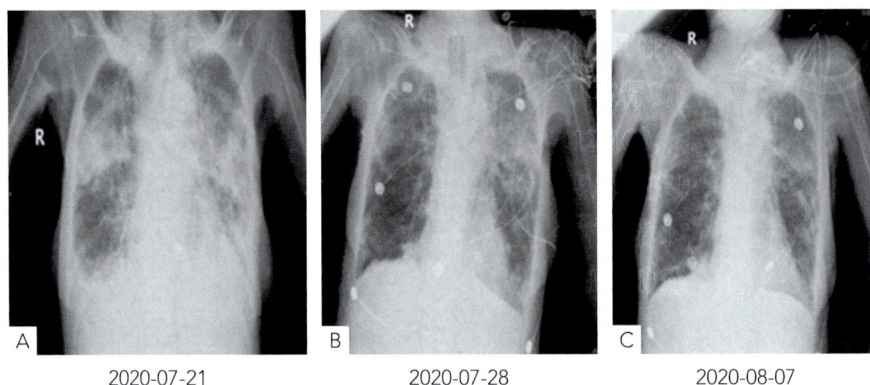

| A 2020-07-21 | B 2020-07-28 | C 2020-08-07 |

图 14-2　患者治疗期间胸部 X 线片影像

肺部存在渗出、实变、纤维索条灶，渗出、实变病灶逐渐减少。

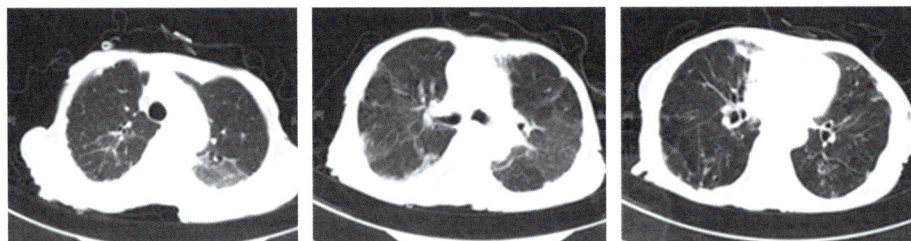

图 14-3　2020 年 8 月 24 日患者治疗后复查胸部 CT 影像

双肺多发支气管扩张并感染，较 4 月 22 日肺内病灶明显吸收。

病例分析与专家点评

【病例分析】

这是一例 COPD、支气管扩张患者痰培养先后发现铜绿假单胞菌、腐败希瓦菌和鲍曼不动杆菌感染/定植的病例。因发热、咳嗽、痰量增加伴气促反复加重，合并Ⅱ型呼吸衰竭接受机械通气治疗，初始经验性治疗需要"全面评估，有的放矢"。

初始经验性抗感染治疗药物选择应兼顾患者的临床特征、基础疾病、器官功能状态、药物 PK/PD 特征、既往用药情况和药物过敏史等相关因素。患者本次发病在外院就诊时为社区感染，但因病情反复加重转院，考虑下呼吸道感染细菌同院内感染相似。《中国成人医院获得性肺炎与呼吸机相关性肺炎诊断和治疗指南（2018 年版）》（本节简称"指南"）推荐在确立医院获得性肺炎（hospital-acquired pneumonia，HAP）/呼吸机相关肺炎（VAP）临床诊断并安排病原学检查后，应尽早进行经验性抗感染治疗，且在治疗前须正确评估多重耐药

(MDR)菌感染的危险因素。对于 HAP 非危重患者,如 MDR 菌感染低风险,选用单药治疗,包括:抗铜绿假单胞菌的青霉素类(哌拉西林钠等)、β- 内酰胺类抗生素 /β- 内酰胺酶抑制剂复方制剂(阿莫西林 - 克拉维酸钾、哌拉西林钠 - 他唑巴坦钠、头孢哌酮钠 - 舒巴坦钠等)、第三代头孢菌素(头孢噻肟钠、头孢曲松钠、头孢他啶等)、第四代头孢菌素(头孢吡肟、头孢噻利等)、氧头孢烯类(拉氧头孢钠、氟氧头孢钠等)和喹诺酮类(环丙沙星、左氧氟沙星、莫西沙星等)。如患者 MDR 菌感染高风险,选用单药或联合治疗,包括:抗铜绿假单胞菌 β- 内酰胺类 /β- 内酰胺酶抑制剂复合制剂(哌拉西林钠 - 他唑巴坦钠、头孢哌酮钠 - 舒巴坦钠等)、抗铜绿假单胞菌头孢菌素类(头孢他啶、头孢吡肟、头孢噻利等)、抗铜绿假单胞菌碳青霉烯类(亚胺培南、美罗培南、比阿培南等),以上药物单药或联合下列一种:抗铜绿假单胞菌喹诺酮类(环丙沙星、左氧氟沙星等)、氨基糖苷类(阿米卡星、异帕米星等),有 MRSA 感染风险时可联合糖肽类、利奈唑胺。对于危重患者,选用抗铜绿假单胞菌 β- 内酰胺类抗生素 /β- 内酰胺酶抑制剂复方制剂(哌拉西林钠 - 他唑巴坦钠、头孢哌酮钠 - 舒巴坦钠等)、抗铜绿假单胞菌碳青霉烯类(亚胺培南、美罗培南、比阿培南等),以上药物单药或联合下列一种:抗铜绿假单胞菌喹诺酮类(环丙沙星、左氧氟沙星等)或氨基糖苷类(阿米卡星、异帕米星等)。有广泛耐药(extensively drug resistant,XDR)革兰氏阴性菌感染风险时可联合下列药物:多黏菌素(多黏菌素 B、多黏菌素 E)、替加环素;有 MRSA 感染风险时可联合糖肽类、利奈唑胺。

本例患者存在结构性肺病,重度肺功能减退,转我院前已在外院住院治疗,指南明确指出患者在治疗前 90 日内曾静脉使用过抗菌药物是 HAP 和 VAP 中 MDR 菌感染的危险因素,此外患者既往痰培养已经发现有 CRPA,评估患者感染耐药菌风险大,故首选哌拉西林钠 - 他唑巴坦钠 4.5g,q.8h.+ 左氧氟沙星 0.5g,q.d. 抗感染治疗。但初始治疗失败,究其原因,首先考虑气道管理不佳,患者咳痰能力差,入院后应用无创呼吸机,不利于痰液引流,且因为患者病情危重,未能行支气管镜等介入手段清除痰液,因此出现了严重的通气功能障碍,出现 Ⅱ 型呼吸衰竭合并肺性脑病。随即行气管插管建立人工气道、呼吸机辅助通气,抗感染方案更换为头孢他啶 1g,q.8h.+ 磷霉素 4g,q.8h.+ 阿米卡星 400mg,q.d.,插管后第三天气道分泌物培养报告为腐败希瓦菌,有文献报道该菌主要导致皮肤和软组织感染、肝胆感染、腹腔感染以及菌血症,也有少数报道可引起下呼吸道感染、心内膜炎、脑膜炎等,且多与其他细菌合并感染。药敏报告该菌对经验性用药头孢他啶和阿米卡星敏感,患者病情曾一度好转,7 月 28 日患者再次发热,白细胞升高,考虑患者有结构性肺病,既往曾发现有 CRPA 感染,因此调整抗感染方案为头孢他啶 - 阿维巴坦钠 + 阿米卡星,病情缓解。8 月 1 日痰培养报告为铜绿假单胞菌,仅阿米卡星敏感。

8 月 7 日患者再次出现发热、痰多,此时患者气管插管已更换为气管切开套管,痰液得到比较充分引流,分析这次病情加重的原因,是 CRPA 对现用头孢他啶 - 阿维巴坦钠 + 阿米卡星方案出现耐药,还是出现了新的病原菌感染?指南指出在 HAP/VAP 经验性抗菌治疗的决策中还应考虑所在医疗机构常见的病原菌、耐药情况。回顾近一年我院 RICU 呼吸道标本微生物检测结果显示,痰液与肺泡灌洗液分离菌前三位相同,分别是鲍曼不动杆菌、铜绿假单胞菌和白念珠菌。鲍曼不动杆菌与肺炎克雷伯菌在肺泡灌洗液中检出率更高,该患者气管切开、气道开放、呼吸机辅助通气,经头孢他啶 - 阿维巴坦钠 + 阿米卡星治疗后病情一度好转再次加重,故重点考虑是否有鲍曼不动杆菌感染,抗感染治疗方案调整为替加环素 + 头孢哌酮钠 - 舒巴坦钠,之后肺泡灌洗液培养结果显示鲍曼不动杆菌,同时加强营养支持及康复治疗,经上述治疗后患者病情好转,转至普通病房进一步治疗后康复出院。

【专家点评】

1. 倪语星　上海交通大学医学院附属瑞金医院　临床微生物学

腐败希瓦菌(*Shewanella putrefacens*)是一种兼性厌氧的革兰氏阴性菌,为弧菌科细菌,单鞭毛,无芽孢及荚膜。广泛存在于自然界,主要存在于土壤和海洋环境中,同时也存在于乳制品、油、家禽等环境。腐败希瓦菌主要导致皮肤和软组织感染、肝胆感染、腹腔感染以及菌血症,也有少数报道可引起下呼吸道感染、心内膜炎、脑膜炎等。腐败希瓦菌往往是作为多种病原体混合感染中的部分,合并分离出的病原体中,大肠埃希菌、肺炎克雷伯菌和铜绿假单胞菌最常见。从体外药敏试验结果看,腐败希瓦菌属细菌多较为敏感,对临床常用的抗菌药物包括喹诺酮类、三代头孢菌素类、β- 内酰胺类抗生素 /β- 内酰胺酶抑制剂复方制剂、碳青霉烯类抗菌药物多敏感,尽管腐败希瓦菌对抗菌药物敏感性较好,但是近年来也有研究报道多药耐药菌株。其耐药机制包括产生 β- 内酰胺酶、介导喹诺酮类药物耐药的 QnrA 等。该病例呼吸道标本中分离到的腐败希瓦菌对碳青霉烯耐药,但对三代头孢菌素和氨基糖苷类抗生素尚敏感,故在头孢他啶联合阿米卡星治疗后临床症状好转,后续多次痰培养均未再分离到该菌。

铜绿假单胞菌(PA)是常见的机会致病菌和医院获得性感染病原体。CHINET 资料显示,2023 年 PA 的分离率占革兰氏阴性菌分离率的第 4 位,2023 年 PA 对亚胺培南和美罗培南的耐药率分别为 21.9% 和 17.4%,近年来呈缓慢下降趋势。结构性肺病如支气管扩张、COPD、CF 是感染 PA 的高危因素,PA 是成人支气管扩张患者感染最主要的病原菌之一,也是支气管扩张患者病情频繁急性加重、住院次数增加和生活质量下降的独立危险因素。

鲍曼不动杆菌是造成医院感染的重要机会致病菌,是院内肺炎和败血症的常见病原体。CHINET 资料显示,2023 年鲍曼不动杆菌的分离率占革兰氏阴性菌分离率的第 3 位,2023 年鲍曼不动杆菌对亚胺培南和美罗培南的耐药率分别为 73.4% 和 73.7%,与往年基本相似。鲍曼不动杆菌的感染常见于免疫力低下的患者,尤其对于危重症患者危害性极强。亚洲有 36% 以上的 ICU 获得性肺炎都与鲍曼不动杆菌有关。

2. 方洁教授　上海交通大学医学院附属瑞金医院　临床药学

患者是 PA 定植或感染的高危人群,初始经验性治疗效果不佳,后更换为头孢他啶 1g,q.8h.+ 磷霉素 4g,q.8h.+ 阿米卡星 400mg,q.d. 治疗,病情一度好转,痰液培养出腐败希瓦菌,耐碳青霉烯类抗生素,依据腐败希瓦菌的药敏结果,该治疗有效也不能排除该菌感染可能。

8月7日该患者在经过头孢他啶 - 阿维巴坦钠治疗病情一度缓解后，再次出现发热、痰多，需要关注是否合并了呼吸机相关肺炎。呼吸机相关肺炎（VAP）是指气管插管或气管切开患者接受机械通气48小时后发生的肺炎，或机械通气撤机、拔管后48小时内出现的肺炎。其诊断标准为胸部X线或CT显示新出现或进展性的浸润影、实变影或磨玻璃影，加上下列3种情况中的2种或以上，可建立临床诊断：①发热，体温 > 38℃；②脓性气道分泌物；③外周血白细胞 > 10×10^9/L 或 < 4×10^9/L。指南指出影像学是诊断HAP/VAP的重要基本手段，应常规行胸部X线检查，尽可能行胸部CT检查。该患者8月7日的床旁胸部X线片显示双肺病灶较7月28日略有吸收（图14-2C），故VAP的诊断不能成立。气管插管使得原来相对无菌的下呼吸道直接与外界相通，且气管插管的存在使患者无法进行有效咳嗽，干扰了气管黏膜纤毛的清除功能，降低了气道保护能力，长期气管插管表面容易形成生物被膜，各种原因（如吸痰等）导致形成的生物被膜脱落，含菌的被膜进入下呼吸道，有引起VAP的可能。

IDSA与美国胸科协会（ATS）发布的《成人医院获得性肺炎和呼吸机相关肺炎的管理指南》指出，VAP的微生物学诊断方面，非侵入性标本与半定量培养是诊断VAP的首选方法。VAP的治疗应依据临床标准，而不是依据临床标准联合PCT、CRP、肺泡灌洗液中可溶性髓系细胞触发受体 -1（sTREM-1）或肺部感染评分来启动抗感染治疗。VAP的抗菌药物选择应参照当地VAP相关病原菌的分布及其耐药水平，并评估多重耐药菌（multi-drug resistant organism，MDRO）感染的危险因素。MDRO感染危险因素有：①近期（90日内）曾静脉使用过抗菌药物；②机械通气5日以上发生的VAP；③合并感染性休克；④ARDS患者发生的VAP；⑤接受肾脏替代治疗等。

该例患者在90日内曾静脉使用过多种抗菌药物，机械通气时间超过5日，既往有MDRO定植史，具有多个MDRO感染的危险因素，在针对铜绿假单胞菌感染治疗后病情一度好转，但是之后再次出现呼吸道感染征象，作者参照本单位的呼吸道病原监测数据，发现最多见的细菌是鲍曼不动杆菌，经验性调整抗感染方案为替加环素 + 头孢哌酮钠 - 舒巴坦钠，主要针对耐碳青霉烯类鲍曼不动杆菌，取得了较好的效果，之后肺泡灌洗液也培养到鲍曼不动杆菌，此次方案的调整有一定的预见性，也符合对重症感染患者经验性抗感染治疗的原则：在考虑VAP临床诊断并安排病原学检查后，应尽早进行经验性抗感染治疗，因为如果延迟治疗，即使药物选择恰当，仍可导致病死率增加及住院时间延长。近期IDSA发表的《2024版耐药革兰氏阴性菌感染治疗指南》中指出由于多种原因，耐碳青霉烯类鲍曼不动杆菌（carbapenem-resistant *Acinetobacter baumannii*，CRAB）感染的治疗很困难，指南建议使用含舒巴坦钠（舒巴坦钠的日总剂量为9g）的抗生素治疗CRAB感染，并尽可能使用至少两种药物联合治疗直至临床改善，联合药物包括多黏菌素B、米诺环素、替加环素或头孢地尔。

诊疗体会

1. 经验性抗感染治疗决策应基于以微生物为导向的临床思维,即根据患者感染的最可能病原体、感染严重程度并结合所在医疗机构常见的病原菌分布及耐药情况来指导用药,并尽量在用药前采集感染部位标本送微生物学检查。

2. HAP/VAP 的经验性治疗干预时机的选择非常重要,用药前须评估 MDRO 感染风险,在获取明确病原学结果后,应依据指南选择合适药物,进行目标性抗感染治疗。

病例思考

为什么要强调提高抗菌药物治疗前病原学送检率? 机械通气患者下呼吸道标本分离到细菌,特别是院内下呼吸道感染常见的多重耐药菌,应该如何区分定植和感染?

国家卫生健康委医院管理研究所于 2021 年印发了《提高住院患者抗菌药物治疗前病原学送检率"专项行动指导意见的函》(国卫医研函〔2021〕198 号),提出:①接受抗菌药物治疗的住院患者,抗菌药物使用前病原学送检率不低于 50%;②发生医院感染的患者,医院感染诊断相关病原学送检率不低于 90%;③接受两个或以上重点药物联用的住院患者,联合使用前病原学送检率应达到 100%。2024 年国家卫生健康委将"提高住院患者抗菌药物治疗前病原学送检率"(PIT-2024-39)作为医院感染管理专业质控工作改进目标。其目的是促进抗菌药物临床合理应用,尽可能减少不必要、不合理的经验性抗菌药物治疗,增加目标性治疗,即在获得明确的病原学诊断(含药敏)后选用敏感、窄谱的抗菌药物治疗,实现抗菌药物管理的精细化、专业化、科学化。

机械通气患者下呼吸道标本经常可以分离到不同的多重耐药菌,在临床实践中,区分定植与感染往往非常困难,应结合临床进行综合评定,根据患者的临床症状、体征、实验室检查、影像学改变等各方面信息综合判断是否为感染,必要时应与临床微生物学、影像学、临床药学及其他临床专科等多学科进行讨论和决策。需要特别关注以下几个问题:①阳性结果是否来自合格的呼吸道标本;②是否存在明确的下呼吸道感染诊断;③新分离到细菌的时间与下呼吸道感染发生或病情加重的时间是否吻合；④病情加重是否可以用其他非感染因素或其他部位感染解释；⑤前期使用的抗菌药物是否覆盖分离到的病原菌。需要注意的是感染和定植的判断是个动态过程，需要动态监测高危因素、临床特征、微生物学证据的变化及患者对治疗的反应，及时调整诊断和治疗策略。

（曾慈梅）

参考文献

[1] 中华医学会呼吸病学分会感染学组.中国成人医院获得性肺炎与呼吸机相关性肺炎诊断和治疗指南(2018年版)[J].中华结核和呼吸杂志,2018,41(4):255-280.

[2] ALLBERTO J M R,ORIOL M P,FERNANDO A C,et al. Shewaneiia spp infections in Gran Canaria,Spain: retrospective analysis of 31 cases and a literature review [J]. JMM Case Reports, 2017, 4(12):e005131.

[3] YOUSF I K, BEKAL S,USONGO V, et al. Current trends of human infections and antibiotic resistance of the genus Shewanella[J]. Eur J Clin Microbiol Infect Dis, 2017, 36(8):1-10.

[4] YOUSFI K,TOUATI A,BEKAL S. Complete genome sequence of an extensively drug-resistant Shewanella xiamenensis strain isolated from Algerian hospital effluents[J].Genome Announc, 2016, 4(6):e0123616.

[5] 支气管扩张症专家共识撰写协作组,中华医学会呼吸病学分会感染学组.中国成人支气管扩张症诊断与治疗专家共识 [J] .中华结核和呼吸杂志,2021,44(4):311-321.

[6] THERIAULT N, TILLOTSON G, SANDROCK C E, et al. Global travel and gram-negative bacterial resistance; implications on clinical management[J]. Expert Rev Anti Infect Ther, 2021, 19(2): 181-196.

[7] KALIL A C, METERSKY M L, KLOMPAS M, et al. Management of adults with hospital-acquired and ventilator-associated pneumonia: 2016 clinical practice guidelines by the Infectious Diseases Society of America and the American Thoracic Society[J]. Clin Infect Dis, 2016, 63(5):e61-e111.

[8] TAMMA P D, HEIL E L, JUSTO J A, et al. Infectious Diseases Society of America 2024 guidance on the treatment of antimicrobial-resistant gram-negative infections[J]. Clin Infect Dis, 2024, 7:ciae403.

病例 15

难言之隐，殃及无辜
——肺炎克雷伯菌致血流感染、继发肺脓肿

导读

中年男性，有糖尿病病史，发热伴寒战 1 周，胸部 CT 示双肺多发结节，血培养肺炎克雷伯菌阳性，肝胆脾、胃肠道、泌尿系统等未发现原发感染灶，追问病史，最终得知患者原发感染病灶为肛周脓肿。

病历摘要

患者男性，53 岁，因"发现血糖增高 8 年，发热伴寒战 1 周"于 2022 年 6 月 17 日收入内分泌科，6 月 19 日转入呼吸与危重症医学科。

8 年前患者多次查空腹血糖 > 7.0mmol/L，餐后血糖 > 11.1mmol/L，无明显三多一少症状，体型偏胖，无酮症倾向。1 周前患者间断发热，体温最高 38.9℃，发热时伴畏寒、寒战。入院当日出现气短，活动后明显，偶有咳嗽，无明显咳痰，右侧季肋区疼痛，呈针刺样，深呼吸、咳嗽时明显。

【既往史、个人史】

否认慢性肺部及气道疾病史，睡眠伴有打鼾，有睡眠呼吸暂停，未诊治。高血压病史 8 年，血压最高达 140/100mmHg，目前口服替米沙坦，自述血压控制可，左侧股骨头坏死 7 年余。否认传染病史，无药物及食物过敏史，无烟酒嗜好，无疫水接触史，无职业毒物粉尘接触史。

【家族史】

有糖尿病家族史。

【入院查体】

体温 37.8℃，呼吸 23 次 /min，脉搏 98 次 /min，血压 143/85mmHg，体型肥胖，口唇无发绀，呼吸急促，双肺呼吸音弱，右肺底闻及少量湿啰音，心律齐，心音可，各瓣膜听诊区未闻及病理性杂音。腹软，全腹无压痛、反跳痛及肌紧张，双下肢轻度水肿。

【入院诊断】

2 型糖尿病；发热待查；高血压 2 级（高危）；左侧股骨头坏死。

【辅助检查】

血常规:白细胞 $7.45 \times 10^9/L$,中性粒细胞百分比 86.3%。血气分析（FiO_2 21%）:pH 7.43,氧分压 61mmHg,二氧化碳分压 32mmHg,全血乳酸 2.0mmol/L。

生化:AST 20.1U/L,ALT 35.3U/L,BUN 6.7mmol/L,SCr 69μmol/L,白蛋白 34.7g/L,血糖 20.16mmol/L,高密度脂蛋白 0.59mmol/L,甘油三酯 2.11mmol/L。糖化血红蛋白 10.74%。PCT 2.89ng/ml。

尿液检查:尿葡萄糖(++++),酮体(±),尿肌酐 5 785μmol/L,尿微量白蛋白 17.8mg/L,尿微量白蛋白 / 尿肌酐 3.08mg/(mmol·L)。

心脏超声:左心增大,左室舒张末期内径 58mm,射血分数 61%。肝胆脾超声:脂肪肝。泌尿系超声:双肾未见明显异常。

6 月 19 日胸部 CT:双肺炎症,双肺多发结节,右侧胸腔少量积液,双侧胸膜增厚(图 15-1A）。

血培养:肺炎克雷伯菌,药敏报告对所有抗菌药物均敏感。

思维引导

患者目前存在以下问题。菌血症的原发感染灶是什么？如何选择抗菌药物？抗菌药物的疗程为多久？

【诊治经过】

入我院内分泌科后予阿莫西林 - 克拉维酸钾 1.2g,q.8h. 抗感染(2022 年 6 月 17 日—2022 年 6 月 19 日),转入呼吸与危重症医学科先后予哌拉西林钠 - 舒巴坦钠 5.0g,q.8h. 抗感染(2022 年 6 月 19 日—2022 年 6 月 21 日),头孢哌酮钠 - 舒巴坦钠 3.0g,q.8h. 抗感染(2022 年 6 月 21 日—2022 年 7 月 4 日)。详细追问病史,患者入院前患肛周脓肿,曾于院外抗感染治疗(具体用药不详),请普外科会诊检查发现在肛缘处 12 点方向可触及质韧肿物,触之轻度疼痛,无波动感,退指套未染脓血便,建议继续抗感染治疗。配合其他治疗:痰热清、羧甲司坦、乙酰半胱氨酸,雾化吸入丙酸倍氯米松 + 沙丁胺醇,无创呼吸机辅助通气,控制血糖、纠正酮症。

【最终诊断】

脓毒血症
  肺炎克雷伯菌感染
  血源性肺脓肿
  肛周脓肿
急性呼吸窘迫综合征

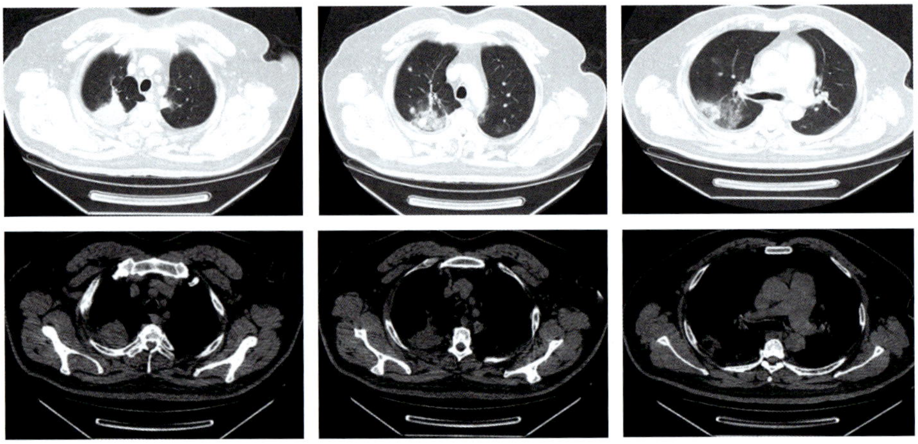

A

2022-06-19

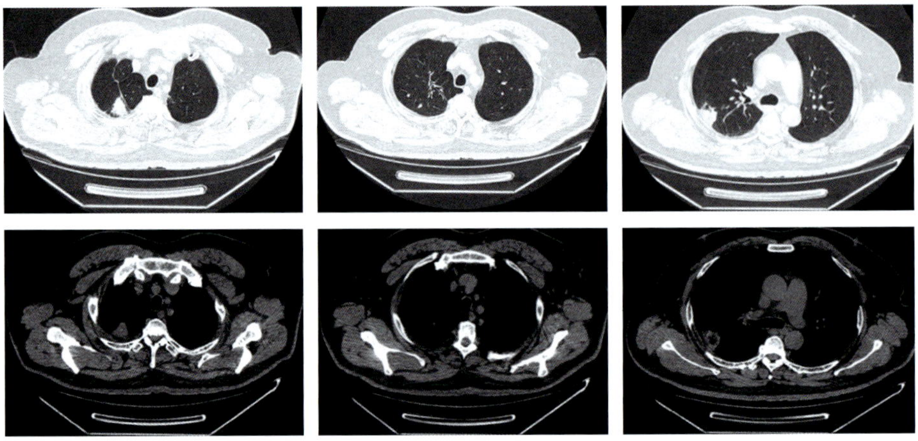

B

2022-07-01

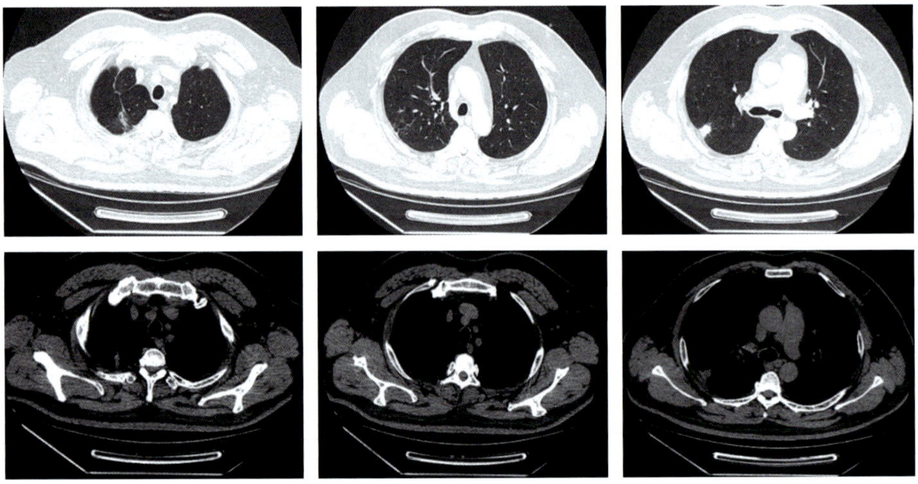

C

2022-07-24

图 15-1　本病例胸部 CT 变化

睡眠呼吸暂停低通气综合征

2 型糖尿病

　　糖尿病周围神经病变

　　糖尿病酮症

高血压病 2 级（高危）

左侧股骨头坏死

电解质紊乱。

【 随访及转归 】

2022 年 6 月 21 日抗菌药物更换为头孢哌酮钠 - 舒巴坦钠，3 天后患者体温降至正常（图 15-2），7 月 1 日复查胸部 CT 示双肺病灶较 6 月 29 日明显吸收缩小（图 15-1B），7 月 4 日患者出院，出院后继续原方案抗感染治疗至 4 周，7 月 24 日门诊随访胸部 CT 示双肺病灶基本吸收，残留部分纤维索条影（图 15-1C）。

病例分析与专家点评

【 病例分析 】

肺脓肿在临床中较为常见，是由一种或多种病原微生物所引起的肺实质化脓性病变，早期为化脓性肺炎，继而坏死、液化，形成脓肿及空洞。其按感染发生机制分为两类，一类为吸入性肺脓肿，又称原发性肺脓肿或支气管源性肺脓肿，临床上最为常见，病因多为口腔或上呼吸道炎症和误吸，患者表现为高热、咳嗽、咳大量脓臭痰、咯血等症状；另一类为血源性肺脓肿，其感染灶为肺以外的身体其他部位，如皮肤、软组织等，可继发于疖、痈、骨髓炎、心内膜炎等，细菌侵入血流，引起败血症，菌栓经血流播散至肺，栓塞小血管，引起肺组织炎症、坏死，形成脓肿。血源性肺脓肿常为多发性，叶段分布不固定，但以双肺周围部散在分布、中小脓肿为多。糖尿病患者的免疫力较为低下，容易并发各种感染问题，糖尿病合并肺炎克雷伯菌肺脓肿的患者近年来逐渐增多并引起重视。

肺炎克雷伯菌是克雷伯菌属中最重要的菌种，克雷伯菌属广泛存在于环境中，并可在哺乳动物黏膜表面定植，在健康人群中，肺炎克雷伯菌在结肠和口咽部的定植率分别为 5% ～ 35% 和 1% ～ 5%，在皮肤上通常为短暂定植，人与人之间的传播是获得该菌的主要方式。有研究显示，中国人种族本身可能是肺炎克雷伯菌肠道定植的一个主要危险因素，高定植率主要与抗菌药物的使用有关。宿主免疫功能受损导致肺炎克雷伯菌感染率增加，如糖尿病、酗酒、恶性肿瘤、慢性阻塞性肺疾病、应用糖皮质激素和肾衰竭等，本例患者有糖尿病，且因肛周脓肿出现了局部皮肤黏膜屏障受损，推测细菌由此入血引起菌血症和继发性肺脓肿。

肺炎克雷伯菌根据其黏液性质和毒力可分为经典肺炎克雷伯菌（classical *Klebsiella*

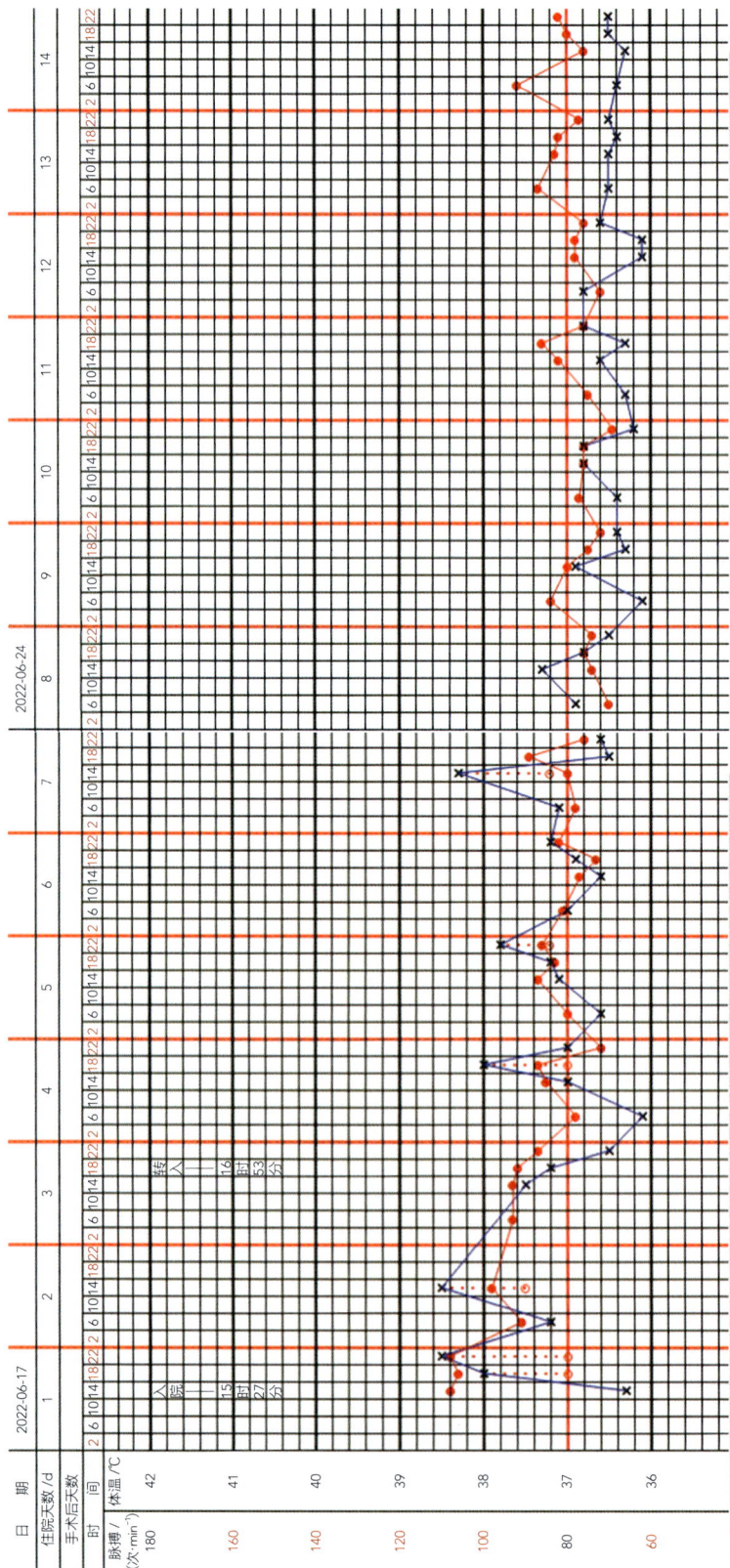

图 15-2　本病例病程中体温变化（蓝色曲线）及脉搏变化（红色曲线）

pneumoniae，cKP）和高毒力肺炎克雷伯菌（hypervirulent *Klebsiella pneumoniae*，hvKP），克雷伯菌的荚膜、脂多糖或菌毛等毒力因子均会引发疾病，引起肺部感染、尿路感染、心内膜炎和败血症等严重的感染性疾病。自 2010 年来，我国 hvKP 感染病例的检出率逐年上升，hvKP 是肺炎克雷伯菌的高毒力变种，具备高侵袭性和高致病性，可引发肝脓肿等侵袭性感染，较 cKP 更易引发严重侵袭性和播散性感染，当患者出现肝脓肿、眼内炎、血流感染，以及脑膜炎、脾脓肿、骨髓炎和坏死性筋膜炎等表现时，需要高度怀疑 hvKP 的感染。本例患者为社区获得性感染，血培养提示全敏感的肺炎克雷伯菌，但引起了血流、肺部感染，推测该患者可能感染了 hvKP。在 hvKP 发现之初，实验室多通过拉丝试验，即仅依据单菌落拉丝长短来判断菌株毒力强弱，使用无菌接种环挑取单个菌落，若拉丝长度 ≥ 5mm 则判定为拉丝试验阳性，该菌株则为 hvKP。需要注意的是，研究发现高毒力和中毒力菌株之间黏度表型并无显著性差异，说明拉丝试验并不能作为检测 hvKP 和评估毒力强弱的灵敏方法及确诊的指标，仅可作为 hvKP 的生物学特征之一。

血流感染是一种严重的全身性感染疾病，容易诱发脓毒症和多种并发症危及生命，病死率高。肺炎克雷伯菌已成为引起革兰氏阴性菌血流感染的第二大常见病原菌，有研究显示伴有基础疾病，存在多种侵入性操作治疗、多种抗菌药物联用情况以及入住 ICU > 7 天等是肺炎克雷伯菌血流感染的易感因素，尽早进行病原学的检查及恰当的经验性治疗可以改善预后。

【专家点评】

黄怡教授　海军军医大学第一附属医院　呼吸与危重症医学

本例患者为中年男性，以发热、气短急性起病，病程短，有糖尿病基础疾病，感染标志物 PCT 增高，胸部影像异常，该患者发热首先考虑为感染引起，患者肺部影像示多发病灶，考虑为血行播散引起，故而送检血培养，血培养结果回报肺炎克雷伯菌，但诊断并没有止步于此，进一步提问：原发感染部位在哪？最终通过详细询问病史得知该患者入院前曾出现肛周脓肿，因而考虑患者原发感染部位为肛周脓肿。

该患者在入院一周内先后换用了阿莫西林 - 克拉维酸钾、哌拉西林钠 - 舒巴坦钠和头孢哌酮钠 - 舒巴坦钠三种抗菌药物，前两个抗菌药物均用了 2 ~ 3 天不等，直至改用头孢哌酮钠 - 舒巴坦钠 3 天后体温才恢复正常。这三种抗菌药物都属于 β- 内酰胺酶抑制剂复方制剂，我国《β- 内酰胺类抗生素 /β- 内酰胺酶抑制剂复方制剂临床应用专家共识（2020 年版）》指出此类药物应遵循以下的组成原则：①组方中 β- 内酰胺酶抑制剂可有效抑制 β- 内酰胺酶，组合后恢复 β- 内酰胺类抗生素对产 β- 内酰胺酶细菌的抗菌活性。② β- 内酰胺酶抑制剂具有或不具有抗菌活性，但须阐明 β- 内酰胺酶抑制剂对不同 β- 内酰胺酶有不同抑制活性、其抑酶谱及保护 β- 内酰胺类抗生素不被细菌产生的灭活酶水解的强度。③ β- 内酰胺类抗生素和酶抑制剂均需适当剂量。④ β- 内酰胺类抗生素与 β- 内酰胺酶抑制剂的药动学特征基本吻合，如消除半衰期相近和分布相似，两者在体内的有效浓度能共同维持足够的作用时间，以发挥更好的协同杀菌效果。⑤β- 内酰胺类抗生素与 β- 内酰胺酶抑制剂药动学 / 药效学（PK/PD）特性，包括组合后 β- 内酰胺类抗生素预测其体内疗效和达到抑菌和杀菌获得的最佳 PK/PD 指数，以及 β- 内酰胺酶抑制剂高于阈值（抑制 β- 内酰胺酶活性最低浓度）时间占给药间隔百分率（%T > C_T）。两者在体内的有效浓度能共同维持足够的作用时间，以发挥更好的 β- 内酰胺类抗生素杀菌效果。⑥β- 内酰胺类抗生素与酶抑制剂组方后毒理学试验表明合剂与单药相比毒性未显著增加，并且临床研究结果显示联合后不良反应无明显增加。据此原则目前主要有 9 种 β- 内酰胺类抗生素 /β- 内酰胺酶抑制剂复方制剂，分别是氨苄西林钠 - 舒巴坦钠、阿莫西林 - 克拉维酸钾、替卡西林钠 - 克拉维酸钾、哌拉西林钠 - 他唑巴坦钠、头孢哌酮钠 - 舒巴坦钠、头孢洛扎 - 他唑巴坦、头孢他啶 - 阿维巴坦钠、亚胺培南 - 西司他汀 - 雷利巴坦和美罗培南 - 法硼巴坦。该患者最早应用的阿莫西林 - 克拉维酸钾对肠杆菌科细菌抗菌活性总体不如头孢哌酮钠 - 舒巴坦钠，一般用于敏感革兰氏阳性菌感染的治疗；头孢哌酮钠 - 舒巴坦钠对肠杆菌目细菌抗菌活性强，该患者血培养报告为全敏感的肺炎克雷伯菌，因此更换用药三天后体温恢复正常。

诊疗体会

1. 对于感染的患者，尽早找到病原学是治疗的关键，在获得病原学结果之前要详细了解患者的病史，分析实验室及影像资料，尽早予经验性治疗，获得病原学结果后再根据药敏及时调整抗菌药物。

2. 高黏液型是高毒力肺炎克雷伯菌的主要生物学特性之一，本病例的患者虽然不是多重耐药菌感染，但患者出现了菌血症、血源性肺脓肿，高黏液型肺炎克雷伯菌更易造成侵袭性感染，对培养出肺炎克雷伯菌的患者应注意全身筛查感染灶。

病例思考

1. 该患者初次诊断肛周脓肿时除抗感染治疗外，是否需要切开引流？

肛周脓肿为肛肠科常见病、多发病，现多采用 I 期根治手术治疗，可以缩短病程，减少并发症，该患者初诊肛周脓肿时如尽早手术可能在一定程度上减少血流感染的发生风险。

2. 如何决定患者抗感染治疗疗程？随访中须注意哪些问题？

有研究显示，接受短疗程和长疗程抗菌药物治疗的院内获得性肺炎患者的病死率无差异，而且，两组患者并发血流感染的风险接近，但短疗程组患者出现多重耐药的风险呈下降趋势。然而，对于已明确有肺脓肿形成的患者，一般认为应适当延长抗感染疗程，随访过程中还要注意有无其他部位侵袭性感染。《糖尿病合并肺炎诊治路径中国专家共识》指出：克雷伯菌属或厌氧菌等容易导致肺组织坏死，抗感染疗程可延长至 14 ～ 21 天，但可以考虑静脉抗感染药物序贯为同类的口服药物。此外，基础疾病糖尿病的血糖控制也非常重要。

（于静　张晓玲）

参考文献

[1] LIN Y T, SIU L K, LIN J C, et al. Seroepidemiology of Klebsiella pneumoniae colonizing the intestinal tract of healthy Chinese and overseas Chinese adults in Asian countries[J]. BMC Microbiol, 2012, 12:13.

[2] LALITHA C, RAMAN T, RATHORE S S, et al. ASK2 bioactive compound inhibits MDR Klebsiella pneumoniae by antibiofilm activity, modulating macrophage cytokines and opsonophagocytosis[J]. Front Cell Infect Microbiol, 2017, 7:346.

[3] NAVON-VENEZIA S, KONDRATYEVA K, CARATTOLI A. Klebsiella pneumoniae: a major worldwide source and shuttle for antibiotic resistance[J]. FEMS Microbiol Rev, 2017, 41(3): 252-275.

[4] 中国老年医学学会检验医学分会，上海市医学会检验医学专科分会，上海市微生物学会临床微生物学专业委员会. 高毒力肺炎克雷伯菌实验室检测专家共识 [J]. 中华检验医学杂志，2023, 46(11): 1164-1172.

[5] 吴文娟，李敏，陈昌德，等. 血流感染临床检验路径专家共识 [J]. 中华传染病学杂志，2022, 40(8):457-475.

[6] 黄雅轩，蔡依含，何婉霞，等. 高毒力和碳青霉烯耐药肺炎克雷伯菌血流感染临床及分子流行病学特征 [J]. 中华医院感染学杂志，2023, 33(22):3417-3422.

[7] 《β- 内酰胺类抗生素 /β- 内酰胺酶抑制剂复方制剂临床应用专家共识》编写专家组. β- 内酰胺类抗生素 /β- 内酰胺酶抑制剂复方制剂临床应用专家共识(2020 年版)[J]. 中华医学杂志 2020,100(10):738-747.

[8] 中华医学会呼吸病学分会感染学组. 糖尿病合并肺炎诊治路径中国专家共识 [J]. 中华结核和呼吸杂志，2020, 43(8):639-647.

病例 16

精准助力，免伤无辜
——慢性阻塞性肺疾病急性加重合并耐药肺炎克雷伯菌感染

导读

老年男性，反复咳嗽、气喘10年余，加重1个月，治疗过程中出现意识模糊，收治RICU后予气管插管、呼吸机辅助通气，住院期间多次痰培养检出耐碳青霉烯类铜绿假单胞菌（CRPA）和耐碳青霉烯类肺炎克雷伯菌（CRKP）。

病历摘要

患者男性，77岁，因"反复咳嗽、气喘10年余，加重1个月伴意识模糊1天"，于2022年4月27日收入我院RICU。

患者10余年前反复咳嗽，伴咳痰，为少量白色泡沫样痰，咳嗽无明显昼夜差别，伴胸闷、气喘，活动后加重。无心悸、端坐呼吸、胸痛、咯血等不适，近5年来活动耐力明显下降，诊断为"慢性阻塞性肺疾病"，平素家庭氧疗，未规律诊治及用药。1个月前上述症状再次加重，未予重视，未诊治。

2022年4月26日出现烦躁，胸闷、气促较前加重，无发热及胸痛，送至当地医院，诊断为"慢性阻塞性肺疾病伴急性下呼吸道感染、心功能不全、高血压病2级"，予无创呼吸机辅助通气，莫西沙星0.4g q.d. 静脉滴注抗感染，氨溴索化痰，甲泼尼龙抗炎，多索茶碱平喘。2022年4月27日逐渐出现意识模糊，被家属送至我院急诊；血气分析：pH 7.204，PaO$_2$ 58.1mmHg，PaCO$_2$ 109mmHg，K$^+$ 5.3mmol/L；立即行气管插管，予呼吸机辅助通气，并收住RICU。

本次起病以来，患者精神差，睡眠不佳，食欲欠佳，二便无特殊，体重无明显增减。

【既往史、个人史】

既往高血压病史10余年，长期口服左旋氨氯地平降压治疗。无糖尿病、传染病等病史，有青霉素过敏史，无食物过敏史，吸烟史40包年。

【家族史】

家族史无特殊。

138

【入院查体】

体温 36.7℃，脉搏 56 次 /min，机控呼吸 14 次 /min，血压 111/70mmHg。镇静状态，经口气管插管，口唇无发绀，颈软，气管位置居中，甲状腺无肿大，浅表淋巴结未触及肿大，双肺叩诊音清，听诊呼吸音低，左下肺明显，双肺未闻及啰音，心率 56 次 /min，心律齐，各瓣膜听诊区未闻及杂音，腹平软，肝脾肋下未触及肿大，双下肢无水肿，神经系统检查阴性。

【入院诊断】

慢性阻塞性肺疾病伴下呼吸道感染

    Ⅱ型呼吸衰竭

    肺性脑病

高血压 2 级。

【辅助检查】

血常规(2022-04-27)：白细胞 7.2×10^9/L，中性粒细胞百分比 90.1%，红细胞 4.51×10^{12}/L，Hb 139g/L，PLT 136×10^9/L。超敏 CRP 1.2mg/L。随机血糖 12.87mmol/L，BUN 9.50mmol/L。肌红蛋白 248ng/ml，D- 二聚体 604ng/ml；凝血功能、肌钙蛋白、BNP 等无特殊。

心脏彩超 (2022-04-28)：左房增大，主动脉硬化，二尖瓣、三尖瓣、肺动脉瓣轻度反流，左室舒张功能减退。

急诊胸部 CT (2022-04-27) (图 16-1)：左肺下叶支气管扩张伴左肺感染征象，双肺散在感染，两侧胸腔少量积液。双肺多发小结节。

床旁支气管镜检查 (2022-04-29)：左肺下叶基底段黏膜充血，管腔略狭窄。

痰培养 (2022-05-09)：CRPA（+++），CRKP（+++）。

肺功能 (2023-05-10)：中重度混合性通气功能障碍；肺弥散功能基本正常，残总气量百分比升高；支气管舒张试验阴性。

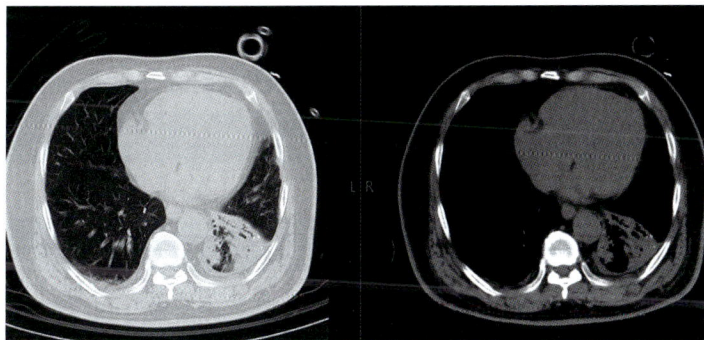

图 16-1　2022 年 4 月 27 日胸部 CT 表现

肺炎克雷伯菌(+++)		铜绿假单胞菌(+++)	
头孢曲松钠	R	环丙沙星	R
头孢吡肟	R	阿米卡星	S
阿莫西林 - 克拉维酸钾	R	替卡西林钠 - 克拉维酸钾	R
复方磺胺甲噁唑	R		
头孢他啶	R		
哌拉西林钠 - 他唑巴坦钠	R		

注:ESBL,超广谱 β- 内酰胺酶;R,抵抗;S,敏感。

2022年6月19日患者无明显诱因下突发左侧胸痛,程度剧烈,深呼吸时明显,伴有发热,体温最高达 39.5℃,阵发性咳嗽,无明显咳痰,伴胸闷、气急,休息后缓解不明显,前往当地医院住院,发现左侧胸腔积液,予头孢哌酮钠 - 舒巴坦钠 2.0g,q.8h. 静脉滴注抗感染,胸腔闭式引流,雾化平喘等治疗,症状未见明显好转,遂于 6 月 22 日来我院急诊,拟"胸腔积液,慢性阻塞性肺疾病急性加重"再次收入病房。

2022 年 6 月 30 日查胸部 CT(图 16-3):①左肺下叶实变,双侧胸腔积液伴左肺下叶局部膨胀不全;②双肺散在感染,较前进展;③双肺多发小结节,与前相仿;④左侧胸腔内可见胸腔闭式引流管。

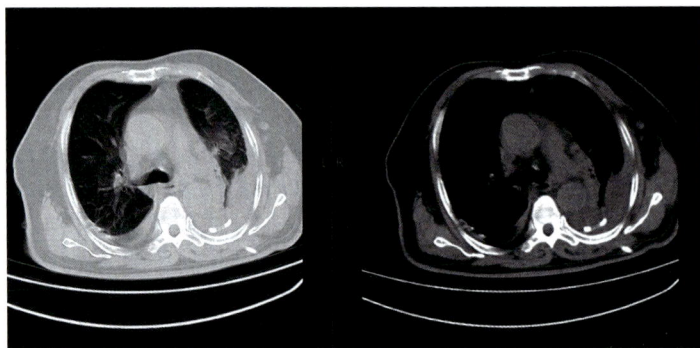

图 16-3　2022 年 6 月 30 日胸部 CT 表现

2022 年 6 月 27 日血常规:WBC 18.8×10^9/L,中性粒细胞百分比 85.1%,淋巴细胞百分比 7.6%,Hb 127.0g/L。超敏 CRP(hs-CRP)125.6mg/L,血培养阴性。2022 年 7 月 1 日胸腔积液总蛋白 41.1g/L,葡萄糖 2.76mmol/L,LDH 1 736U/L。2022 年 7 月 19 日全麻支气管镜检查(图 16-4):左肺下叶各段黏膜肿胀,管腔狭窄。

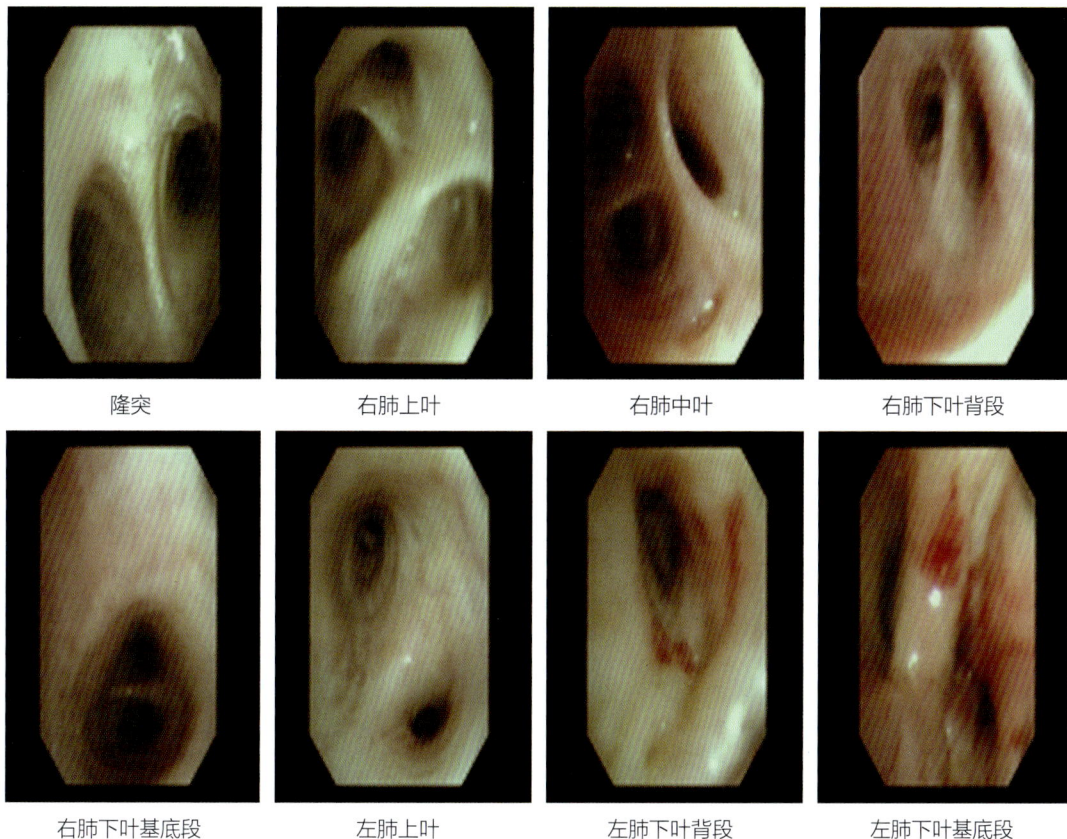

隆突	右肺上叶	右肺中叶	右肺下叶背段

右肺下叶基底段	左肺上叶	左肺下叶背段	左肺下叶基底段

图 16-4　2022 年 7 月 19 日支气管镜下表现

患者入院后予头孢他啶 2.0g，b.i.d. 联合阿米卡星 0.4g，q.d. 静脉滴注抗感染、雾化吸入糖皮质激素，予支气管扩张剂及氨溴索等对症支持治疗；继续无创呼吸机通气支持，输注白蛋白，胸腔内反复注入尿激酶加强胸腔引流。2022 年 7 月 1 日痰及胸腔积液培养检出 CRKP，2022 年 7 月 19 日肺泡灌洗液培养检出 CRKP，药敏提示除头孢他啶 - 阿维巴坦钠，多黏菌素、替加环素敏感外，其余均耐药(表 16-2)。2022 年 7 月 8 日，治疗调整为头孢哌酮钠 - 舒巴坦钠联合替加环素，患者仍有发热，纳差、乏力明显，出现低蛋白血症及转氨酶升高，于 7 月 14 日改用头孢他啶 - 阿维巴坦钠 2.5g，q.8h. 静脉滴注，情况逐渐好转，7 月 25 日出院。

2022 年 8 月 30 日复查胸部 CT(图 16-5)：①左肺下叶不张伴支气管狭窄；②双肺散在感染，双侧胸腔积液，较前吸收；③双肺多发小结节，与前相仿。

表 16-2　患者痰、胸腔积液及 BALF 培养结果及药敏结果

痰培养:肺炎克雷伯菌(+++)		胸腔积液培养:肺炎克雷伯菌		BALF 培养:肺炎克雷伯菌(++)	
抗生素名称	结果	抗生素名称	结果	抗生素名称	结果
头孢他啶 - 阿维巴坦钠	S	替加环素	S	头孢他啶 - 阿维巴坦钠	S

续表

痰培养:肺炎克雷伯菌(+++)		胸腔积液培养:肺炎克雷伯菌		BALF 培养:肺炎克雷伯菌(++)	
环丙沙星	R	美罗培南	R	头孢西丁钠	R
哌拉西林钠 - 他唑巴坦钠	R	左氧氟沙星	R	头孢呋辛	R
左氧氟沙星	R	亚胺培南	R	头孢吡肟	R
亚胺培南	R	多西环素	R	ESBL	−
复方磺胺甲噁唑	R	氨曲南	R	头孢曲松钠	R
多西环素	R	多黏菌素	S	阿米卡星	R
氨曲南	R	头孢哌酮钠 - 舒巴坦钠	R	多黏菌素	S
多黏菌素	S	复方磺胺甲噁唑	R	阿莫西林 - 克拉维酸钾	R
美罗培南	R	头孢他啶	R	哌拉西林钠 - 他唑巴坦	R
头孢他啶	R	替卡西林 - 克拉维酸	R	头孢他啶	R
替卡西林 - 克拉维酸	R	妥布霉素	R	左旋氧氟沙星	R
妥布霉素	R	环丙沙星	R	头孢哌酮钠 - 舒巴坦钠	R
厄他培南	R	头孢呋辛	R	多西环素	R
头孢呋辛	R	厄他培南	R	厄他培南	R
米诺环素	R	米诺环素	R	氨曲南	R
头孢哌酮钠 - 舒巴坦钠	R	头孢吡肟	R	替卡西林钠 - 克拉维酸钾	R
头孢吡肟	R	阿米卡星	R	妥布霉素	R
阿米卡星	R	哌拉西林钠 - 他唑巴坦钠	R	环丙沙星	R
替加环素	S	头孢他啶 - 阿维巴坦钠	S	米诺环素	R
				美罗培南	R
				复方磺胺甲噁唑	R
				亚胺培南	R
				替加环素	S

注:ESBL,超广谱 β- 内酰胺酶;R,抵抗;S,敏感。

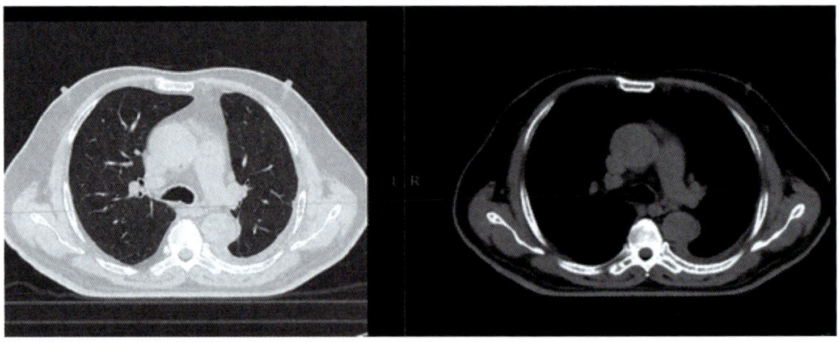

图 16-5　2022 年 8 月 30 日胸部 CT 表现

病例分析与专家点评

【病例分析】

肺炎克雷伯菌属于肠杆菌目细菌，在镜下呈现粗短状杆菌，存在荚膜，同时具有 O 抗原和 K 抗原（即菌体抗原和荚膜抗原）。肺炎克雷伯菌是临床常见的机会致病菌，所致疾病中以呼吸道感染最为常见，此外还极易引发败血症、脑膜炎、泌尿系统感染、腹膜炎等。近年来随着抗菌药物选择的压力不断增大，CRKP 的检出率持续上升，尤其是在住院患者呼吸机相关肺炎中尤为严重，世界卫生组织（WHO）在《2024 年细菌类重点病原体目录》中将耐碳青霉烯类肠杆菌目细菌列入关键优先级，这类病原体由于治疗选择有限、疾病负担（发病率和病死率）高、抗生素耐药性日益增加，而且管线中几乎没有有前景的候选药物，因此对公共卫生构成最高威胁。因具有高度传播性，其感染可能特别难以预防；并且还可能具有全球性的耐药机制和／或在某些人群或地理区域存在多重耐药菌株。

关于对 CRKP 的抗菌药物选择，最好在用药前进行碳青霉烯酶分型，若为产丝氨酸碳青霉烯酶（常见的有 KPC 和 OXA-48）时，优先推荐使用头孢他啶 - 阿维巴坦钠治疗（弱推荐，极低质量证据）；产金属 β- 内酰胺酶（常见的为 NDM）时，优先推荐头孢他啶 - 阿维巴坦钠联合氨曲南治疗（弱推荐，极低质量证据）。目前研究显示，我国的耐碳青霉烯类大肠埃希菌（CREC）主要产 NDM，而 CRKP 主要产 KPC。由于目前大部分医院实验室还未能开展碳青霉烯酶分型的检测，临床如果考虑 CRKP 感染，可经验性使用头孢他啶 - 阿维巴坦钠。本病例第二次住院发生 CRKP 脓胸时最终也是依靠该药物治疗成功。

本例患者为入住 RICU 的慢性阻塞性肺疾病（简称慢阻肺）患者，有气管插管、机械通气以及碳青霉烯类抗菌药物使用史，具备 CRKP 感染的高危因素，前后两次住院多次从呼吸道标本（第一次住院为痰，第二次住院为痰、BALF 和胸腔积液）中培养到 CRKP，存在先气道内定植，后继发感染的可能，该患者曾接受美罗培南加替加环素的联合治疗方案，但出现明显消化道不适，考虑可能与替加环素的药物不良反应有关。

除了 CRKP，在患者第一次住院期间痰标本同时培养到 CRPA。PA 广泛存在于自然界，可定植于人类呼吸道、胃肠道和皮肤黏膜等部位，是院内感染常见的机会致病菌，PA 相关院内感染是导致高病死率的独立危险因素。PA 也是难治性下呼吸道感染最常见致病菌之一，其耐药严重且易形成生物被膜，特别是近十余年来 CRPA 的出现，使其治疗更为困难。CHINET 数据显示，PA 对亚胺培南和美罗培南的耐药率在 2005—2023 年呈平稳下降趋势。近 5 年数据显示，PA 对亚胺培南和美罗培南的耐药率波动于 18.9% ～ 30.7%；对多黏菌素 B 的耐药率较低（0.5% ～ 1.2%），对哌拉西林钠 - 他唑巴坦钠、头孢哌酮钠 - 舒巴坦钠、庆大霉素、环丙沙星、头孢他啶、头孢吡肟和哌拉西林钠的耐药率 < 20.0%。2014—2019 年 CARSS 数据显示 PA 对各种抗菌药物的耐药率均 < 25.0%，并呈现小幅下降趋势。该患者第一次住院痰标本中虽然分离到了 CRPA，但该株 CRPA 对头孢他啶、阿米卡星及多黏菌素

仍然敏感,在第一次住院期间最后使用了头孢他啶联合阿米卡星的抗感染方案,达到了临床有效和微生物清除的效果,直至第二次住院未复发,第二次住院采用了头孢他啶 - 阿维巴坦钠治疗 CRKP,现有研究显示 84.0% ~ 97.0% 临床 PA 菌株对该药敏感。但该患者属于终末期慢阻肺患者,是 PA 慢性感染的高危人群,今后尚须严密监测。

【专家点评】

1. 张晓祥教授　湖州市中心医院　微生物学

CRKP 的耐药机制相当复杂,目前较为明确的机制包括产碳青霉烯酶、外膜蛋白缺失或突变、外排泵过度表达以及青霉素结合蛋白变异等,其中最主要的是产碳青霉烯酶,碳青霉烯酶还可细分为 KPC 酶、NDM 酶、OXA 酶等。根据 CHINET 近年来的耐药基因统计分析发现,国内以 KPC 酶最为常见,约占 80%;NDM 酶约占 10%,其余的约占 10%。细菌可移动遗传元件(如质粒)能携带耐药基因在同种或不同种菌株间转移、传播。

通过检测 100 余株 CRKP 的耐药酶型发现,我院 KPC 酶占 80%,NDM 酶占 20%,并无 OXA 等基因的检出。通过药物敏感试验发现产 KPC 酶的 CRKP 对头孢他啶 - 阿维巴坦钠敏感性较好,基本无耐药情况;但是产 NDM 酶型的 CRKP 对头孢他啶 - 阿维巴坦钠有完全耐药。同时用 Etest 法检测替加环素的敏感性时,发现其与碳青霉烯酶酶型无重要相关性。

目前治疗 CRKP 的可选择药物种类并不多,常以头孢他啶 - 阿维巴坦钠、替加环素和多黏菌素为主。合理使用抗菌药物和有效的院内感染控制措施是治疗和阻断 CRKP 院内传播的有效手段。

2. 曹恒斌教授　湖州市中心医院　临床药学

患者的抗感染药物治疗方案须综合考虑体外药敏试验、药物 PK/PD 特点、患者疾病严重程度及既往用药反应等因素。目前,根据药敏试验结果对 CRKP 有效的药物有替加环素、头孢他啶 - 阿维巴坦钠、多黏菌素。常规剂量的替加环素治疗 CRKP 存在 PK/PD 不达标的情况,须通过加倍剂量来提高临床治疗效果。荟萃分析显示高剂量替加环素可显著降低重症耐碳青霉烯类肠杆菌(carbapenems resistant *Enterobacteriaceae*,CRE)感染患者的病死率。但大剂量的替加环素可能增加消化系统不良反应风险,该例患者就因此而停用。与多黏菌素相比,头孢他啶 - 阿维巴坦钠对 CRE 感染的治疗在 30 天死亡率以及微生物清除率方面均优于多黏菌素,且肾毒性更低。此外,对产 KPC 酶的肺炎克雷伯菌体外及生存模型的研究显示,头孢他啶 - 阿维巴坦钠联合多黏菌素在体外不具有协同作用,不能改善模型的生存率。因此推荐选择头孢他啶 - 阿维巴坦钠单药治疗。

头孢他啶 - 阿维巴坦钠是一类新型抗菌药物,临床试验表明,该药物对复杂性尿路感染、复杂性腹腔感染及院内获得性肺炎的治疗效果不劣于美罗培南等碳青霉烯类药物。阿维巴坦可逆性结合 A 类 β- 内酰胺酶(如 KPC 酶)、C 类 β- 内酰胺酶,和 D 类某些苯唑西林酶(如 OXA-48 酶),但它不抑制金属酶(如 NDM 酶)。头孢他啶 - 阿维巴坦钠是当前对产 KPC 酶的肺炎克雷伯菌感染的一线治疗药物。同其他 β- 内酰胺类药物一样,该药物的 PK/PD 治疗靶标是 50% ～ 100% fT > MIC，因此可通过延长输注时间来提高临床治疗效果。

3. 华锋教授　湖州市中心医院　呼吸与危重症医学

ICU 是 KP 特别是 CRKP 肺部感染的高发区，尤其是机械通气的患者，KP 为呼吸机相关肺炎的五大致病菌之一。患者对 KP 感染的易感性取决于病原体因素（如毒力因子和抗菌药物耐药性）、宿主内在因素（如遗传、年龄、营养不良、酗酒和免疫状态）和外在因素（如抗菌药物使用、环境暴露等）。该患者有诸多感染 KP 的危险因素，内在因素包括合并慢阻肺基础疾病等，外在因素诸如抗菌药物和糖皮质激素的使用、入住 ICU、接受气管插管侵入性操作等，这些因素可导致定植部位黏膜屏障破坏，使定植菌易位并导致感染。主动筛查、鉴定、患者宣教和暴露预防等干预措施对从源头阻断 CRKP 的传播至关重要。应严格按照指南和原则规范管理和使用抗菌药物。RICU 需要特别注意防止 CRKP 的传播。其中手卫生是减少交叉感染、避免医务人员成为病原菌传播媒介的最基本、有效、经济的策略。同时应进行环境表面消毒。尽可能避免使用气管内导管等侵入性操作或限制和缩短其操作时间。对使用留置导管等装置的患者，应注意监测相关部位（如皮肤、尿液、痰液）样本中是否存在病原体。此外，脓胸的治疗除了正确、充分、及时进行抗感染药物的使用外，尽早及充分引流也非常重要。

诊疗体会

1. 目前治疗 CRKP 感染的抗菌药物选择有限，最好在用药前进行碳青霉烯酶分型来指导用药，数据显示我国约 80% 的 CRKP 机制为产 KPC 酶，可经验性使用头孢他啶 - 阿维巴坦钠单药治疗。尽管体外药敏显示 CRKP 对多黏菌素保持较高的敏感性，但单独使用多黏菌素易产生异质性耐药，故推荐与碳青霉烯类、替加环素、磷霉素、利福平等抗菌药物联合用药，有协同抗菌作用。多项研究表明，CRKP 感染联合用药方案可能使重症感染患者有更多获益。

2. CRKP 对碳青霉烯类抗生素耐药程度不一，当碳青霉烯类抗生素对 CRKP 的 MIC ≤ 8mg/L 时，含碳青霉烯类的两药或三药联合方案（如碳青霉烯类联合氨基糖苷类、替加环素、多黏菌素或磷霉素）采用缩短给药间隔、延长输注时间使 PK/PD 达标，能有效提高成功率。

3. 合理使用抗菌药物和有效的院内感染控制措施是治疗和阻断 CRKP 院内传播的最有效手段。

病例思考

1. 感染 CRKP 的高危因素有哪些?

①医疗卫生保健暴露:久住 ICU、各种侵袭性医疗诊治操作包括机械通气、大手术、器官移植等;②抗菌药物暴露:碳青霉烯类、头孢菌素类、氟喹诺酮类、万古霉素等多种抗菌药物暴露,其中,碳青霉烯类抗菌药物暴露是 CRKP 感染的独立预测因子,加强碳青霉烯类抗菌药物的管理对于减少 CRKP 至关重要;③宿主因素:老年人,罹患多种基础疾病等。

2. 临床工作中怎样判断检出的 KP 属于定植还是感染?

KP 常定植于上呼吸道和消化道(定植率个体差异大)而不引起任何症状或疾病,但当宿主免疫功能低下(例如糖尿病患者、接受糖皮质激素治疗和器官移植的患者)或者定植菌株为高毒力株、高负荷定植时,定植可能转变为感染。区分定植和感染可影响后续的干预策略,可考虑以下因素来区分。

(1)根据标本来源及培养结果来区分定植和感染。通常血液是无菌的,血液中检测到 KP 通常提示为感染;呼吸道标本中发现 KP 时,若是痰标本需要鉴别是否定植,胸腔积液以及支气管肺泡灌洗液中发现 KP 也高度提示为感染,就像本例患者同时在这两个标本中培养到 CRKP,因此确诊为 CRKP 肺部感染并发脓胸;中段尿定量培养大于 10^5/ml 可以诊断为感染,若未达到该定量标准,或同时有多个细菌生长,特别是在长期住院的老年人或有尿管留置的患者中分离到时需要排除定植;消化道是 KP 定植的主要场所,在做 CRKP 主动筛查的时候应采用肛拭子标本。

(2)根据患者的临床症状、体征、既往病史、实验室检查和影像学表现来区分定植和感染。例如,患者发热、咳嗽、咳痰、白细胞升高且肺部有肺炎的影像学表现,则可能为 KP 呼吸道感染。若患者合并有慢性阻塞性肺疾病、糖尿病、心脏病、器官移植史等基础疾病或近期存在糖皮质激素、抗菌药物用药史,当 KP 培养结果阳性时,应考虑 KP 感染。综上所述,KP 感染通常来源于宿主体内的定植菌,应结合临床和病原学检查来区分感染和定植。

(张双美　魏湘)

参考文献

[1] 刘周, 储雯雯, 李昕, 等. VAP 患者下呼吸道分离 CRKP 的临床及分子生物学流行特征 [J]. 中国感染控制杂志, 2021, 20(5):403-409.

[2] ZENG M, XIA J, ZONG Z, et al. Guidelines for the diagnosis, treatment, prevention and control of infections caused by carbapenem-resistant gram-negative bacilli[J]. J Microbiol Immunol Infect, 2023, 56(4):653-671.

[3] 贾雪冬, 王松, 王晓娟, 等. 替加环素治疗耐碳青霉烯类肺炎克雷伯菌肺炎 (CRKP) 的疗效和影响因素分析 [J]. 中国医院药学杂志, 2019, 39(18):1865-1868.

[4] 中华医学会呼吸病学分会感染学组. 中国铜绿假单胞菌下呼吸道感染诊治专家共识（2022 年版）[J]. 中华结核和呼吸杂志, 2022, 45(8) : 739-752.

[5] TRECARICHI E M, PAGANO L, MARTINO B, et al. Bloodstream infections caused by Klebsiella pneumoniae in onco-hematological patients: clinical impact of carbapenem resistance in a multicenter prospective survey[J]. Am J Hematol, 2016, 91(11):1076-1081.

[6] NI W, HAN Y, LIU J, et al. Tigecycline treatment for carbapenem-resistant enterobacteriaceae infections: a systematic review and meta-analysis[J]. Medicine (Baltimore), 2016, 95(11):e3126.

[7] BORJAN J, MEYER K A, SHIELDS R K, et al. Activity of ceftazidime-avibactam alone and in combination with polymyxin B against carbapenem-resistant Klebsiella pneumoniae in a tandem in vitro time-kill/in vivo Galleria mellonella survival model analysis[J]. Int J Antimicrob Agents, 2020 , 55(1):105852.

[8] FALCONE M, PATERSON D. Spotlight on ceftazidime/avibactam: a new option for MDR Gram-negative infections[J]. J Antimicrob Chemother, 2016, 71(10):2713-2722.

[9] ABDUL-AZIZ M H, ALFFENAAR J C, BASSETTI M, et al. Antimicrobial therapeutic drug monitoring in critically ill adult patients: a position paper[J]. Intensive Care Med, 2020, 46(6):1127-1153.

应检尽检，精准制胜
——胆囊手术后合并院内获得性肺炎

导读

老年患者胆囊手术后反复出现HAP，病原学检查提示CRAB，根据药敏选择抗菌药物治疗好转后再次出现HAP，BALF及外周血培养提示为ESBL（-）肺炎克雷伯菌，调整治疗后最终好转出院。

病历摘要

患者男性，76岁，因"腹痛1个月余，胸闷、气促伴发热18天"，于2018年7月2日收入院。

2018年5月16日患者因腹痛诊断为"胆囊管结石并梗阻、慢性胆囊炎急性发作"于外院行"胆囊切除术＋肠粘连松解术"。5月22日因术后出现右侧腹股沟斜疝，不能复位，行"右侧腹股沟嵌顿疝松解修补术＋肠系膜肿物切除术"，因右上腹伤口愈合不良未能出院。6月13日出现胸闷、气促，转入ICU治疗好转后转回普通病房。6月27日再次出现胸闷、气促伴发热、寒战，再次转入ICU予机械通气、抗感染等治疗后，仍有反复发热。其间因左侧胸腔积液置入引流管，胸腔积液相关化验及检查结果不详。于7月2日转入我院ICU。

【既往史、个人史】

既往巨细胞动脉炎病史，外院治疗（用药情况不详）后病情基本稳定；阵发性房颤病史；二尖瓣中度反流、三尖瓣中重度反流病史；直肠癌术后，留有肠造口。

【家族史】

家族史无特殊。

【入院查体】

体温36.9℃，脉搏118次/min，呼吸16次/min，血压120/66mmHg。

呼吸机辅助通气下，嗜睡状态（无镇静），反应迟钝，问答可点头示意，双肺呼吸音粗，双下肺可闻及少量湿啰音，未闻及胸膜摩擦音。心音减弱，心率126次/min，心律不齐，第一心音强弱不等，各瓣膜区未闻及明显杂音。右上腹见斜行皮肤伤口，长约20cm，少量渗血，左下腹见肠造口，造口旁疝形成。

【入院诊断】

医院获得性肺炎

　　呼吸机相关肺炎

手术后伤口愈合不良

　　胆囊切除术后

心脏瓣膜病

　　二尖瓣中度反流

　　三尖瓣中重度反流

心房颤动

心力衰竭

右侧腹股沟斜疝(术后)

直肠恶性肿瘤(术后)

肠造口旁疝。

【辅助检查】

血检验(2018-07-02):血常规见表17-1,CRP 118.7mg/L ↑;高敏肌钙蛋白 T 21.7pg/ml;pro-BNP 4 658.0pg/ml ↑。

胸部 CT(2018-07-03):双肺感染、肺间质性改变(图 17-1A)。

表 17-1　本病例血常规及 PCT 检验结果

检验指标	2018-07-02	2018-07-24	2018-07-25	2018-07-26	2018-07-30
WBC/$(10^9 \cdot L^{-1})$	3.23	31.97	47.91	25.14	6.14
N/$(10^9 \cdot L^{-1})$	1.72	30.74	46.10	23.81	3.93
RBC/$(10^{12} \cdot L^{-1})$	2.02	2.58	2.35	2.20	2.39
Hb/$(g \cdot L^{-1})$	69	89	81	74	81
PLT/$(10^9 \cdot L^{-1})$	61	148	113	81	106
PCT/$(ng \cdot ml^{-1})$	0.55	0.14	18.9	6.33	0.92

注:N,中性粒细胞。

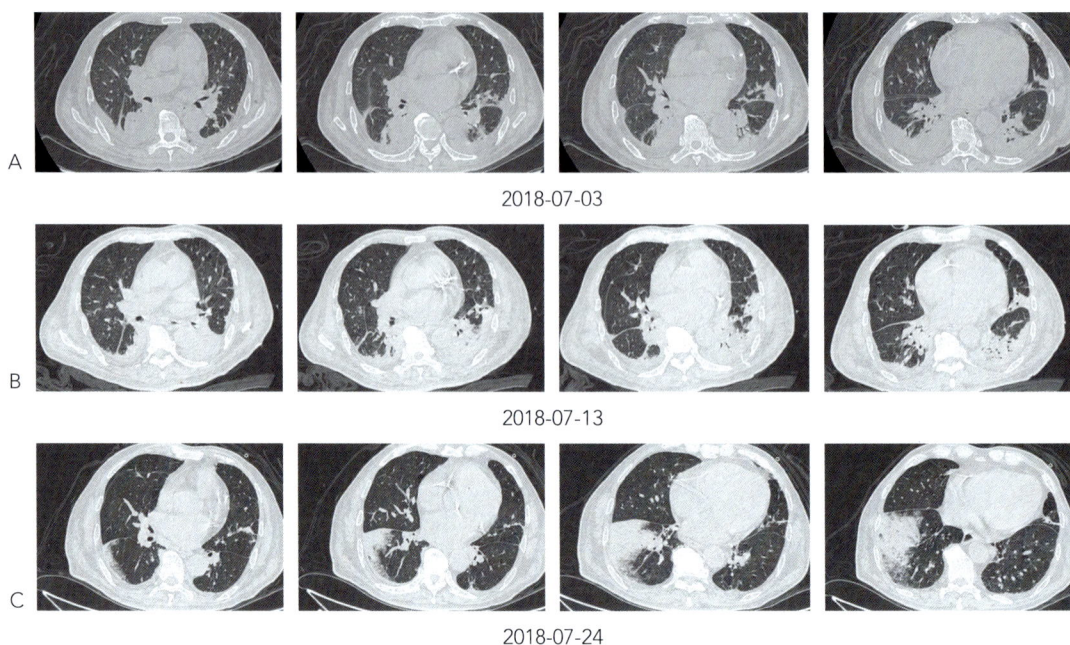

A

2018-07-03

B

2018-07-13

C

2018-07-24

图 17-1　患者治疗期间胸部 CT

A. 双肺炎症、双肺下叶及左肺上叶舌段为主，考虑间质性肺水肿；B. 双下肺膨胀不全，较 A 好转，考虑间质性肺水肿，较前吸收；C. 双下肺膨胀不全，较 B 好转，考虑间质性肺水肿，较前吸收。右肺下叶新发感染；右肺上叶后段磨玻璃结节，考虑炎性结节。

【诊治经过】

2018 年 7 月 2 日予抗感染治疗：头孢哌酮钠 - 舒巴坦钠＋多黏菌素。7 月 5 日痰培养(表 17-2)见鲍曼不动杆菌复合群，为 CRAB，头孢哌酮钠 - 舒巴坦钠中介，多黏菌素及替加环素未做药敏。予改善心功能、控制心室率、维持水电解质及酸碱平衡，体温逐渐恢复正常，复查 PCT、CRP 降至正常，痰培养阴性。因右上腹伤口愈合缓慢转入呼吸科进一步治疗，经造瘘师护理治疗后右上腹伤口逐渐愈合。7 月 13 日复查胸部 CT(图 17-1B)部分吸收，双侧胸腔积液稍有增多。

表 17-2　2018 年 7 月 5 日痰培养结果

抗生素名称	鲍曼不动杆菌复合群培养结果
氨苄西林	耐药
氨苄西林钠 - 舒巴坦钠	中介
哌拉西林钠 - 他唑巴坦钠	耐药
头孢唑林钠	耐药

抗生素名称	鲍曼不动杆菌复合群培养结果
头孢呋辛	耐药
头孢呋辛酯	耐药
头孢替坦	耐药
头孢他啶	耐药
头孢曲松钠	耐药
头孢吡肟	耐药
氨曲南	耐药
亚胺培南	耐药
美罗培南	耐药
阿米卡星	耐药
庆大霉素	耐药
妥布霉素	耐药
环丙沙星	耐药
左氧氟沙星	中介
呋喃妥因	耐药
复方新诺明	耐药
头孢哌酮钠-舒巴坦钠	中介

2018 年 7 月 24 日患者再次出现畏寒、发热，体温最高 39℃，咳嗽、咳血性痰，伴胸闷、气促，复查血常规见表 17-1。复查 pro-BNP 986.3pg/ml。电子支气管镜示：气管上段黏膜可见少量白色痰痂附着，双侧支气管可见较多粉红色泡沫样分泌物，以双肺下叶支气管为甚（图 17-2）。

2018 年 7 月 24 日复查胸部 CT（图 17-1C）示右肺下叶新出现浸润影、实变影及磨玻璃影。调整抗感染方案：头孢哌酮钠-舒巴坦钠 3g，静脉滴注，q.12h. + 左氧氟沙星 0.5g，静脉滴注，q.d.。7 月 25 日复查血常规见表 17-1。

2018 年 7 月 24 日送检肺泡灌洗液，2018 年 7 月 26 日报告肺泡灌洗液培养 ESBL（ - ）KP；同日送检血培养，2018 年 7 月 26 日报告细菌涂片发现革兰氏阴性杆菌，培养鉴定为 ESBL（ - ）KP（表 17-3）。

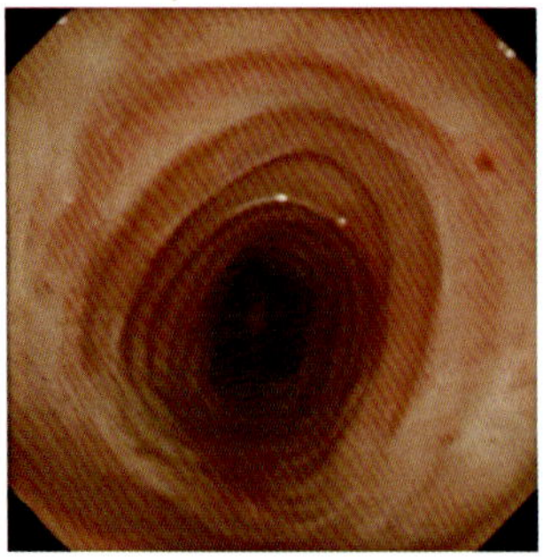

气管
管腔通畅

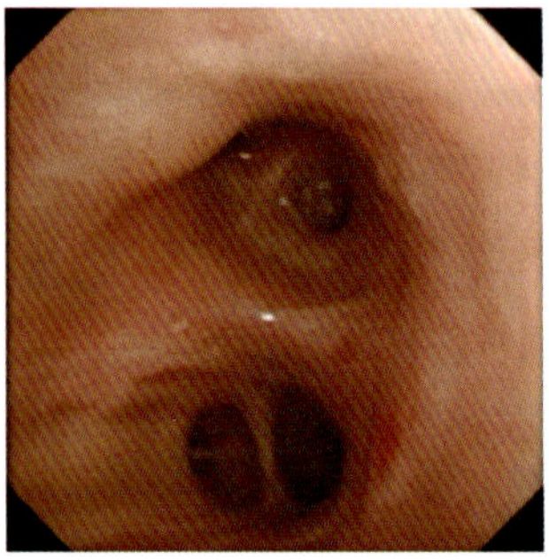

左主支气管
管腔通畅

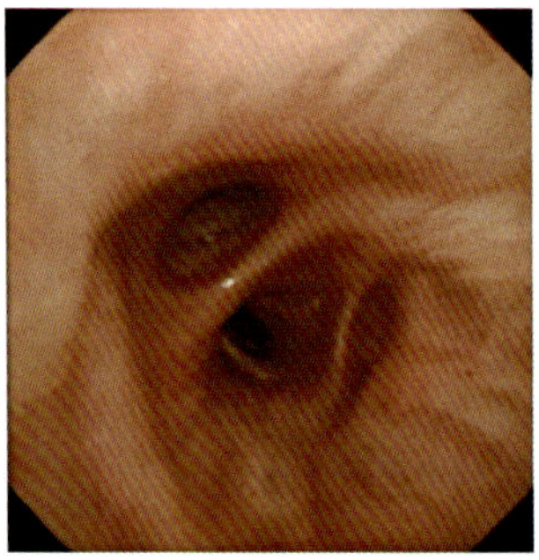

右中间支气管
管腔通畅

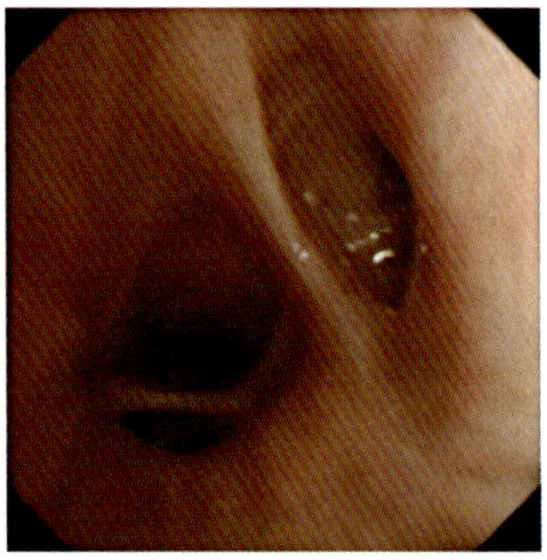

右肺下叶
管腔通畅

图 17-2　本病例电子支气管镜检查

气管管腔通畅，黏膜稍充血，上段黏膜可见少量白色痰痂附着，未见狭窄、新生物及出血。左、右主支气管及各叶段支气管管腔通畅，黏膜光滑，可见较多粉红色泡沫样分泌物，以双肺下叶支气管为甚，未见狭窄、新生物。

表 17-3　肺泡灌洗液培养及血培养结果

抗生素名称	肺泡灌洗液	全血
EBSL	−	−
氨苄西林	耐药	耐药
氨苄西林钠 - 舒巴坦钠	中介	中介
哌拉西林钠 - 他唑巴坦钠	敏感	敏感
头孢唑林钠	中介	中介
头孢替坦	敏感	敏感
头孢他啶	敏感	敏感
头孢曲松钠	敏感	敏感
头孢吡肟	敏感	敏感

抗生素名称	肺泡灌洗液	全血
氨曲南	敏感	敏感
厄他培南	敏感	敏感
亚胺培南	敏感	敏感
阿米卡星	敏感	敏感
庆大霉素	敏感	敏感
妥布霉素	敏感	敏感
环丙沙星	敏感	敏感
左氧氟沙星	敏感	敏感
呋喃妥因	耐药	耐药
复方新诺明	耐药	耐药
头孢哌酮钠-舒巴坦钠	敏感	敏感

2018年7月26日及7月30日分别复查血常规见表17-1。2018年7月30日送检血培养，2018年8月4日回报：无需氧菌、厌氧菌、真菌生长。经治疗后患者症状好转，右上腹伤口愈合。2018年9月7日随访复查胸部CT肺炎病灶基本吸收（图17-3）。

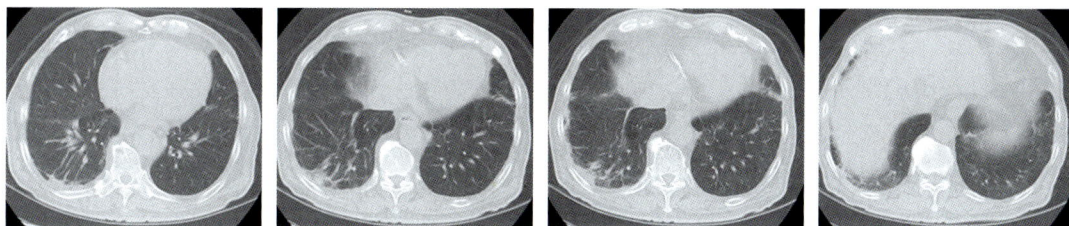

图 17-3　2018 年 9 月 7 日胸部 CT

双下肺感染，较前明显减轻。双肺炎症较前吸收、减少。

思维引导

当伴有心脏基础疾病的老年患者出现"血痰"、气促、发热时，须重点鉴别感染诱发的心衰肺水肿和肺炎克雷伯菌感染，及时完善pro-BNP及胸部CT，必要时予电子支气管镜检查及取灌洗液完善病原体检查，对鉴别诊断及进一步的精准治疗非常重要。

病例分析与专家点评

【病例分析】

HAP 是指患者住院期间没有接受有创机械通气、未处于病原感染的潜伏期,而于入院 48 小时后新发生的肺炎。呼吸机相关肺炎(VAP)是指气管插管或气管切开患者接受机械通气 48 小时后发生的肺炎。机械通气撤机、拔管后 48 小时内出现的肺炎也属于 VAP 范畴。2018 年我国 HAP/VAP 诊治指南提出 HAP/VAP 的临床诊断缺乏"金标准",胸部 X 线或 CT 显示新出现或进展性的浸润影、实变影或磨玻璃影,加上下列 3 种临床症候中的 2 种或以上,可建立临床诊断:①发热,体温 > 38℃;②脓性气道分泌物;③外周血白细胞 > 10×10^9/L 或 < 4×10^9/L。肺炎相关的临床表现满足的条件越多,临床诊断的准确性越高。

肺炎克雷伯菌(KP)是重要的机会致病菌,多见于糖尿病、COPD、长期使用抗菌药物的患者中,院内感染中尤为常见。KP 所致的肺炎多为急性起病,有明显寒战、高热,伴胸痛、咳嗽、咳砖红色或深棕色黏稠痰,且不易咳出;实验室检查白细胞、中性粒细胞、CRP、血沉及 PCT 等炎性标志物明显增高;影像学表现通常起自邻近胸膜的肺外周,早期可呈小叶性改变,沿肺泡间隔和小气道向中心扩散,很快由小叶融合呈大叶性实变,早期可见中心区含气腔,可迅速形成均质性实变,病灶容易发生坏死,早期可形成脓肿,单发或多发的较其他肺炎清晰的大片状、蜂窝状、团片状实变影或伴有液化性坏死是较典型的影像特点,大片实变密度均匀或有透亮区,病灶肺叶体积增大,右肺上叶是最常见的发病部位,常可出现叶间裂弧形下坠,而该病例主要在右下肺,故出现斜裂向前膨出。而心衰患者的渗出多为磨玻璃样改变,实变少见,对肺体积没有影响,故胸膜不会出现变化,而且心衰肺水肿一般双侧渗出多见,且呈现中心性分布的特点,常伴有双侧胸腔积液增多,再结合患者寒战、高热,白细胞总数和中性粒细胞以及 PCT 明显升高,而 pro-BNP 较前明显下降,应高度怀疑并发院内肺炎。

【专家点评】

1. 高莉教授　北京大学第一医院　影像学

住院重症患者往往存在很多因素导致影像学出现浸润影、实变影或磨玻璃影的表现,常需要与肺炎鉴别,例如本例患者具有心脏瓣膜病(二尖瓣中度反流,三尖瓣中重度反流)、心房颤动、心力衰竭病史,初次入院时 pro-BNP 明显升高,2018 年 7 月 3 日胸部 CT 表现的间质性改变和双侧胸腔积液考虑为心衰所致,肺实变主要位于双肺底部,考虑可能与患者上腹部手术伤口不愈合,从而影响腹式呼吸有关,此类变化在接受腹部(尤其是上腹部)手术后长期卧床的老年人中非常常见,在诊断 HAP 时需要鉴别,以免过度使用抗菌药物。

该患者在 7 月 24 日畏寒、发热后胸部 CT 新出现单侧肺渗出,此时双侧胸腔积液已较前明显减少,而且双肺底实变也明显好转,提示在此之前患者的心衰已经得到较好的控制。患者右下肺的渗出主要分布于肺周边,部分实变靠近斜裂处引起斜裂向前膨出,该征象是 KP 肺炎所致肺实变中比较特异性的表现,为 KP 感染导致肺泡腔内大量纤维蛋白渗出所致。

此外，KP 肺炎的典型影像学表现一般为病灶内伴有坏死，本病例并未见相关影像表现，故仅凭影像学无法确定究竟是哪个细菌所致，增强肺 CT 对早期发现肺坏死有帮助。总之影像学仅能帮助诊断细菌性肺炎可能性大，最终确诊需要依靠微生物学检查以及临床的综合判断。

2. 吴文娟教授　同济大学附属东方医院　微生物学

KP 是重要的机会致病菌，引起院内感染的 KP 中产 ESBL 甚至产碳青霉烯酶常见，本例患者在 7 月 24 日再次畏寒、高热时临床医生及时采集了肺泡灌洗液并同时送检了血培养，两个标本同时培养到 ESBL（－）KP，且药敏表型完全一致，次日检测 PCT 也明显升高（7 月 25 日高达 18.9μg/L，7 月 24 日为 0.14μg/L），据此，呼吸机相关肺炎合并脓毒血症的诊断确诊无疑。及时的微生物检测可以指导目标性抗菌药物治疗，避免抗菌药物的过度应用。

PCT 是一种细菌感染、脓毒症的生物标志物，PCT ≥ 0.5μg/L 有助于脓毒症诊断，高水平 PCT（尤其 > 10μg/L 时）提示革兰氏阴性菌感染可能性高。PCT 在细菌感染引起的全身性炎症反应早期 2 ~ 3 小时即可升高，感染后 12 ~ 24 小时达到高峰，且其浓度与感染严重程度呈正相关，随着炎症消退，PCT 水平迅速下降，故 PCT 是评估脓毒症的严重程度和治疗效果的重要指标，也可作为指导抗菌药物疗程的指标之一。该患者在头孢哌酮钠 - 舒巴坦钠联合左氧氟沙星治疗后 PCT 迅速下降（7 月 26 日为 6.33μg/L，7 月 30 日为 0.92μg/L），同时血培养转阴，提示治疗效果良好，可惜病历中未报告抗菌药物治疗的疗程，一般认为非耐药菌引起的脓毒症如果治疗后感染源得到控制，临床表现迅速好转，微生物转阴后即可停用抗菌药物，一般为 7 ~ 10 天。

需要注意的是一些非感染因素也可导致 PCT 升高，例如：手术后、严重创伤（多发伤）、严重烧伤、心源性休克、严重灌注不足、多器官功能障碍综合征、重症胰腺炎、严重肾功能不全、某些自身免疫性疾病、肿瘤晚期、副癌综合征、横纹肌溶解综合征、持续心肺复苏后。使用抗淋巴细胞球蛋白、抗 CD3 或鸟氨酸 - 酮酸转氨酶抗体、大剂量的促炎因子后也可使 PCT 增高。

3. 陈燕教授　上海交通大学医学院附属第六人民医院　临床药学

头孢哌酮钠 - 舒巴坦钠在治疗成人肺部感染中的常规推荐剂量为 3g，q.12h.，但在严重复杂感染、难治性感染，特别是耐药菌（尤其是泛耐药鲍曼不动杆菌）感染时，最大剂量可加至 12g/d，增加剂量也可以取得更好的疗效，但需要关注患者的肝肾功能，此外对 DDDs 的管理也是一个挑战。

该患者在入院时血小板只有 $61×10^9$/L，此时应用头孢哌酮钠 - 舒巴坦钠需要关注凝血功能问题。头孢哌酮钠 - 舒巴坦钠导致凝血功能障碍多在治疗 3 ~ 12 日后出现，高危因素包括 > 65 岁、肝肾功能障碍、营养不良及合并用药等，可表现为凝血酶原时间（PT）、活化部分凝血活酶时间（APTT）和国际标准化比值（INR）延长，其机制如下：①头孢哌酮结构含有 N—甲基硫四氮唑（NMTT）侧链，与谷氨酸结构相似，与维生素 K 在肝微粒体中竞争性结合 γ-

谷氨酸羧化酶,使维生素 K 依赖性凝血因子生成障碍;②头孢哌酮大部分通过胆管排入肠道,而肠道中的肠杆菌目细菌多数是合成维生素 K 的正常菌群,该类细菌通常对三代头孢菌素类药物敏感,当肠道菌群受到抑制时可直接影响维生素 K 的合成,导致维生素 K 相关凝血因子(Ⅱ、Ⅶ、Ⅸ、Ⅹ)生成减少。此外,头孢哌酮钠 - 舒巴坦钠还可引起血小板减少,其作用机制可能是:①头孢哌酮与腺苷二磷酸竞争性地与血小板膜受体结合,使腺苷二磷酸激活血小板聚集作用减弱;②头孢哌酮在体内成为免疫介导物,引起免疫反应而破坏血小板,使血小板计数急剧下降;③头孢哌酮作为半抗原与体内载体结合成完全抗原,刺激机体产生抗体,药物致敏后再接触相同药物形成抗原 - 抗体复合物,并吸附于血小板膜上,可激活补体,迅速清除循环中的血小板。

需要注意的是除头孢哌酮外,拉氧头孢、头孢孟多、头孢甲肟、头孢美唑、头孢米诺、头孢替安、头孢匹胺、头孢唑林、头孢曲松等抗菌药物均含有 N—甲基硫四氮唑侧链,以上药物中以头孢哌酮、拉氧头孢影响凝血功能较为明显。所有可以抑制肠道菌群的抗菌药物,尤其是在长期应用时,均可导致维生素 K 相关凝血因子生成减少。大部分抗菌药物,特别是青霉素、头孢菌素类抗菌药物均可通过免疫介导机制导致血小板减少,引起凝血功能障碍。针对抗菌药物可能导致的凝血功能障碍,临床治疗过程中应该注意:①监测患者的凝血指标;②发现异常时及时补充维生素 K_1 或停药;③严重时可予新鲜冰冻血浆补充凝血因子;④出现免疫介导机制导致的血小板减少时,可考虑在必要时使用糖皮质激素及大剂量免疫球蛋白治疗。

4. 周华教授　浙江大学医学院附属第一医院　呼吸与危重症医学

该病例的知识点主要体现在两个方面:一是 HAP 的诊断问题,2018 年我国 HAP/VAP 诊治指南提出 HAP/VAP 的临床诊断缺乏"金标准",最终应由临床医生根据临床表现、影像学及微生物学检查结果综合分析作出判断,该患者发病过程较为典型,上腹部手术后发生肺部感染,影像学表现较为典型,血培养及痰培养均为 KP,因此 HAP 伴菌血症诊断成立,该KP 为 ESBL 阴性菌株,对所选抗菌药物敏感,疗效明显。二是耐药菌的治疗问题,这是临床经常遇到的重点也是难点问题,该患者刚入院时影像学表现为左肺上叶下舌段及双肺下叶片状实变影,痰培养为鲍曼不动杆菌复合群,为 CRAB,头孢哌酮钠 - 舒巴坦钠中介,但多黏菌素及替加环素未做药敏,采用头孢哌酮钠 - 舒巴坦钠联合多黏菌素治疗后好转。呼吸道标本一旦分离到泛耐药菌,首先需要鉴别定植和感染,在抗菌药物的选择方面,应特别关注耐药菌的 MIC,在此基础上合理选择抗生素可以获得较好的疗效。

诊疗体会

1. 非免疫缺陷患者的 HAP/VAP 通常由细菌感染引起，常见细菌前 3 位的是鲍曼不动杆菌、铜绿假单胞菌、肺炎克雷伯菌，本例患者开始为鲍曼不动杆菌，后为肺炎克雷伯菌，基本符合目前流行病学的特征，不同的是后续的肺炎克雷伯菌（血流感染和肺部感染）不是多重耐药菌，与患者的耐药高风险是相悖的。

2. 患者为伴有基础心脏病、心衰的老年患者，出现高热、"血痰"时，须重点鉴别是肺炎克雷伯菌感染所致还是肺炎诱发心衰、肺淤血所致，患者突发高热前有畏寒且白细胞、PCT 明显升高，提示合并细菌感染可能大，经肺泡灌洗液和血培养检查，尽早明确了肺炎病原体。

3. 肺炎的诊断核心是影像学表现，但须仔细鉴别，患者 7 月 24 日再次发热后胸部 CT 新出现单侧肺渗出，且主要分布于肺周边，有实变，同时双侧胸腔积液较前明显减少，而心衰患者的渗出多为磨玻璃样改变，实变少见，一般双侧多见，且呈现中心性分布的特点，伴有双侧胸腔积液增多，故考虑为并发院内肺炎，经病原学诊断确诊。

4. 抗感染治疗前或调整方案前尽可能送检合格的病原学标本，根据检测出的病原菌及其药敏试验结果，在初始经验性治疗疗效评估的基础上酌情调整治疗方案。

5. HAP/VAP 常出现 XDR 或全耐药（pan drug resistant，PDR）菌感染，应以早期、足量、联合为原则使用抗菌药物，并根据具体的 MIC 及 PK/PD 理论，推算出不同患者的具体给药剂量、给药方式及给药次数等，以优化抗菌治疗效能。

病例思考

住院患者发生 HAP/VAP 的危险因素有哪些？ 一旦发生 HAP/VAP 时如何判断其严重程度？

发生 HAP/VAP 的危险因素涉及各个方面，可分为宿主自身和医疗环境两大类因素。①宿主自身因素包括：高龄、误吸、基础疾病（慢性肺部疾病、糖尿病、恶性肿瘤、心功能不全等）、免疫功能受损、意识障碍或精神状态失常、颅脑等部位的严重创伤、电解质紊乱、贫血、营养不良或低蛋白血症、长期卧床、肥胖、吸烟、酗酒等。

②医疗环境因素包括：长期滞留 ICU、有创机械通气时间长、反复侵袭性操作（特别是呼吸道侵袭性操作）、应用提高胃液 pH 的药物（H_2 受体阻断剂、质子泵抑制剂）、应用镇静剂或麻醉药物、头颈胸部或上腹部手术、留置胃管、平卧位以及交叉感染（呼吸器械及手污染）。上述因素常多种同时存在，可导致 HAP/VAP 的发生。

HAP/VAP 病情严重程度的评估对于经验性选择抗菌药物和判断预后有重要意义，我国指南指出，HAP 患者若符合下列任一项标准即为危重症患者：①需要气管插管机械通气治疗；②感染性休克经积极液体复苏后仍需要血管活性药物治疗。接受有创机械通气的患者发生的 HAP 即为 VAP，一般均应视为危重症，但有些患者因原发疾病不能有效控制，需要长期有创机械通气，若发生 VAP（有时是反复发生）则并非均为危重症，可依据 qSOFA 评分或 APACHE-Ⅱ评分辅助判断。

（罗泽如）

参考文献

中华医学会呼吸病学分会感染学组．中国成人医院获得性肺炎与呼吸机相关性肺炎诊断和治疗指南（2018年版）[J]．中华结核和呼吸杂志，2018, 41(4):255-280.

病例 18

力不从心,回天乏力
——肌无力合并重症嗜肺军团菌肺炎

导读

老年男性,有肌无力、糖尿病基础疾病,长期应用糖皮质激素治疗,发热伴气喘1周,初始抗感染治疗效果不佳,呈进行性低氧血症,出现 ARDS,予有创机械通气,BALF 和血 mNGS 同时发现高序列军团菌,联合莫西沙星和阿奇霉素治疗,病情一度好转,后又合并曲霉和 MRSA 感染,并发下肢深静脉血栓,最终发生多脏器功能衰竭,回天乏力。

病历摘要

患者男性,67岁,公务员退休,因"发热伴活动后气喘1周"于2021年11月8日收入院。

患者1周前无明显诱因出现发热,测体温39.1℃,伴气喘,活动后加重。遂至我院发热门诊就诊。血常规:白细胞 $11.05×10^9$/L,中性粒细胞百分比 70.3%,CRP 35mg/L。胸部 CT:双肺多叶小叶性炎症,双肺上叶肺气肿,部分肺大疱形成,双肺胸膜下间质增生改变(图18-1),予"头孢呋辛"抗感染治疗3天后无缓解。遂至某三甲医院就诊,复查血常规:白细胞 $10.27×10^9$/L,中性粒细胞百分比 99.3%,CRP 218mg/L;予以"头孢曲松"静脉滴注后仍未见明显好转。现为进一步治疗,门诊拟"肺部感染"收入院。

发病以来,患者精神萎靡,胃纳、睡眠欠佳,二便无特殊,体重无明显改变。

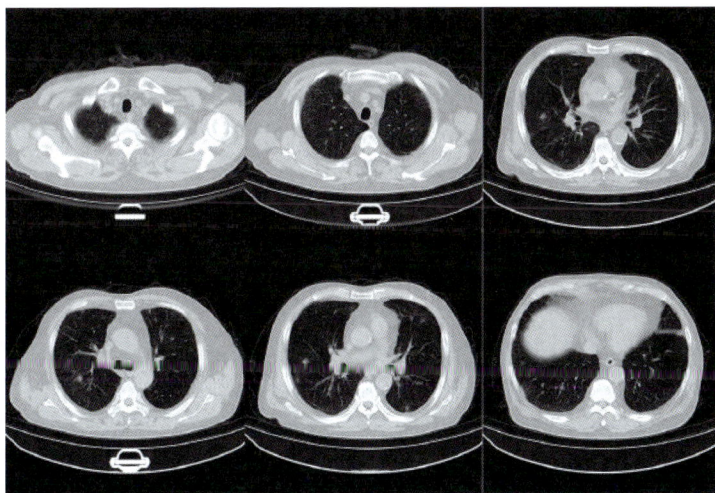

图 18-1 本病例胸部 CT (2021-11-02)

【既往史、个人史】

久居原籍。重症肌无力(眼肌型)病史 2 年,目前服用"泼尼松 30mg,q.d.+ 硫唑嘌呤 50mg,q.d."。高血压病史 2 年余,最高血压 160/80mmHg,目前服用"氨氯地平",自述血压控制可。糖尿病病史 5 年余,目前服用"二甲双胍"。50 年前曾患肝炎,经治疗后好转(具体不详)。无传染病、过敏性疾病等病史。无食物及药物过敏史,无饮酒史,吸烟 20 年,10 支 /d,已戒烟 10 年。

【家族史】

家族中无类似患者,父母及兄弟姐妹身体健康。

【入院查体】

体温 38.4℃,脉搏 122 次 /min,呼吸 30 次 /min,血压 155/83mmHg。皮肤、巩膜无黄染。颈部浅表淋巴结未触及肿大。心律齐,各心脏瓣膜听诊区未闻及杂音。呼吸运动双侧对称,双肺呼吸音粗,可闻及湿啰音。腹部平软,无压痛及反跳痛,肝脾肋下未触及,双下肢无水肿。

【入院诊断】

肺部感染;重症肌无力(眼型);高血压 3 级(很高危);2 型糖尿病。

【辅助检查】

血常规:白细胞 10.32×10^9/L,中性粒细胞百分比 99.3%,红细胞 3.19×10^{12}/L,血红蛋白 160g/L,血小板 160×10^9/L。CRP > 300mg/L,PCT 21.01ng/ml。

生化:白蛋白 32g/L,肌酐 92.5μmol/L,尿酸 331.4μmol/L,肌钙蛋白 I 0.014μg/L,BNP 37.1pg/ml,D- 二聚体 1.96mg/L,纤维蛋白原 11.36g/L。

细胞因子:IL-6 806.66pg/ml(参考范围:0 ~ 5.3pg/ml),IL-8 245.99pg/ml(参考范围:0 ~ 20.6pg/ml),IL-10 17.45pg/ml(参考范围:0 ~ 4.91pg/ml),IL-17A 33.57pg/ml(参考范围:0 ~ 20.6pg/ml)。

呼吸道病毒抗体八项、巨细胞病毒定量、EB 病毒定量、G 试验、GM 试验、结核感染 T 细胞检测、PPD 均阴性。肿瘤标志物十二项:细胞角蛋白 19 片段 14ng/ml(参考范围:< 3.3ng/ml),NSE 27.1ng/ml(参考范围:< 16.3ng/ml)。

传染性指标八项:戊肝抗体 IgG 阳性(+)。

免疫指标:总 T 细胞数 161 个 /μl(参考范围:955 ~ 2 860 个 /μl),Th 细胞数 70 个 /μl(参考范围:550 ~ 1 440 个 /μl),B 细胞数 24 个 /μl(参考范围:90 ~ 560 个 /μl),NK 细胞数 35 个 /μl(参考范围:150 ~ 1 100 个 /μl),Ts/Tc 细胞数 161 个 /μl(参考范围:320 ~ 1 250 个 /μl),γ- 球蛋白 21.4%(参考范围:11.1% ~ 18.1%),风湿三项、抗角蛋白及抗突变型瓜氨酸波形蛋白抗体、抗环瓜氨酸肽抗体、抗中性粒细胞胞质抗体、抗核抗体滴度、抗心磷脂 IgM 抗体、免疫八项均阴性。

血气分析(FiO₂ 50%):pH 7.406,氧分压 48.9mmHg(氧合指数 97.8mmHg),氧饱和度 81.5%,二氧化碳分压 29.0mmHg。

下肢血管超声:双下肢动脉硬化伴双侧小斑块,余双侧下肢深静脉血流通畅。

颈部血管超声：双侧颈动脉硬化伴双侧斑块形成，双侧颈静脉未见明显异常。

心脏超声：射血分数 55%，左室舒张功能减低，少量心包积液。腹部 B 超：胆囊壁毛糙。

【最终诊断】

重症肺炎合并急性呼吸窘迫综合征；重症肌无力(眼型)；高血压 3 级(很高危)；2 型糖尿病。

【诊治经过】

患者重症肺炎诊断明确，但病原学尚不清楚，入院后予心电监护。2021 年 11 月 8 日行无创呼吸机支持，予美罗培南抗感染治疗；氨溴索、茶碱类化痰平喘；胰岛素治疗糖尿病；泼尼松、硫唑嘌呤治疗肌无力；保肝、护胃、营养等对症治疗。

第一阶段：

患者家属拒绝有创呼吸机，接受双水平气道正压通气(BiPAP)：吸气相压力/呼气相压力(IPAP/EPAP)16/6cmH_2O，FiO_2 60%，复查 PaO_2 55.9mmHg，PaO_2/FiO_2 93.7mmHg。

治疗 1 天后，患者气促明显，2021 年 11 月 9 日查床旁胸部 X 线片：双肺广泛渗出病灶，尤以右全肺及左下肺为著(图 18-2)。经与家属反复沟通后，转入 RICU，予气管插管，有创呼吸机辅助通气。压力控制同步间歇指令通气(P-SIMV)模式，潮气量(Vt)280 ~ 300ml，呼气末正压(PEEP)8cmH_2O，高于 PEEP 压力控制(PC above PEEP)16cmH_2O，FiO_2 100%，PaO_2 66mmHg，PaO_2/FiO_2 66mmHg。予镇静、镇痛，肠内肠外营养，低分子量肝素 2 000U q.12h. 皮下注射。

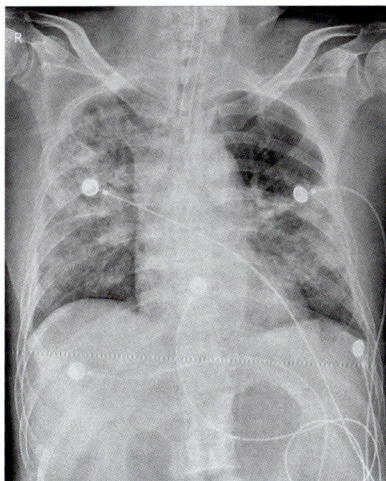

图 18-2　本病例胸部 X 线片（2021-11-09）

2021 年 11 月 9 日床旁支气管镜检查：双侧支气管黏膜充血，管腔通畅，未见肿物、出血及狭窄。可见少量黄白色黏稠痰液，吸除，行支气管肺泡灌洗，送检(图 18-3)。肺泡灌洗液

mNGS:①嗜肺军团菌(序列数:66 995)、嗜麦芽窄食单胞菌(序列数:73);②近平滑念珠菌(序列数:9);③巨细胞病毒(序列数:1 981)、人类疱疹病毒 7 型(序列数:52)。2021 年 11 月 11 日外周血 mNGS:①嗜肺军团菌(序列数:3 408);②人类疱疹病毒 4 型(EB 病毒)(序列数:19)。

调整治疗方案,在原有美罗培南基础上,加用莫西沙星 0.4g,q.d.、阿奇霉素 0.5g,q.d. 抗感染治疗,予甲泼尼龙 40mg,q8h.,人免疫球蛋白 20g,q.d.×5 日提高免疫力。积极治疗后,患者体温下降至正常(图 18-4),氧合明显改善,氧合指数波动在 200mmHg 左右。11 月 20 日复查肺部 CT 示肺部炎症明显好转(图 18-5),11 月 22 日复查血常规:白细胞 $6.97×10^9$/L,中性粒细胞百分比

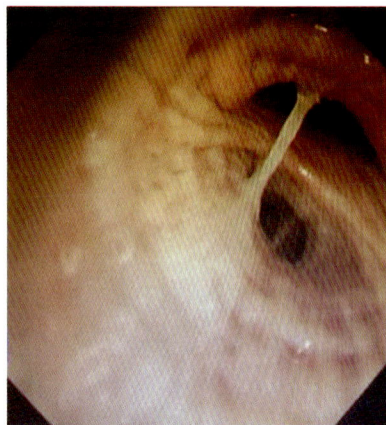

图 18-3　本病例床旁支气管镜检查结果（2021-11-09）

93.6%,血小板 $124×10^9$/L。血气分析:氧分压 166mmHg,氧饱和度 99%,二氧化碳分压 49.0mmHg。CRP 50.7mg/L。甲泼尼龙激素减量为 40mg,b.i.d,予肠内肠外营养、俯卧位通气,全程康复锻炼,调整压力支持通气(PSV)模式,PEEP 4cmH₂O,PC above PEEP 13cmH₂O,FiO₂ 50%,锻炼自主呼吸,尝试脱机。

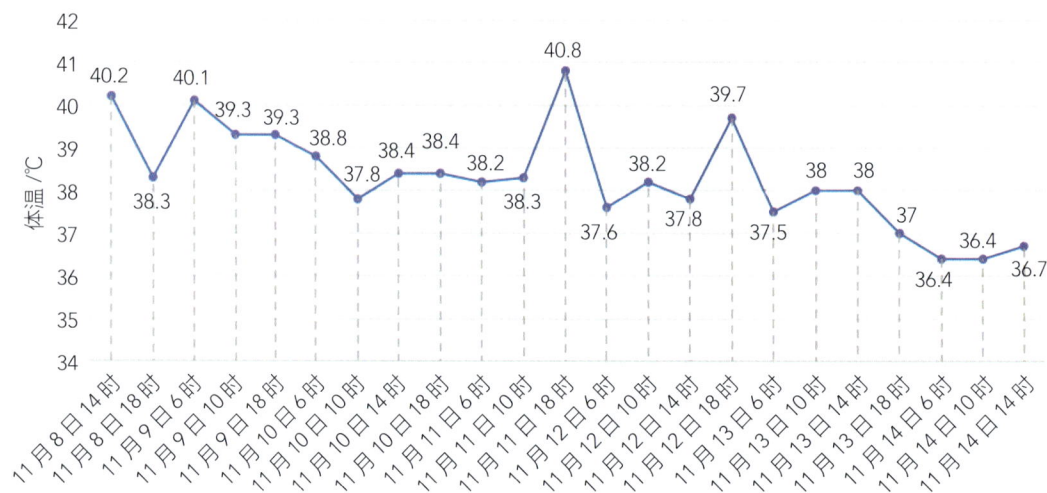

图 18-4　本病例 2021 年 11 月 8 日至 2021 年 11 月 14 日体温监测结果

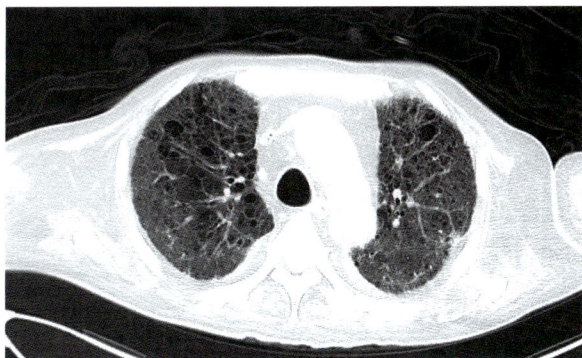

图 18-5　本病例胸部 CT（2021-11-20）

第二阶段：

2021 年 11 月 23 日患者再次突发高热，最高体温 40℃，血常规：白细胞 6.97×10^9/L，血小板 30×10^9/L，血红蛋白 60g/L，CRP 5.16mg/L，PCT 0.08ng/ml。生化检查：白蛋白 28.5g/L，D- 二聚体 > 20mg/L，纤维蛋白原 1.31g/L，患者出现双下肢深静脉血栓。患者呈高渗、三系降低、凝血功能障碍状态。予气管切开，并行床旁支气管镜检查，镜下显示两侧支气管腔内大量黄色黏痰（图 18-6）。多次肺泡灌洗液培养未见军团菌，提示黑曲霉、MRSA。11 月 23 日开始予伏立康唑注射液联合卡泊芬净治疗，当日尿量减少，肌酐升高，提示肾功能受损，考虑为伏立康唑注射液的不良反应，将伏立康唑注射液改为伏立康唑口服制剂 200mg，q.12h. 口服，联合卡泊芬净 50mg，q.d. 抗曲霉治疗。针对 MRSA 调整抗菌药物为万古霉素 0.5g，q.12h.（谷浓度：12.03μg/ml；峰浓度：19.86μg/ml）、甲泼尼龙片（美卓乐）16mg，b.i.d. 口服。针对 VTE 治疗：低分子量肝素 2 000U，q.12h. 皮下注射。给予输注血小板、血浆改善凝血功能障碍，纠正水电解质紊乱，予白蛋白 10g，q.d. 静脉滴注对症补充白蛋白，继续肠内肠外营养。每日行支气管镜下气道清理。

治疗 2 周后，患者病情相对平稳，2021 年 12 月 8 日复查血常规：白细胞 9.71×10^9/L，中性粒细胞百分比 89.7%，血小板 34×10^9/L；CRP 29.7mg/L。2021 年 12 月 16 日复查血常规：白细胞 5.8×10^9/L，中性粒细胞百分比 90.7%，血小板 174×10^9/L；CRP 53.2mg/L；血气分析：FiO_2 60%，氧分压 79.7mmHg，氧饱和度 95.6%，二氧化碳分压 47.8mmHg。复查胸部 CT 显示炎症好转。予患者康复锻炼，准备拔管。

第三阶段：

2021 年 12 月 8 日起患者出现反复高热，伴气

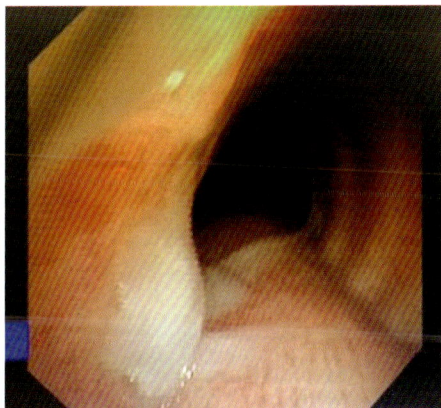

图 18-6　本病例支气管镜检查结果（2021-11-23）

促、氧饱和度下降。治疗方案调整为卡泊芬净 50mg,q.d.、哌拉西林 4.5g,q.8h、替考拉宁 400mg,q.d.。复查肺部 CT 示炎症加重。2022 年 1 月 5 日复查血气:FiO₂ 100%,氧分压 61mmHg,氧饱和度 97.4%,二氧化碳分压 47.8mmHg;血常规:白细胞 $8.5×10^9$/L,中性粒细胞百分比 92%,血红蛋白 65g/L,血小板 $34×10^9$/L;CRP 21.3mg/L;生化:白蛋白 24.8g/L,肌酐 129μmol/L,尿酸 702μmol/L,肌钙蛋白 I 0.227μg/L,D- 二聚体 1.92mg/L,纤维蛋白原 1.38g/L,PCT 1.84ng/ml。免疫学检查显示总 T 细胞数、Th 细胞数、Ts/Tc 细胞数、B 细胞数、NK 细胞数均下降。

【随访及转归】

患者多脏器衰竭,死亡(图 18-7)。

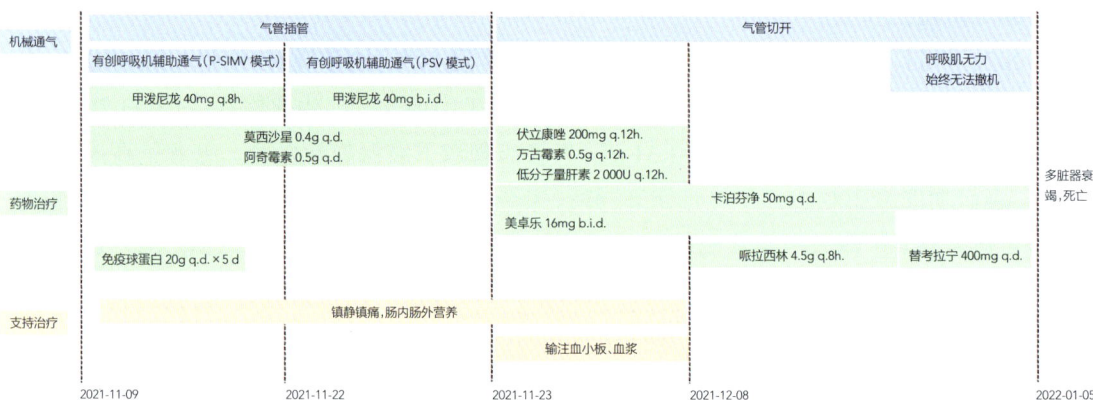

图 18-7　本病例治疗过程

思维引导

免疫抑制宿主发生重症社区获得性肺炎时,需要考虑哪些病原体? 军团菌肺炎有何特点? 如何看待 mNGS 在重症肺炎病原诊断中的价值? 肾功能不全的患者发生肺曲霉病时该如何选用抗真菌药物?

病例分析与专家点评

【病例分析】

免疫抑制宿主是一组特殊人群,对病原微生物极度易感,肺是最常见的感染靶器官,其肺部感染起病隐匿、症状不典型、早期易被忽视、进展迅速；感染病原体多样化，易出现少见病原体、机会致病菌以及多种病原体混合感染，常规诊断方法难以确定责任病原体，早期快速识别病原体至关重要。研究显示感染病原种类与其免疫抑制类型有一定相关性，例如本例患者长期接受糖皮质激素治疗，T淋巴细胞免疫功能障碍，除了常见的细菌、病毒感染外，更易感染细胞内病原体，例如军团菌、结核分枝杆菌、肺孢子菌、隐球菌等。

军团菌属于需氧革兰氏阴性菌，其广泛存在于温暖潮湿的天然及人工水域中，与人类疾病关系密切的军团菌约有20种，其中最常见的感染菌属为嗜肺军团菌（*Legionella pneumophila*，Lp）。军团菌肺炎是军团菌感染最常见的临床类型之一，多由接触被军团菌污染的生活用水引起。军团菌肺炎占CAP的2%～15%，在重症肺炎中多见，病死率为10%～46%，且其临床症状与影像学表现往往不典型，有时可呈暴发，大部分医院微生物室不能开展军团菌培养，尿抗原只能检测Lp Ⅰ型，抗体检测常滞后于临床，故军团菌肺炎是CAP中较难得到病原学确诊的肺炎之一，近年来新型分子诊断技术例如PCR、mNGS在临床的应用使得军团菌肺炎病原学检测阳性率有所提高。由于军团菌属于胞内菌感染，其治疗关键是早期诊断和积极采用细胞内高浓度的抗菌药物，如大环内酯类、喹诺酮类药物。本例患者入院时就有呼吸衰竭，重症肺炎诊断明确，但病原学尚不清楚，立即给予相应治疗纠正呼吸衰竭，如气管插管、使用有创呼吸机。病情稳定后行支气管镜检查、肺泡灌洗液细菌培养、mNGS检查，进一步明确肺部感染病原体。

患者为67岁老年男性，有重症肌无力病史，长期应用糖皮质激素治疗，属于免疫功能低下人群，同时伴有糖尿病等慢性病，是军团菌感染的高危人群。患者发病初期表现为高热，体温最高可达39.1℃，先后在两家医院发热门诊予以二代、三代头孢菌素静脉滴注治疗无效，病情进行性恶化，这与未能在第一时间接受可覆盖军团菌的经验性治疗不无关系。

机械通气是重症肺炎合并呼吸衰竭时重要的抢救措施，然而治疗的同时也会产生一系列的并发症。呼吸机撤离包括脱机和撤离人工气道，撤机的时间点极为关键，撤机过早可能导致呼吸衰竭再度恶化，撤机过迟可能导致机械通气相关并发症发生率升高，特别是感染相关并发症风险增加，患者治疗及相关护理医疗费用负担加重。临床上在接受至少2日有创机械通气的危重症患者中，仅有65%在90日时脱机，撤机失败常见原因包括过度镇静、呼吸肌无力、低蛋白血症、心理依赖、呼吸机相关肺炎等。本例患者既往有2年重度肌无力病史和糖尿病史，长期服用糖皮质激素治疗致细胞免疫功能低下，社区感染重症军团菌肺炎，机械通气治疗期间院内感染曲霉、MRSA等病原体，反复调整抗感染方案，病情几经反复，撤机困难。除了感染因素外，患者重症肌无力导致呼吸肌无力，也是其反复呼吸衰竭、撤机困难的原因。

此外，重症监护病房获得性衰弱（ICU acquired weakness，ICU-AW）也是其撤机困难的原因，ICU-AW指临床诊断的危重症患者的肌无力，不能归因于危重症以外的原因，通常是全身性和对称的，虽然影响肢体（近端多于远端）和呼吸肌，但面部和眼部肌肉不受影响。发生ICU-AW的危险因素包括：①可调整的危险因素，如高血糖、肠外营养、血管活性药物、神经肌肉阻滞剂、糖皮质激素、镇静剂、特定抗菌药物(阿米卡星、万古霉素)、约束。②不可调整的危险因素,如疾病严重程度、脓毒血症、全身炎症反应综合征、多器官功能衰竭、机械通气时间延长、高乳酸、女性、高龄、发病前的功能状态。ICU-AW对患者的短期和长期预后都会产生一定的影响。ICU-AW会导致患者机械通气时间、ICU住院时间和总住院时间延长,6分钟步行距离缩短,医疗费用增加,并且增加ICU内、院内和长期的死亡风险,降低身体机能和生活质量,并且ICU-AW患者的1年和5年累计生存率更差。

【专家点评】

1. 吴文娟教授　同济大学附属东方医院　临床微生物学

军团菌是一种需氧革兰氏阴性杆菌,无荚膜及芽孢,属于专性需氧、营养要求高的兼性细胞内致病菌。广泛分布于温暖潮湿环境中,可在20～42℃范围内生长,最佳生长温度为35～37℃。因此常暴发于酒店、游轮、医院、度假村等地。军团菌肺炎的主要致病菌为嗜肺军团菌,约90%的军团菌肺炎由血清Ⅰ型感染所致。军团菌的检测方法很多,但临床实际能用到的并不多。常见军团菌检测技术包括分离培养、抗原抗体检测以及PCR、mNGS等分子检测手段等。目前检测标本主要来源于患者的痰液、支气管肺泡灌洗液、胸腔积液或血液。其中军团菌培养是确诊军团菌肺炎的“金标准”,但是军团菌培养对条件要求比较苛刻,并且军团菌培养周期长,普通培养阳性率低,所以一般通过尿抗原检测或下呼吸道标本核酸检测明确诊断。检测尿中军团菌抗原仅适用于嗜肺军团菌血清Ⅰ型,军团菌抗体滴度约在感染4～6周后开始升高,而有效的抗军团菌治疗可能延迟,甚至消除体内增高的抗体滴度,因此,上述检测方法仅能作为临床诊断的辅助工具,并非诊断金标准。mNGS对军团菌肺炎的诊断存在一定优势,其通过直接提取标本中核酸并测序,24～36小时即可得到结果。本例患者血和肺泡灌洗液送检mNGS,结果显示嗜肺军团菌阳性,最终确诊为军团菌感染。近年来mNGS作为一项病原检测的新技术,已逐渐应用于临床。一项双盲前瞻性队列研究结果显示,在怀疑感染的患者中,mNGS病原检测的阳性率(36%)明显高于传统检测方法(11%),其阴性预测价值亦高达96%±5%。mNGS在病原检测领域的发展前景十分广阔。

曲霉是一种常见的机会致病菌,包括烟曲霉、黄曲霉、黑曲霉、土曲霉等。大部分人群吸入曲霉孢子无任何症状及体征,只有少部分人会发展为肺曲霉病。侵袭性肺曲霉病常见于免疫功能受损/抑制的患者。影像学特征与临床表现相比有一定的滞后性且没有任何一种征象可以同时具备较高的灵敏度和特异度,确诊仍有赖于真菌培养或组织病理学检查。此外,实验室检查还包括血标本和肺泡灌洗液标本中曲霉的抗原(GM试验)、抗体和分子生物学检测,两种方法的敏感度及特异度相当。联合多种检测方法可以增加诊断的敏感度和特异性。本例患者长期口服激素,细胞免疫功能低下,前期应用过多种广谱抗菌药物治疗,是曲霉感染的高危人群,多次痰培养提示黑曲霉,虽未能行胸部CT检查,仍须考虑肺曲霉病的临床诊断。此外,患者长期行有创机械通气治疗,在原发病治疗好转过程中再次发热,多次肺泡灌洗液培养发现MRSA,拟诊为呼吸机相关肺炎。MRSA是院内感染的重要病原体之一,对所有的 β- 内酰胺类抗菌药物耐药,同时也对其他类抗菌药物存在多重耐药,因此给临床治疗带来诸多困难。MRSA 的耐药机制复杂,主要为染色体介导的固有耐药、通过质粒转移的获得性耐药,以及基因表达调控相关的耐药等。目前临床推荐万古霉素、利奈唑胺用于针对 MRSA 肺炎的治疗。

2. 高莉教授　北京大学第一医院　影像学

军团病的诊断基于临床症状、放射影像学和实验室检查。影像学上主要表现为迅速进展的非对称性、边缘不清的肺实质性浸润影,呈肺叶或肺段性分布,以下叶多见,早期单侧分布,继而涉及双肺,半数患者可发展成多叶性肺炎,1/3 患者可出现胸腔积液。肺炎病理改变为急性纤维蛋白化脓性肺炎,多病灶实变或小叶性分布。相较其他非典型病原体肺炎,军团菌肺炎影像学常呈磨玻璃影间混杂边界分明实变区的特征性改变,且实变范围主要集中于肺门周围而非周边区域。此外,其影像学改变与临床症状具有非同步性,临床症状改善后,影像学在数日内仍可能有所进展,肺部浸润影持续数周甚至数月后才可完全吸收。影像学表现多样、与临床表现不匹配也是军团菌肺炎有别于其他肺炎的重要依据。

肺曲霉病的影像学表现根据其不同的临床类型而不同,该患者属于气道侵袭性肺曲霉病,影像学上可见支气管管壁增厚、沿支气管血管束分布的斑片影和磨玻璃影。

3. 陈燕教授　上海交通大学医学院附属第六人民医院　临床药学

该患者有重症肌无力的病史,口服糖皮质激素及硫唑嘌呤治疗,为免疫抑制人群。入院诊断为重症肺炎,行气管插管,初始使用美罗培南 0.5g,q.8h.(11 月 8 日—11 月 11 日),入院后肺泡灌洗液 mNGS 提示嗜肺军团菌、嗜麦芽窄食单胞菌及近平滑念珠菌。军团菌是细胞内病原体,予阿奇霉素 0.5g q.d.(11 月 12 日—11 月 23 日)+ 莫西沙星注射液 0.4g q.d.(11 月 12 日—11 月 22 日),根据《中国成人社区获得性肺炎诊断和治疗指南(2016 年版)》,对于军团菌的治疗,首选阿奇霉素 500mg 静脉滴注 / 口服 q.d. 或红霉素 0.5g 静脉滴注 q6h.,左氧氟沙星静脉滴注 / 口服,莫西沙星 0.4g 静脉滴注 / 口服,q.d.,次选多西环素、克拉霉素、米诺环素或复方磺胺甲噁唑片。该患者使用阿奇霉素联合莫西沙星,可能增加不良反应发生的风险,当喹诺酮类药物联合大环内酯类药物时,须警惕发生心脏电生理异常的潜在风险。另外,阿奇霉素和莫西沙星均可能引起肝酶升高,须注意检测肝功能。

11 月 23 日患者肺泡灌洗液培养结果提示黑曲霉、MRSA,此时根据病原菌调整抗菌药物治疗,予卡泊芬净 50mg,q.d.,伏立康唑 0.2g,q.12h.,因肺泡灌洗液中检出 MRSA,加用万古霉素。

2016 年 IDSA《曲霉病诊治指南》确立了伏立康唑作为肺曲霉病首选治疗药物,不建议使用棘白菌素单药作为侵袭性肺曲霉病的首选用药(强烈推荐;证据级别中等),该患者在用伏立康唑注射液后出现肾功能受损,伏立康唑的水难溶性和不稳定性限制了其临床应用,所以市售的伏立康唑注射液使用增溶剂 β- 环糊精钠作为药物辅料,β- 环糊精钠容易在体内蓄积,造成患者肾功能损害,建议将伏立康唑注射液改为伏立康唑口服制剂。虽然 IDSA 对于伏立康唑联合棘白菌素治疗持保守态度,不常规推荐初始联合治疗,仅有一项研究表明伏立康唑联合棘白菌素比单用伏立康唑有优势。该患者由于病情危重合并肾功能不全,使用伏立康唑胶囊口服＋卡泊芬净注射液静脉滴注联合抗曲霉治疗,用法、用量合理。

4. 徐金富教授　复旦大学附属华东医院　呼吸与危重症医学

本病例病史特点:老年男性,重症肌无力病史,长期激素治疗,此次起病急骤,病程短,主要症状为发热伴咳嗽、气促,胸部 CT 示双肺多发浸润影,血气分析提示Ⅰ型呼吸衰竭。根据 ARDS 的柏林定义,该患者可以诊断为重症肺炎并发 ARDS。该病预后差,病死率高,需要以恰当的呼吸支持技术为中心的综合治疗,不仅需要纠正顽固性低氧血症,改善肺泡氧合,还包括积极治疗原发病、控制继发院内感染、早期营养支持、预防应激性溃疡及深静脉血栓等多种措施。

发病初患者属于轻度 ARDS,神志清楚,气道分泌物不多,血流动力学稳定,能主动配合,予以无创呼吸机辅助通气,1 天后病情仍呈加重趋势,氧合指数下降,及时改为气管插管、有创机械通气治疗。采用肺保护性通气策略,包括小潮气量、呼气末正压通气。使用 PEEP 机械通气的目的是防止肺泡萎陷、V/Q 比例失调,然而过高的 PEEP 又会导致肺泡过度膨胀和损伤,因此选择合适的 PEEP 既不损伤肺泡又能最大限度地防止肺泡萎陷是研究的焦点。多项随机对照研究发现,高、低水平 PEEP 治疗组相比病死率差异无统计学意义,而在病情进展至 ARDS(中重度)时高水平 PEEP 治疗能够提高患者的生存率。采用肺复张方法使重度陷闭的肺段复张,为了维持小气道和肺泡处于开放状态,增加功能残气量,改善氧合,需要最佳 PEEP,此患者 PEEP 为 18cmH$_2$O,在实施小潮气量的保护性通气策略时,清醒患者的耐受性比较差,可予镇静、镇痛、肌松药物联合应用,但这也给后期肌无力撤机困难埋下了伏笔。当上述通气策略改善氧合效果不理想时,可以选择俯卧位通气、肺复张策略。该患者选择了俯卧位通气策略,以期减少非重力依赖区肺泡的过度扩张和依赖区的周期性开放和闭合,从而改善通气血流比,同时减少通气相关肺损伤,提高救治成功率。

ARDS 的发病机制主要是由多种致病因素导致的"炎症级联反应",因此,抗炎药物被用于治疗 ARDS,其中应用最广的是糖皮质激素,但其在 ARDS 中的作用仍褒贬不一。目前大多数学者推荐在 ARDS 早期(病程 < 14 天)使用小剂量糖皮质激素,认为可以避免增加并发症和病死率。该患者有重症肌无力病史 2 年,长期激素口服治疗,在疾病初起予甲泼尼龙120mg 抗炎治疗,随后根据氧合改善情况予以逐渐递减。该患者在机械通气后经支气管肺泡灌洗液 mNGS 发现军团菌感染,联合阿奇霉素和莫西沙星治疗,结合良好的液体管理,每天液量 1 400 ～ 1 600ml,出入液体量轻度负平衡(–500ml 左右),加上气道管理、镇静镇痛、预防应激性溃疡、营养支持、抗凝、维持水电解质平衡、纠正低蛋白血症和调节免疫功能等综合治疗,病情曾一度好转,但由于发生了肌无力造成的脱机困难,后续又相继出现肺曲霉、MRSA 感染以及下肢静脉血栓等并发症,虽经积极覆盖曲霉、MRSA 抗感染等治疗,但终究回天无力。

诊疗体会

1. 免疫抑制宿主发生肺炎时，特别是有重症趋势时，一定要积极开展病原学检测，包括痰和肺泡灌洗液的涂片镜检分离培养、血培养、抗原抗体检测以及 PCR、mNGS 等分子诊断技术，在未获得明确病原时，经验性抗感染治疗方案必须覆盖包括军团菌在内的非典型病原体。

2. 军团菌肺炎有时可呈暴发性，特别是在免疫抑制宿主中，病情进展快，未经及时治疗的患者病情在第一周内可迅速恶化，发展为重症肺炎甚至导致呼吸衰竭、休克、多器官功能障碍等。《中国成人社区获得性肺炎诊断和治疗指南(2016 年版)》推荐对确诊的军团菌肺炎首选大环内酯类(阿奇霉素或红霉素)或喹诺酮类(左氧氟沙星、吉米沙星、莫西沙星)治疗；次选为多西环素、克拉霉素、米诺环素、TMP-SMX；或者上述喹诺酮类＋利福平或阿奇霉素联合治疗，喹诺酮类药物联合大环内酯类药物治疗时，应警惕发生心脏电生理异常的潜在风险。联合治疗一般仅用于初始治疗反应不佳、怀疑有耐药时，特别需要关注联合用药的不良反应。

病例思考

长期应用不同剂量糖皮质激素的 CAP 患者感染的病原体有何特点?

糖皮质激素对机体免疫功能的影响与其使用剂量相关，2020 年 *CHEST* 杂志发表的《免疫功能缺陷成人 CAP 的初始治疗策略的共识》，将糖皮质激素对患者罹患社区获得性肺炎的影响根据每日剂量和累积剂量分为三个级别。

1 级：等效泼尼松剂量 ≤ 10mg/d、累积剂量 < 600mg，这些患者发生 CAP 的风险不会增加。

2 级：等效泼尼松剂量 10 ~ 20mg/d、累积剂量 > 600mg，这些患者发生 CAP 的风险增加，但感染病原体以核心呼吸道病原体为主，常见的核心病原体包括革兰氏阳性细菌中的肺炎链球菌、金黄色葡萄球菌(MSSA)、化脓性链球菌和其他链球菌；革兰氏阴性细菌中的流感嗜血杆菌、卡他莫拉菌和肠杆菌科(如克雷伯菌属，大肠杆菌)；非典型病原体中的嗜肺军团菌、肺炎支原体、肺炎衣原体和贝纳柯克斯体；呼吸道病毒中的流感病毒、副流感病毒、冠状病毒、呼吸道合胞病毒、鼻病毒、腺病毒和人偏肺病毒等。

　　3级：等效泼尼松剂量 ≥ 20mg/d、累积剂量 > 600mg，这些患者属于免疫功能缺陷人群，容易发生机会致病菌(如肺孢子菌)的感染，我国作为结核病高负担国家，在此类人群罹患 CAP 时还需要高度重视排查肺结核病。

（谢栓栓　谈敏　王昌惠）

参考文献

[1]　AZOULAY E, RUSSELL L, VAN DE LOUW A, et al. Diagnosis of severe respiratory infections in immunocompromised patients[J]. Intensive Care Med, 2020, 46(2):298-314.

[2]　于金鹏，高巍. 二代基因测序技术确诊嗜肺军团菌肺炎 1 例及文献回顾 [J]. 中外医学研究，2022, 20(16):153-156.

[3]　段智梅，魏腾陈，王凯飞，等. 军团菌肺炎临床分析并文献复习 [J]. 解放军医学院学报，2022, 43(03): 284-290.

[4]　PHAM T, HEUNKS L, BELLANI G, et al. Weaning from mechanical ventilation in intensive care units across 50 countries (WEAN SAFE): a multicentre, prospective, observational cohort study[J]. Lancet Respir Med, 2023, 11(5):465-476.

[5]　VANHOREBEEK I, LATRONICO N, VAN DEN BERGHE G. ICU-acquired weakness[J]. Intensive Care Med, 2020, 46(4):637-653.

[6]　中华医学会呼吸病学分会. 中国成人社区获得性肺炎诊断和治疗指南 (2016 年版)[J]. 中华结核和呼吸杂志，2016, 39(4): 253-279.

[7]　PATTERSON T F, THOMPSON G R 3rd, DENNING D W, et al. Practice guidelines for the diagnosis and management of aspergillosis: 2016 update by the infectious diseases society of America[J]. Clin Infect Dis, 2016, 63(4):e1-e60.

[8]　RAMIREZ J A, MUSHER D M, EVANS S E, et al. Treatment of community-acquired pneumonia in immunocompromised adults: a consensus statement regarding initial strategies[J]. Chest, 2020, 158(5):1896-1911.

病例 19

开门揖盗，沆瀣一气
——新冠病毒感染合并细菌性肺炎

导读

老年女性，急性病程，发热伴呼吸困难，自测新冠病毒抗原阳性，胸部 CT 示双肺多发斑片状渗出影，经吸氧、奈玛特韦/利托那韦抗病毒、激素抗炎、头孢曲松钠抗感染及止咳平喘、祛痰等治疗，入院第 6 天体温再次明显上升，咳黄痰较前增加，氧饱和度下降，痰培养报告为产 ESBL 的肺炎克雷伯菌，遂将抗细菌方案调整为头孢哌酮钠 - 舒巴坦钠，逐渐停用激素。治疗后患者体温好转，呼吸困难减轻，炎症指标下降，2 周后痊愈出院。

病历摘要

患者女性，75 岁，主因"发热伴呼吸困难 1 周"于 2022 年 12 月 28 日收入院。

患者 1 周前无明显诱因出现发热，最高体温 38.5℃，伴咳嗽，咳白痰，纳差、乏力，后出现胸闷和呼吸困难，夜间不能平卧，自测新冠病毒抗原(+)，无胸痛，无恶心、呕吐、腹痛、腹泻等症状，自服"连花清瘟胶囊、对乙酰氨基酚"等治疗，仍有间断发热、咳嗽。2022 年 12 月 24 日外院检查胸部 CT(图 19-1)示双肺炎性病变，散在索条影，双肺多发结节，未予特殊治疗。12 月 27 日复查胸部 CT(图 19-2)较前加重，就诊于我院急诊，SpO_2 90%(未吸氧)，予吸氧、激素、头孢类抗生素(具体不详)抗感染及止咳平喘、祛痰等治疗，咳嗽、咳痰无明显好转，喘憋进一步加重，现为进一步诊治入院。

自患病以来，患者神志清楚，精神可，纳差，睡眠欠佳，二便正常，体重无明显减轻。

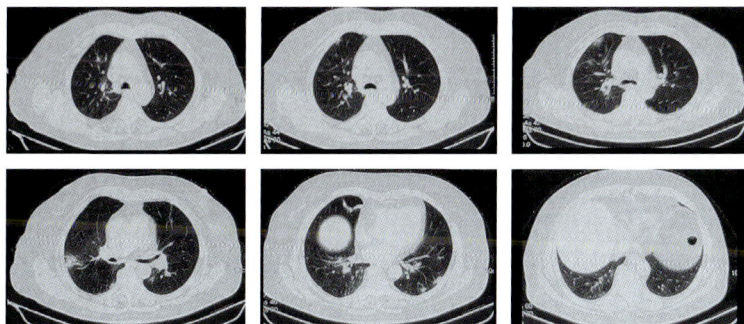

图 19-1　新冠病毒感染后发热 3 天时胸部 CT 表现（2022-12-24）
双肺多发斑片状渗出影，多在胸膜下分布，双肺多发结节样病灶。

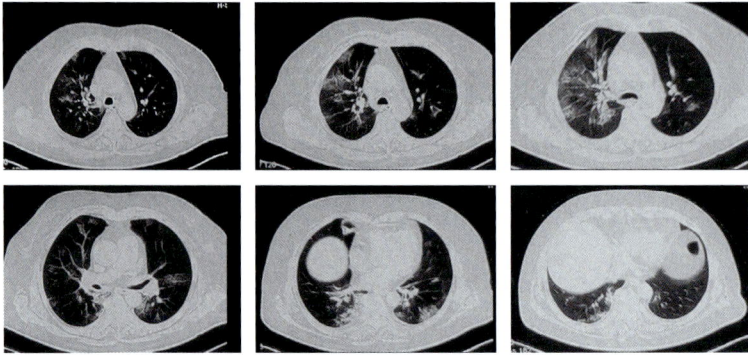

图 19-2　新冠病毒感染后发热 6 天时胸部 CT 表现（2022-12-27）
双肺多发斑片状磨玻璃渗出影，与前对比，双肺病灶加重，范围变大。

【既往史、个人史】

高血压 10 年余，目前口服氯沙坦钾 0.1g，q.d.、马来酸氨氯地平 2.5mg，q.d. 和酒石酸美托洛尔 25mg，b.i.d.，血压控制可；高脂血症 5 年余，现口服阿托伐他汀 10mg，q.d.。否认糖尿病、冠心病病史，否认传染病史、手术外伤史、输血史，无药物及食物过敏史。无烟酒嗜好，无疫水接触史，无职业毒物、粉尘接触史。有新冠病毒抗原阳性家属密切接触史，新冠病毒疫苗第三针接种时间为 2021 年 12 月。

【婚育史、家族史】

已绝经，育有 1 子 2 女，无特殊家族性疾病病史。

【入院查体】

体温 37.8℃，脉搏 78 次 /min，呼吸 18 次 /min，血压 123/78mmHg。神志清楚，精神差，急性病容，轮椅推入病房，浅表淋巴结未触及肿大；胸廓无畸形，双肺叩诊清音，双肺呼吸音粗，双肺可闻及少许湿啰音；心率 78 次 /min，心律齐，心音弱，各瓣膜听诊区未闻及明显杂音；腹部平坦，腹软，无压痛、反跳痛，肝下界位于右锁骨中线肋下 2 横指，肝颈静脉回流征阴性，肠鸣音正常，4 次 /min；双下肢无水肿，无杵状指。

【入院诊断】

新冠病毒感染(重型)；高血压(药物控制后正常)；高脂血症。

【辅助检查】

血气分析（FiO$_2$ 33%）：pH 7.46，PaO$_2$ 56.5mmHg，PaCO$_2$ 36.5mmHg，氧饱和度 90.7%，实际碳酸氢盐 26mmol/L。

血常规：白细胞 4.47×10^9/L，淋巴细胞 0.76×10^9/L，中性粒细胞 3.54×10^9/L，血红蛋白 120g/L，血小板 138×10^9/L。

生化：ALT 108U/L，AST 114U/L，LDH 383U/L，BUN 3.84mmol/L，SCr 47μmol/L，总蛋白 58.8g/L，白蛋白 31.9g/L，钾 3.04mmol/L，钠 133mmol/L，氯 100.6mmol/L。新冠病毒核酸：阳

性，O 基因 30.33，N 基因 30.96。

其他：CRP 74.9mg/L，IL-6 67.9pg/ml，PCT 0.11ng/ml，血沉 73mm/h，铁蛋白 1 219ng/ml；支原体、衣原体、军团菌抗体阴性，甲型、乙型流感病毒抗原检测阴性。

【诊治经过】

1. **非药物治疗**　低盐、低脂、高蛋白饮食，吸氧（面罩 - 鼻导管），间断俯卧位通气。

2. **药物治疗**　入院后予奈玛特韦 / 利托那韦抗病毒、甲泼尼龙 40mg（静脉给药）抗炎、头孢曲松钠抗感染，辅以低分子量肝素抗凝以及护胃、雾化平喘、止咳、祛痰、降压、抗血小板、降脂等对症支持治疗。

入院后第 6 天，患者体温较前明显上升，最高体温 39℃，咳嗽、咳痰较前加重，痰液为黄色。上调吸氧面罩氧流量至 10L/min，氧饱和度波动在 93% ~ 95%。

思维引导

新冠病毒感染患者经过积极抗病毒、抗炎、抗感染治疗效果不佳时，应该考虑到继发细菌、真菌等感染的可能，及时送检标本明确病原学。

2023 年 1 月 4 日复查胸部 CT 较前加重，双肺多发斑片状渗出影，右肺下叶病灶较前变实，可见支气管充气征（图 19-3）。2023 年 1 月 6 日痰培养结果提示肺炎克雷伯菌（+++），药敏试验显示分离的肺炎克雷伯菌对三代头孢菌素类药物均耐药（表 19-1），考虑为产超广谱 β-内酰胺酶（ESBL），遂将抗细菌方案由头孢曲松钠调整为头孢哌酮钠 - 舒巴坦钠，激素使用 1 周后停用，余治疗不变。

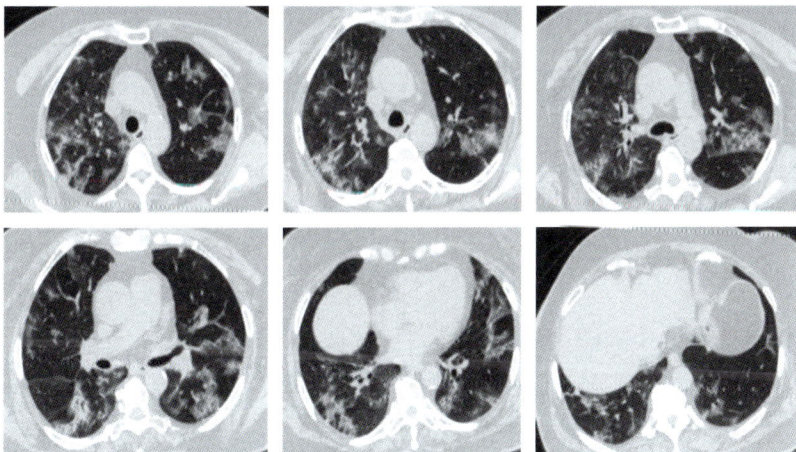

图 19-3　入院治疗 6 天病情进展后复查胸部 CT 表现（2023-01-04）

较前加重，双肺多发斑片状渗出影，右肺下叶病灶较前变实，可见支气管充气征。

表 19-1　痰培养结果

抗生素名称	培养结果
左氧氟沙星	S
头孢哌酮钠 - 舒巴坦钠	S
氨苄西林钠 - 舒巴坦钠	R
哌拉西林钠	R
哌拉西林钠 - 他唑巴坦钠	S
氨曲南	R
头孢唑林钠	R
头孢唑林钠(尿路)	R
头孢呋辛	R
头孢呋辛酯	R
头孢曲松钠	R
头孢他啶	R
头孢吡肟	SDD
头孢替坦	S
亚胺培南	S
美罗培南	S
环丙沙星	R
庆大霉素	S
阿米卡星	S
妥布霉素	S
复方新诺明	S

注:S,敏感;R,耐药;SDD,剂量依赖性敏感。

【随访及转归】

调整抗感染方案 2 天后患者发热症状明显好转,喘憋逐渐减轻,炎症指标下降,2 周后痊愈出院。

【最终诊断】

新冠病毒感染(重型);细菌性肺炎;Ⅰ型呼吸衰竭;肝功能异常;低蛋白血症;低钾血症;高血压(药物控制后正常);高脂血症。

病例分析和专家点评

【病例分析】

新冠病毒感染作为一种病毒性感染，其合并或继发细菌、真菌、其他病毒感染的情况值得关注。现有研究报道新冠病毒感染合并其他病原体感染的比例并不高，而在临床实践中抗菌药物使用比例居高不下。如何优化抗菌药物在新冠病毒感染患者中的使用是值得思考的问题。

研究表明，只有不到 4% 的新冠病毒感染住院患者初次就诊时合并细菌感染，且新冠病毒感染患者合并非典型病原体感染的比例较低。尽管如此，38% ~ 98% 的新冠病毒感染患者接受了经验性抗菌治疗。Rawson 等的研究中 72% 的患者应用了抗菌药物治疗，常用的药物包括喹诺酮类（85.3%）、头孢菌素类（33.3%）、碳青霉烯类（24.5%）和利奈唑胺（4.9%）。密歇根州 38 家医院的 1 705 例新冠病毒感染患者中，57% 的患者接受了经验性抗菌治疗，平均治疗时间为 3 天（四分位数间距：2 ~ 6 天），但只有 3.5% 的患者在入院时就合并细菌感染，此外，各有 15% 的患者接受了针对 MRSA 和铜绿假单胞菌的抗菌药物治疗。以上数据表明，既往关于新冠病毒感染患者的抗菌药物使用没有明确的分层管理。《新型冠状病毒肺炎防治专家意见》指出：基于现有的研究结果，因轻型和普通型患者合并细菌感染及后期继发感染的风险低，不建议应用抗菌药物预防性治疗；对于重型和危重型患者，应该积极评估其合并和继发感染的风险和可能性，建议结合痰量增多、脓性痰、血白细胞和降钙素原升高等表现，确定是否需要使用抗菌药物。

抗菌药物的选用原则应依据病原菌种类及其对抗菌药物的敏感性而定，但新冠病毒感染患者大多数在开始抗菌药物治疗前没有及时留取合格标本进行病原学检测，这可能与患者呼吸道标本不易获得及实验室检测能力受限有关。不恰当抗菌药物的使用，特别是对于多病共患、多重用药的老年患者以及同时应用糖皮质激素的患者，除可增加抗菌药物的不良反应外，还可导致肠道菌群紊乱或真菌感染，特别是应用广谱抗菌药物时。此外，过度使用抗菌药物还可导致耐药菌产生的风险增高。尽管新冠病毒感染住院患者在入院时很少合并细菌感染，但许多患者接受了抗菌治疗，随着住院时间延长，特别是需要机械通气的危重症患者，继发医院获得性感染的风险明显增高，且耐药菌感染比例也大幅提高。

本例患者在新冠病毒感染发病伊始就在急诊接受了头孢菌素类抗菌药物（具体不详）治疗，住院后又接受了头孢曲松钠抗感染治疗，在所有三代头孢菌素中头孢曲松钠对链球菌属（包括肺炎链球菌和化脓性链球菌）活性较高，且对肠杆菌科细菌、流感嗜血杆菌等革兰氏阴性菌（不覆盖非发酵菌）的敏感菌活性最高。因此头孢曲松钠是社区获得性细菌性肺炎的最佳选择之一，三代头孢菌素对 β- 内酰胺酶稳定，但仍然可以被 ESBL 所降解，失去抗菌活性，头孢菌素本身也是良好的酶诱导剂，三代头孢菌素还能被头孢菌素酶（cephalosporinase，AmpC）所水解。因此若患者既往有包括头孢菌素在内的抗菌药物暴露史，经验性治疗时应当考虑耐药风险。该患者在头孢曲松钠治疗过程中出现了体温升高、咳黄痰增多等表现,胸部 CT 影像学在原有病毒性肺炎磨玻璃阴影基础上渗出增加,部分有实变,应考虑合并院内获得性肺炎可能。后经痰培养证实病原为产 ESBL 的肺炎克雷伯菌,ESBL 主要属 2be/2br/2ber 类酶,是由质粒介导的能水解青霉素类、头孢菌素及单环酰胺类等 β- 内酰胺类抗生素的 β- 内酰胺酶,其对碳青霉烯类和头霉素类水解能力弱。ESBL 主要由肠杆菌科细菌产生,以肺炎克雷伯菌、大肠埃希菌和变形杆菌最为常见。其活性可被 β- 内酰胺酶抑制剂抑制,如克拉维酸、他唑巴坦、舒巴坦、阿维巴坦、法硼巴坦和雷利巴坦。我国《β- 内酰胺类抗生素 /β- 内酰胺酶抑制剂复方制剂临床应用专家共识(2020 年版)》指出头孢哌酮钠 - 舒巴坦钠和哌拉西林钠 - 他唑巴坦钠是产 ESBL 肠杆菌科细菌治疗的主要药物,用于产 ESBL 肠杆菌科细菌所致的轻中度感染(包括尿路感染、肝脓肿、胆道感染、腹膜炎、医院获得性肺炎等),在没有继发脓毒症时,可结合药敏结果选用头孢哌酮钠 - 舒巴坦钠、哌拉西林钠 - 他唑巴坦钠进行治疗。本病例在痰培养报告后结合细菌药敏结果,将抗细菌方案由头孢曲松钠更改为头孢哌酮钠 - 舒巴坦钠,2 天后患者发热症状明显好转,喘憋症状减轻,炎症指标下降,2 周后痊愈出院。

【专家点评】

1. 施毅教授　南京大学附属金陵医院　呼吸与危重症医学

参考《新型冠状病毒感染诊疗方案(试行第十版)》,本例患者"新冠病毒感染(重型)"诊断明确。患者治疗过程中病情加重,及时完善了痰病原学检测,不仅获得了肺炎克雷伯菌感染的明确证据,还获得了具体的药敏结果,为后续治疗起到了关键指导作用。该病例有很多值得大家深思的地方:①虽然相关诊治指南指出,应当避免盲目或不恰当使用抗菌药物,尤其是联合使用广谱抗菌药物,但在临床实践中,新冠病毒感染患者应用抗菌药物的现象非常普遍,在我国 Omicron 变异株流行期间,很多患者在没有病原学感染证据的情况下不适宜地预防性应用抗菌药物,并且多数时候也并没有送检病原学化验,如痰培养、血培养等。不合理的抗菌药物使用,可能与情况复杂,以及合并感染的甄别困难等有关。②对于新冠病毒感染特别是重症、危重症患者,及早识别新冠病毒感染合并或继发细菌性肺炎对于及时调整治疗和改善患者预后具有重要的意义。

就此患者而言,患者氧合变差,须考虑病毒性肺炎进展,但同时合并咳嗽、咳痰增加,复查胸部 CT 更多表现为机化,但也可见部分实变增加,故考虑不除外继发细菌感染可能,而痰培养也证实为产超广谱 β- 内酰胺酶的肺炎克雷伯菌。因此,对于新冠病毒感染患者,尤其是重症、危重症使用激素的患者,当出现体温反复、炎症指标升高、合并气道分泌物增多等表现时,除警惕病毒性肺炎快速进展外,也要考虑继发细菌、真菌感染可能。

2. 佘丹阳教授　中国人民解放军总医院第一医学中心　呼吸与危重症医学

新冠病毒感染可合并或继发细菌、真菌等感染。根据既往报道,非入住 ICU 新冠病毒感染患者合并或继发细菌感染的比例相对较低。但在这些合并细菌感染的患者中,耐药菌感染的比例却并不低,一项纳入 38 项研究的系统评价表明,新冠病毒感染合并细菌感染患者中，耐药菌的比例高达24%，常见的耐药菌有MRSA和耐碳青霉烯类鲍曼不动杆菌、肺炎克雷伯菌、铜绿假单胞菌等，尤其是入住ICU患者，耐药菌感染的比例更加显著。正如此例患者，尽管初始使用三代头孢抗感染治疗，但并没有覆盖病原菌，导致病情恶化，及时送检病原学后，选择有针对性的抗菌药物，病情才改善。因此，尽管新冠病毒感染患者合并或继发细菌、真菌感染的比例并不高，但对于合并免疫抑制、有基础疾病、高龄的患者，需要警惕合并其他病原体感染的可能，及时监测炎症指标、影像学变化和送检病原学对于及时发现合并或继发其他病原体感染非常有必要。

诊疗体会

1. 新冠病毒感染合并或继发细菌、真菌感染的总体比例不高，特别是在轻症患者中，应避免盲目经验性应用抗菌药物。

2. 对于新冠病毒感染治疗过程中，尤其是在应用激素后出现症状、氧合恶化且呼吸道分泌物增加的患者，应考虑合并细菌、真菌等感染可能，及时送检病原学。

3. 重症新冠病毒感染合并细菌感染患者中，耐药菌比例偏高，抗感染治疗应遵循抗菌药物使用的基本原则，注重目标治疗，注意根据病原学结果及时调整抗感染方案。

病例思考

1. 该患者治疗过程中继发细菌感染的危险因素有哪些？

首先患者高龄，有高血压、高脂血症等基础疾病；其次病毒感染可以导致宿主呼吸道免疫屏障破坏及免疫功能紊乱，并且患者治疗过程中使用激素也会使患者免疫功能低下。

2. 病毒性肺炎患者合并或继发细菌感染时抗菌药物如何选择？

应该遵循抗菌药物使用的基本原则以及相关指南和共识意见，尽可能积极送检标本明确病原体，有明确药敏检测和监测结果对于抗菌药物的选择至关重要。

（倪文涛）

参考文献

[1] WESTBLADE L F, SIMON M S, SATLIN M J. Bacterial coinfections in coronavirus disease 2019[J]. Trends Microbiol, 2021, 29(10):930-941.

[2] VAUGHN V M, GANDHI T N, PETTY L A, et al. Empiric antibacterial therapy and community-onset bacterial coinfection in patients hospitalized with coronavirus disease 2019 (COVID-19): a multi-hospital cohort study[J]. Clin Infect Dis, 2021, 18;72(10):e533-e541.

[3] 中华医学会呼吸病学分会, 中华医师协会呼吸医师分会. 新型冠状病毒肺炎防治专家意见 [J]. 中华结核和呼吸杂志, 2020, 43(6):473-489.

[4] 《β- 内酰胺类抗生素 /β- 内酰胺酶抑制剂复方制剂临床应用专家共识》编写专家组 . β- 内酰胺类抗生素 /β- 内酰胺酶抑制剂复方制剂临床应用专家共识(2020 年版)[J]. 中华医学杂志, 2020, 100(10):738-747.

[5] 中华人民共和国国家卫生健康委员会. 新型冠状病毒感染诊疗方案 (试行第十版)[J]. 中华临床感染病杂志, 2023, 16(1):1-9.

[6] 沈宁, 刘贝贝, 贺蓓 . 新型冠状病毒肺炎合并感染时抗菌药物合理应用探讨 [J]. 中华结核和呼吸杂志, 2021, 44(1):4-7.

[7] GOYAL P, CHOI J J, PINHEIRO L C, et al. Clinical characteristics of COVID-19 in New York City[J]. N Engl J Med, 2020, 382(24):2372-2374.

[8] NORI P, COWMAN K, CHEN V, et al. Bacterial and fungal coinfections in COVID-19 patients hospitalized during the New York City pandemic surge[J]. Infect Control Hosp Epidemiol, 2021, 42(1):84-88.

[9] GUAN W J, NI Z Y, HU Y, et al. China medical treatment expert group for COVID-19. clinical characteristics of coronavirus disease 2019 in China[J].N Engl J Med, 2020, 382(18):1708-1720.

[10] RAWSON T M, MOORE L S P, ZHU N, et al. Bacterial and fungal coinfection in individuals with coronavirus: a rapid review to support COVID-19 antimicrobial prescribing[J]. Clin Infect Dis, 2020, 71(9):2459-2468.

[11] KARIYAWASAM R M, JULIEN D A, JELINSKI D C, et al. Antimicrobial resistance (AMR) in COVID-19 patients: a systematic review and meta-analysis (November 2019-June 2021)[J]. Antimicrob Resist Infect Control, 2022, 11(1):45.

病例 20

肥胖惹祸，危机四伏
——超重体型患者肺部感染

导读

肥胖低通气综合征合并肺源性心脏病患者，肺部感染后呼吸衰竭加重并发肺性脑病，有创机械通气治疗过程中反复发热，顽固性低氧血症，BALF 和血培养先后发现多种碳青霉烯类耐药菌，通过仔细分析低氧原因并予针对性治疗，及时调整抗生素方案、精准把握剂量，患者成功脱机，出院随访。

病历摘要

患者女性，58 岁，因"反复发作性喘息 20 余年，咳嗽 1 个月余，加重 5 天"于 2022 年 8 月 29 日收入院。

20 余年前患者开始出现反复发作性喘息，秋冬季加重，伴咳白色泡沫痰，未正规治疗。5 年前出现活动后呼吸困难、间歇性双下肢水肿，不规律使用制氧机吸氧，间断口服糖皮质激素（具体用量不详），未经正规药物治疗。1 个月前受凉后咳嗽、咳痰，痰黏不易咳出，伴呼吸困难，活动后明显，无胸闷、胸痛、咯血，无意识障碍，外院就诊予口服利尿药及糖皮质激素（具体不详）后自觉咳嗽和呼吸困难症状稍缓解，但症状反复。5 天前，呼吸困难症状加重，且伴有腹胀、双下肢水肿、尿少，1 天前出现嗜睡，家属将其送至我院急诊。为进一步诊治，急诊以"哮喘、心衰"收入呼吸与危重症医学科。

【既往史、个人史】

高血压病 10 余年，用药不详，日常用药不规律。2 型糖尿病 1 年余，未接受药物降糖治疗。1 年前曾因"呼吸衰竭"在我院急诊 ICU 住院，其间行气管插管机械通气，治疗后好转出院。否认冠心病、慢性肝病、慢性肾病病史。否认传染病史、手术史、外伤史、输血史。无食物、药物过敏史。无烟酒嗜好。否认职业毒物、粉尘接触史。

【家族史】

已婚，育有一子，丈夫儿子均体健。父母兄弟姐妹均身体健康。

【入院查体】

体温 36.2℃,脉搏 74 次 /min,呼吸 23 次 /min,血压 141/61mmHg,极重度肥胖体型(身高 158cm,体重 130kg,BMI 52kg/m²),嗜睡状态,查体欠合作,双侧球结膜充血水肿,双侧瞳孔 3mm,对光反射正常。全身皮肤未见瘀点、瘀斑,双侧腹股沟皮肤褶皱处潮红、皮损。颈软,浅表淋巴结未扪及肿大。呼吸运动对称,双肺呼吸音低,双肺闻及少许湿啰音,心率 74 次 /min,心律齐,心音低,腹部明显膨隆,移动性浊音不能配合。双下肢重度凹陷性水肿。神经系统病理征阴性。

【辅助检查】

血气分析(FiO₂ 80%):pH 7.14,PaCO₂ 115mmHg,PaO₂ 107mmHg,SO₂ 99%,氧合指数 133mmHg,乳酸 0.5mmol/L。

血常规(2022-08-29):白细胞 6.58×10⁹/L,中性粒细胞百分比 74.1%,血红蛋白 144g/L,血小板 156×10⁹/L。生化及心肌酶学:高敏肌钙蛋白 44.6ng/L,余无异常。BNP 283.2pg/ml。

心脏超声:右室肥大(RV 29mm);右房增大;三尖瓣中度关闭不全。肺动脉主干内径增宽,肺动脉压增高。左房增大;左室肥大;左室舒张功能降低。主动脉硬化,升主动脉增宽,主动脉瓣退变。

头、胸、全腹 CT(2022-08-31):颅内及颅骨未见异常;双肺多叶段散在实变影、索条影,双侧胸腔积液,邻近肺组织含气不良(图 20-1A);心脏增大,心包未见积液;纵隔未见肿大淋巴结;肝脏、脾脏、胰腺、双肾、膀胱、子宫未见明显异常;胸、背部皮下软组织肿胀。

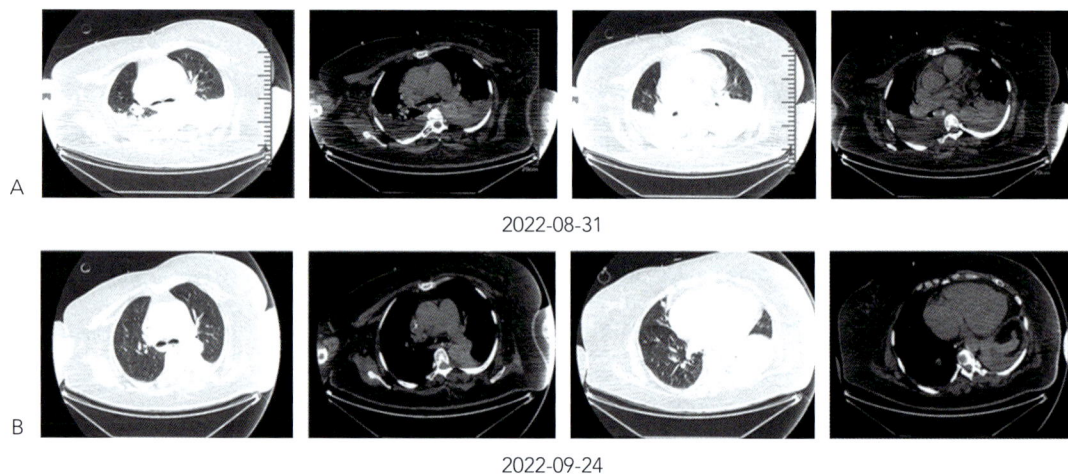

A   2022-08-31

B   2022-09-24

图 20-1 本病例肺部 CT 的表现

【入院诊断】

重症肺炎

Ⅱ型呼吸衰竭

肺性脑病

支气管哮喘

慢性肺源性心脏病

肥胖低通气综合征

高血压 3 级（很高危）

2 型糖尿病。

思维引导

患者目前存在两个问题。①应纠正呼吸衰竭，改善肺性脑病；②本次呼吸衰竭加重的诱因是什么，心衰还是感染？初始抗生素的选择是什么？

【诊疗经过】

1. 第一周（2022 年 8 月 29 日—2022 年 9 月 4 日） 患者存在呼吸衰竭合并意识障碍，入科后即行气管插管机械通气。由于患者极度肥胖，既往有插管史，插管困难，在麻醉科医生协助下插入 7 号气管插管。患者反复发热，体温波动在 37.0 ~ 38.3℃，治疗上予以哌拉西林钠 - 他唑巴坦钠 4.5g，q.6h. 抗感染，氨茶碱解痉，氨溴索祛痰。查体：双肺呼吸音低，肺底少许湿啰音，双下肢轻度水肿。由于气管插管管径太窄，未能获取下呼吸道标本送病原学检查。其间查胸部 X 线片见图 20-2。2022 年 9 月 4 日行气管切开。

患者超重体型，翻身及变换体位困难。查血常规见表 20-1。

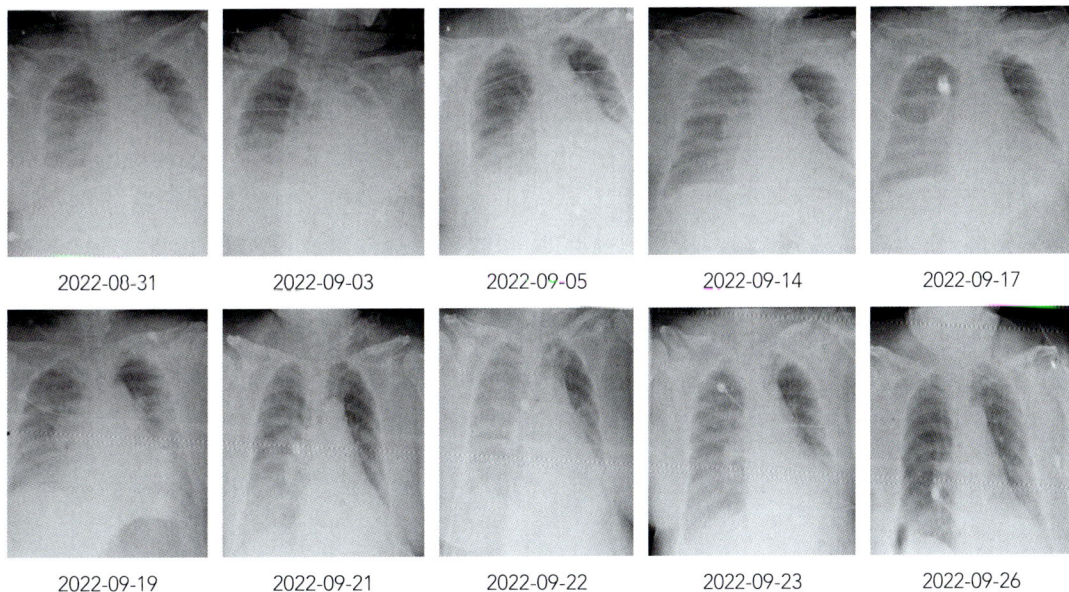

| 2022-08-31 | 2022-09-03 | 2022-09-05 | 2022-09-14 | 2022-09-17 |

| 2022-09-19 | 2022-09-21 | 2022-09-22 | 2022-09-23 | 2022-09-26 |

图 20-2 本病例胸部 X 线片的表现

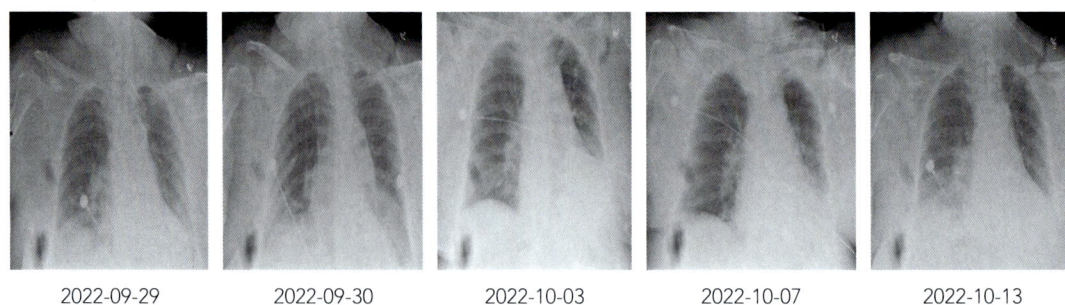

| 2022-09-29 | 2022-09-30 | 2022-10-03 | 2022-10-07 | 2022-10-13 |

图 20-2（续）

表 20-1　血常规结果

治疗时间	白细胞 / ($10^9 \cdot L^{-1}$)	中性粒细胞 百分比 /%	血红蛋白 / ($g \cdot L^{-1}$)	血小板 / ($10^9 \cdot L^{-1}$)	hs-CRP/ ($mg \cdot L^{-1}$)	PCT/ ($ng \cdot ml^{-1}$)
第一周	7.54	81.6	148	130	33.32	0.88
第二周	9.67	84.0	111	252	99.89	0.4
第三周	9.26	76.1	112	176	33.54	2.15
第四周	9.98	75.6	112	174	83.33	42.98

2. 第二周（2022 年 9 月 5 日—2022 年 9 月 11 日）　患者气管切开状态，仍发热，最高体温 39.5℃，无畏寒、寒战，同时伴有持续低氧血症，氧合指数波动于 61 ~ 133mmHg，改用美罗培南 1g，q.6h. 抗感染（2022 年 9 月 5 日—2022 年 9 月 20 日），换用抗生素后患者体温逐渐下降，于 2022 年 9 月 9 日降至正常。查体：双肺呼吸音低，肺底少许湿啰音；BALF 培养结果示鲍曼不动杆菌、洋葱伯克霍尔德菌；查血常规见表 20-1。

3. 第三周（2022 年 9 月 12 日—2022 年 9 月 18 日）　患者无发热，体温持续正常，但血气分析提示低氧血症，氧合指数较前下降，顽固低氧，无法脱机。查体：双肺呼吸音低，双下肢无水肿；痰培养提示多重耐药鲍曼不动杆菌，仅对替加环素敏感；查血常规见表 20-1。进一步分析低氧血症的原因及处理。

（1）肺水肿：予强心、利尿，维持液体负平衡。

（2）肺栓塞：患者超重，血管条件差，无法完成 CTA，予经验性抗凝（依诺肝素钠 6000IU q.12h.）。

（3）胸腔积液致双下肺压迫性不张：由于患者俯卧位困难，增加 PEEP，取坐位或高枕卧位。

（4）支气管痰栓导致阻塞性肺不张：反复支气管镜吸引，监测患者病原学。

4. 第四周（2022 年 9 月 19 日—2022 年 9 月 25 日）　患者气管切开呼吸机辅助呼吸状态，

于 2022 年 9 月 21 日再次发热,体温最高 39.5℃;查体:双肺呼吸音低,双下肢无水肿;查血常规见表 20-1。分析再次发热原因考虑多重耐药鲍曼不动杆菌由定植转为致病菌可能,遂于 9 月 21 日更换为抗鲍曼不动杆菌方案:静脉滴注头孢哌酮钠 - 舒巴坦钠 3g,q.6h.+ 舒巴坦钠 2.5g,q.12h.+ 替加环素 100mg,q.12h.(2022 年 9 月 21 日—2022 年 9 月 23 日)。更换抗生素之前抽血培养并拔除深静脉导管,导管头同时送培养,9 月 23 日血培养双部位同时报阳,为耐碳青霉烯类铜绿假单胞菌,药敏仅对氨曲南及阿米卡星敏感;导管头培养提示多重耐药鲍曼不动杆菌;支气管肺泡灌洗液提示多重耐药鲍曼不动杆菌。调整抗生素为氨曲南 2g,q.6h.+ 阿米卡星 1.2g,q.d.+ 替加环素 100mg,q.12h.+ 舒巴坦钠 2.5g,q.8h.(2022 年 9 月 23 日—2022 年 9 月 29 日)。

5. 第五、六周(2022 年 9 月 26 日—2022 年 10 月 9 日) 患者于 2022 年 9 月 25 日开始体温逐渐下降,持续正常,维持氨曲南 2g,q.6h.+ 阿米卡星 1.2g,q.d.+ 替加环素 100mg,q.12h.+ 舒巴坦钠 2.5g,q.8h. 治疗至出院,液体管理严格负平衡,控制每日负平衡 500 ~ 1 000ml;氧合指数逐渐升高,波动于 166 ~ 278mmHg,间断进行脱机训练,成功脱机。2022 年 9 月 24 日复查胸部 CT 显示双肺渗出病灶及胸腔积液基本吸收(图 20-1B),于 9 月 29 日出院。

治疗过程 PCT 及 sCRP 变化趋势见图 20-3。

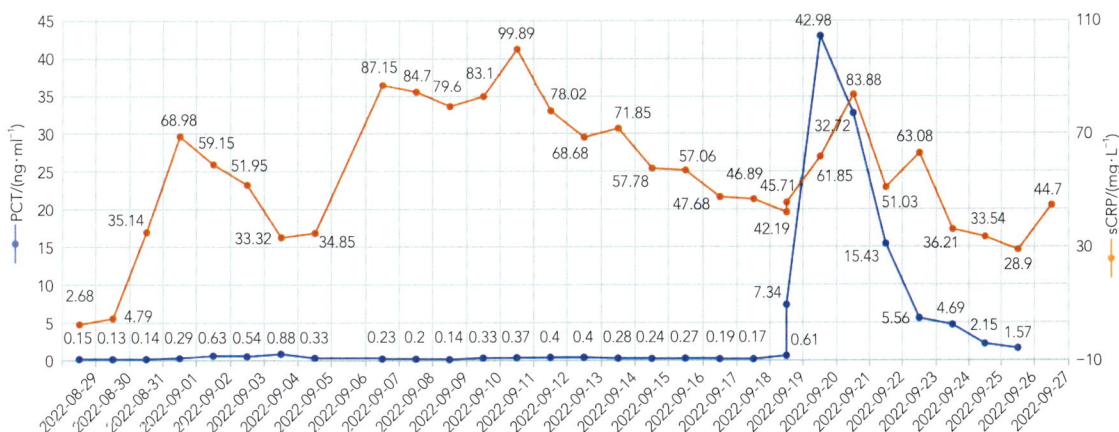

图 20-3 本病例 PCT 和 sCRP 部分数值

【随访及转归】

出院后间断使用家用无创呼吸机辅助呼吸,规律门诊随访,复查胸部 X 线片显示双肺透亮度基本正常(见图 20-2)。

病例分析与专家点评

【病例分析】

该患者为极重度肥胖合并慢性气道疾病(哮喘/COPD)、肥胖低通气综合征、肺心病,此次因肺炎诱发急性Ⅱ型呼吸衰竭、肺性脑病。治疗核心是控制感染、改善通气、治疗右心衰及基础疾病。入院第一周主要问题是急性Ⅱ型呼吸衰竭、肺性脑病,因极重度肥胖导致插管困难,7号气管插管的管径不足,影响痰液引流,患者反复发热,提示肺部感染未能控制,但未能获取下呼吸道标本做病原学检查,采用经验性抗感染(哌拉西林钠-他唑巴坦钠)治疗效果不佳,幸及时予气管切开,有利于气道管理、改善通气。第二周患者持续发热伴顽固性低氧,BALF培养发现鲍曼不动杆菌,是医院内下呼吸道感染的常见病原菌,经换用美罗培南后体温下降,提示美罗培南可能有效。第三周BALF培养提示为耐碳青霉烯类鲍曼不动杆菌(仅对替加环素敏感),此时未及时调整抗生素。第四周患者再次高热(39.5℃),血培养报告为CRPA(双部位同时报阳),故铜绿假单胞菌血流感染确诊无疑,但同期导管头培养为鲍曼不动杆菌,与血培养非同一种细菌,不符合导管相关血流感染的诊断,但为消除导管相关血流感染风险,及时拔除了深静脉导管,并将抗菌药物升级为氨曲南+阿米卡星(覆盖铜绿假单胞菌)以及替加环素+舒巴坦钠(覆盖鲍曼不动杆菌),最终经过积极治疗体温恢复正常,氧合指数改善并成功脱机。

该病例抗感染治疗成功的主要关键点是:①及时气管切开,有利于改善通气及痰液引流;②在抗菌药物经验治疗效果不佳时积极开展病原学检查,并且不仅局限于呼吸道标本,根据BALF、血培养结果精准调整抗菌药物。

【专家点评】

崔小娇教授　四川省人民医院　临床药学

患者因呼吸衰竭入院,经验性选择哌拉西林钠-他唑巴坦钠及莫西沙星治疗无效,更换为美罗培南治疗后体温有所下降,好转数日后体温再次出现反弹,经验性抗鲍曼不动杆菌治疗2天后血培养提示耐碳青霉烯类铜绿假单胞菌,根据药敏选择阿米卡星联合氨曲南治疗并保留抗鲍曼不动杆菌治疗,联合抗感染有效,最后成功脱机出院。对肥胖患者的抗生素剂量调控、更换抗生素的临床思维、由经验转向精准的抗菌药物选择,是本例患者治疗成功的关键所在。

该患者BMI为$52kg/m^2$,给抗菌药物的剂量选择带来挑战。因肥胖患者具有不同的蛋白、水以及脂肪分布,有更高的血容量、心输出量,会对抗菌药物的药动学产生实质性的影响,特别是引起表观分布容积和药物清除率的改变。而目前抗菌药物的推荐剂量通常是针对正常体重的患者,而未考虑肥胖引起的药代动力学变化,不正确的剂量可能导致治疗失败或增加药物不良反应。理论上而言,对于水溶性抗菌药物,由于其难以进入脂肪组织,通常使用校正体重(adjusted body weight,ABW)来计算负荷剂量,如氨基糖苷类、β-内酰胺类、糖肽类及氟康唑等。对于脂溶性抗菌药物,其进入脂肪组织的能力较强,使用实际总体重(total body weight,TBW)计算负荷剂量更加合理,如喹诺酮类、大环内酯类等。

然而目前已有的针对肥胖患者的抗菌药物剂量调整建议大部分是基于个案药动学/药效学(PK/PD)研究和临床研究结局,多数缺乏高质量循证证据,部分抗菌药物的调整建议与理论存在矛盾之处。

综合现有证据,肥胖患者在使用β-内酰胺类药物时可以选择现有推荐剂量上限并延长给药时间;氨基糖苷类可采用校正体重调整剂量;替加环素无须调整剂量。该患者基础肝肾功能正常,在入院初期多次痰液及肺泡灌洗液标本提示多重耐药鲍曼不动杆菌,抗菌药物使用及剂量方案:替加环素100mg,q.12h.(200mg负荷剂量)+头孢哌酮钠-舒巴坦钠3g,q.6h.+舒巴坦钠2.5g,q.12h.(舒巴坦钠总日剂量9g)。血培养示CRPA后,临床确定抗感染方案:替加环素100mg,q.12h.+舒巴坦钠2.5g,q.8h.+氨曲南2g,q.6h.+阿米卡星1.2g,q.d.,后患者好转出院。

诊疗体会

今后还需要进行更进一步的研究,来更好地理解和解决以往所发表的有关抗菌药物药动学研究中所出现的相互矛盾的研究结果,并建议可通过对抗菌药物进行治疗药物监测,为肥胖患者提供最优化的抗菌药物给药剂量策略。

病例思考

1. 患者2022年9月21日再次发热的原因是什么?

患者入院后经美罗培南治疗后体温、感染指标有所下降,但在第四周中段(2022-09-21)患者再次出现高热,PCT和CRP明显升高(图20-3),考虑出现了新的感染,革兰氏阴性菌感染可能性最大,分析感染部位主要有两个:一是肺部感染,患者入院后接受碳青霉烯类药物治疗,反复气道分泌物培养出碳青霉烯耐药鲍曼不动杆菌,因此需要考虑出其导致的肺部感染加重;二是血流感染(blood stream infection,BSI),BSI是指全身感染的患者血液培养呈阳性,可能是继发于原发部位明确的感染,或者来源未定。BSI占社区获得性(community-acquired,CA)和医院获得性(hospital-acquired,HA)脓毒症和感染性休克病例的40%,约占ICU获得性脓毒症和感染性休克病例的20%。并且BSI与不良预后密切相关,尤其是对于没有及时进行抗菌药物治疗和感染灶控制的病例。该患者入院时即存在腹股沟皮肤皱褶处的糜烂,入院后接受气管切开,皮肤黏膜屏障有破坏,致病菌容易由破损处入血,但皮肤破损导致的 BSI 最常见的病原菌是金黄色葡萄球菌,此外严重肺部感染也是 ICU 中 BSI 的常见源头。

2. 在治疗 CRAB 所致肺部感染的同时,血培养报告 CRPA 阳性后,是应该切换到抗"铜绿"方案还是同时覆盖"铜绿"和"鲍曼"的方案?

血标本属于无菌体液,当血培养报告为铜绿假单胞菌且双部位同时报阳时 BSI 确诊无疑,此时监测 PCT 也明显升高,是革兰氏阴性菌血流感染的佐证,故覆盖"铜绿"是确定需要的,第一时间采用敏感的抗菌药物覆盖致病菌是 BSI 治疗成功的关键所在。但当时启动抗"鲍曼"方案仅 2 天,且支气管肺泡灌洗液的鲍曼不动杆菌定量较高,支持感染状态,故没有放弃对鲍曼不动杆菌的治疗。药物选择上,血培养为耐碳青霉烯类铜绿假单胞菌,药敏仅对氨曲南及阿米卡星敏感,2018 年美国国立卫生院提出了难治性耐药(difficult-to-treat resistance,DTR)的概念。DTR-PA 定义为对以下所有药物均不敏感的 PA:哌拉西林钠 - 他唑巴坦钠、头孢他啶、头孢吡肟、氨曲南、美罗培南、亚胺培南 - 西司他汀钠、环丙沙星和左氧氟沙星,即仅对氨基糖苷类、磷霉素和多黏菌素类敏感。该菌株对氨曲南敏感,严格说还不属于 DTR-PA,由于当时多黏菌素尚未进入医保,患者家属拒绝使用自费药物,故根据药敏和患者体重选择了静脉滴注氨曲南 2g,q.6h.+ 阿米卡星 1.2g,q.d. 治疗 CRPA,保留替加环素 100mg,q.12h.+ 舒巴坦钠 2.5g,q.8h. 针对 CRAB,治疗获得成功,患者出院。

(刘晓姝)

参考文献

[1] 中华医学会呼吸病学分会感染学组. 中国成人医院获得性肺炎与呼吸机相关性肺炎诊断和治疗指南(2018 年版)[J]. 中华结核和呼吸杂志, 2018, 41(4):255-280.

[2] TIMSIT J F, RUPPE E, BARBIER F, et al. Bloodstream infections in critically ill patients: an expert statement[J]. Intensive Care Med, 2020, 46(2):266-284.

[3] TABAH A, LIPMAN J, BARBIER F, et al. Use of antimicrobials for bloodstream infections in the intensive care unit, a clinically oriented review[J]. Antibiotics (Basel), 2022, 11(3):362.

[4] TAMMA P D, AITKEN S L, BONOMO R A, et al. Infectious Diseases Society of America 2023 guidance on the treatment of antimicrobial resistant gram-negative infections[J]. Clin Infect Dis, 2023:ciad428.

病例 21

明察秋毫，见微知著
——肺癌患者合并免疫相关肺炎治疗后的肺部感染

导读

老年男性，肺鳞癌，化疗联合免疫治疗后先后出现免疫相关性肺炎—真菌感染性肺炎—免疫相关性肺炎，一波三折。临床表现相似，胸部 CT 均提示肺间质改变，通过对比多次胸部 CT 的细节变化，积极收集病原学、组织学证据，给出不同的诊疗方向，病情好转，肿瘤稳定随访中。

病历摘要

患者男性，70 岁，因"确诊肺癌近 3 年，胸闷、气促近 2 个月"于 2022 年 3 月 10 日收入院。

患者于 2019 年 2 月开始间断出现痰中带血，在当地医院检查发现右下肺占位，2019 年 7 月 1 日于我院行支气管镜检查，病理证实为（右肺下叶）鳞状细胞癌。7 月 2 日 PET/CT 示右下肺肺癌，右肺上叶及左下肺高代谢灶，右肺门及纵隔淋巴结转移，右侧锁骨上淋巴结转移可能，右肾上腺内侧支稍粗代谢增高、左闭孔外肌处结节代谢增高，转移待排。诊断右下肺鳞癌 $T_4N_3M_{1a}$（左肺、胸膜）M_{1c}（右肾上腺、左闭孔外肌）ⅣB 期。自 2019 年 7 月 5 日行紫杉醇＋卡铂化疗方案联合帕博利珠单抗免疫治疗，2 个疗程后于 2019 年 8 月 17 日行胸部 CT 评估为部分缓解（partial response，PR）（图 21-1A），继续上述方案治疗（共计 6 个疗程），于 2019 年 11 月 15 日改为紫杉醇单药化疗联合帕博利珠单抗免疫治疗 4 个疗程，自 2020 年 6 月 16 日行帕博利珠单抗免疫治疗 4 个疗程并联合安罗替尼，后因痰中带血，停用安罗替尼。

自 2021 年 1 月 9 日始在当地医院接受帕博利珠单抗免疫治疗共 8 个疗程，其间于 2021 年 10 月 8 日来我院查胸部 CT 评估为疾病稳定（stable disease，SD）（图 21-1B），出院后逐渐出现胸闷、气促，伴咳嗽，无明显发热、咳痰。2021 年 12 月 2 日至当地医院就诊；胸部 CT（图 21-1C）：右肺下叶恶性肿瘤，纵隔淋巴结肿大，双上肺胸膜下小叶间隔增厚，网格样改变，右侧为著，可见斑片状模糊影，考虑间质性肺炎。当地医院诊断为"免疫相关性肺炎"，予"甲泼尼龙"冲击治疗（具体用量不详）同时予"头孢唑肟"抗感染治疗，2022 年 2 月 17 日复查胸部 CT，双肺渗出影较前好转（图 21-1D），遂予以甲泼尼龙 8mg，口服，b.i.d. 带药出院，逐步减量至 4mg,口服,q.d.,出院后仍然存在胸闷、气促症状,并逐渐加重,伴发热,体温最高38℃,无畏寒、胸痛、咳嗽、咳痰、咯血等。为求进一步治疗,患者于 2022 年 3 月 10 日收入我院呼吸与危重症医学科。

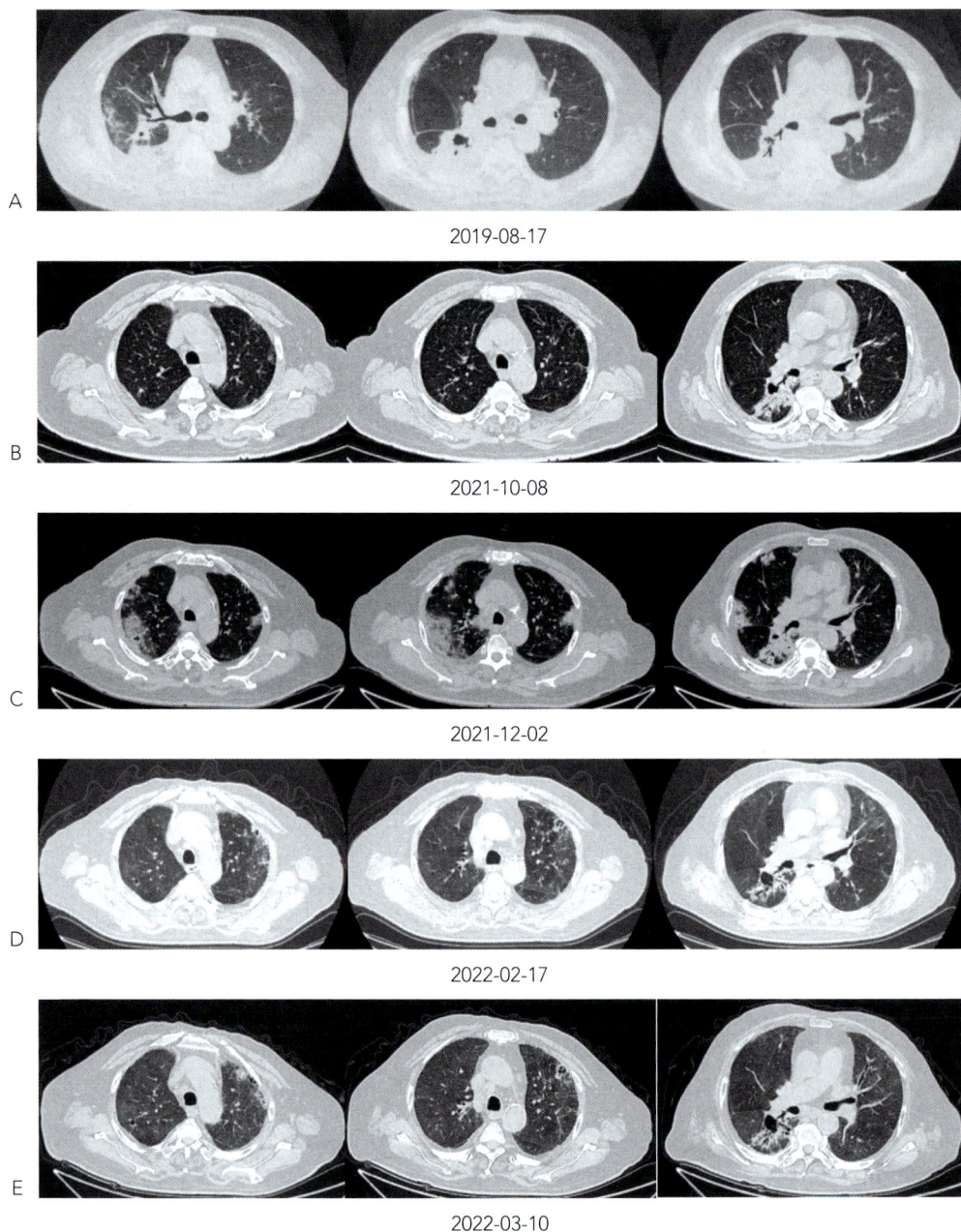

2019-08-17

2021-10-08

2021-12-02

2022-02-17

2022-03-10

图 21-1 病程中多次胸部 CT 图像

A. 我院首次 CT;B. 出现免疫相关性肺炎前最后 1 次 CT;C. 首次出现免疫相关性肺炎时 CT;D. 外院激素治疗后复查;E. 本次入院后复查 CT。

【既往史、个人史】

高血压病 10 余年，现口服缬沙坦、苯磺酸氨氯地平降压治疗，自述血压控制尚可。2 型糖尿病 8 年，现口服格列美脲、二甲双胍降糖治疗，自述血糖控制可。吸烟指数 450 年支，已戒烟。

【家族史】

家族史无特殊。

【入院查体】

体温 38℃，脉搏 102 次/min，呼吸 20 次/min，血压 150/85mmHg。皮肤巩膜无黄染。锁骨上未触及淋巴结肿大。心率 102 次/min，心律齐，各心脏瓣膜听诊区未闻及杂音。双肺呼吸音粗，可闻及散在低调干啰音。腹部平软，无压痛及反跳痛，肝脾肋下未触及，双下肢无水肿。

【入院诊断】

右下肺鳞癌 $T_4N_3M_{1a}$（左肺、胸膜）M_{1c}（右肾上腺、左闭孔外肌、肝脏）ⅣB 期

　　免疫相关性肺炎

肺部感染

高血压 2 级（很高危）

2 型糖尿病。

【辅助检查】

血常规：WBC 9.3×10^9/L，中性粒细胞百分比 83.3%↑，Hb 124g/L，PLT 183×10^9/L。CRP 31.66mg/L↑，PCT 0.083ng/ml↑，血沉 13mm/h。

生化：钠 133mmol/L↓，钾 4.0mmol/L，氯 95mmol/L↓，SCr 58μmol/L，BUN 9.8mmol/L↑，总胆红素 16.5μmol/L，ALT 23U/L，AST 15U/L，白蛋白 36g/L，血糖 12.6mmol/L↑。

血气分析（FiO_2 21%）：pH 7.438，PaO_2 48.6mmHg↓，$PaCO_2$ 37.1mmHg。

免疫球蛋白：IgG 7.38g/L↓，IgA 0.89g/L，IgM 0.4g/L，IgE < 5IU/ml，补体 C3 0.94g/L，补体 C4 0.25g/L。

淋巴细胞亚群：$CD3^+$ 绝对计数 738 个/μl↓，$CD3^+/CD4^+$ 绝对计数 177 个/μl↓，$CD3^+/CD8^+$ 绝对计数 514 个/μl，$CD4^+/CD8^+$ 0.35↓，$CD3^-/CD19^+$ 绝对计数 20 个/μl↓，$CD3^-/CD16^+/CD56^+$ 绝对计数 311 个/μl。

细胞因子：IL-1β 1.46pg/ml，IL-6 2.19pg/ml，IL-8 14.21pg/ml，IL-10 11.46pg/ml↑，TNF-α 0.62pg/ml。血 G 试验 831.1pg/ml↑。血 GM 试验 0.11μg/L。

胸部 CT（图 21-1E）：右下肺鳞癌，伴远端支气管扩张，周围渗出较前（2021-12-02）减少。双肺炎症较前好转。两上肺胸膜下间质性炎症。双肺实性结节，考虑陈旧灶；右侧胸膜增厚。

【诊治经过】

患者本次入院前在外院诊断为免疫相关性肺炎，予激素抗炎（具体用量不详）治疗后，胸闷、气促症状及肺部影像学表现一度好转。但在激素减量过程中，患者出现胸闷、气促症状

加重伴发热,不除外非感染性因素所致,因激素减量导致免疫相关性肺炎再次加重的可能性较大。但患者自述按当地医院要求规律减量,未擅自停用激素,也未再接受免疫治疗,本次症状加重还伴有发热,低氧血症较当地诊断免疫相关性肺炎时更加明显,故首先需要排查感染性因素。患者存在糖尿病病史及激素治疗史,且入院后辅助检查可见 CD3⁺/CD4⁺ 绝对计数明显减低,更倾向于合并肺部感染导致患者病情恶化,但缺少病原学证据。对于病原微生物的判断,通过对比患者多次胸部 CT 结果,发现 2022 年 2 月 17 日外院激素治疗后复查胸部 CT 原胸膜下斑片状阴影较前好转,但全肺透亮度下降呈弥漫性磨玻璃样影(图 21-1D),2022 年 3 月 10 日我院的胸部 CT 也呈现类似改变(图 21-1E),局部放大后同前对比(图 21-2A),结合血 G 试验明显升高,考虑耶氏肺孢子菌肺炎(*Pneumocystis jirovecii* pneumonia,PJP)可能性大;但患者左上肺前胸壁胸膜下原有肺气囊囊壁明显增厚,囊壁外可见渗出影,左肺上叶胸膜下新发结节影(图 21-1E),局部放大后同前对比(图 21-2B),左肺上叶前段支气管壁较前明显增厚,无法用 PJP 解释。基于上述考虑,制订诊治计划如下:继续予以甲泼尼龙抗炎,完善支气管镜检查采集 BALF 送常规,GM 试验,细菌、真菌涂片及培养,mNGS 等检查。

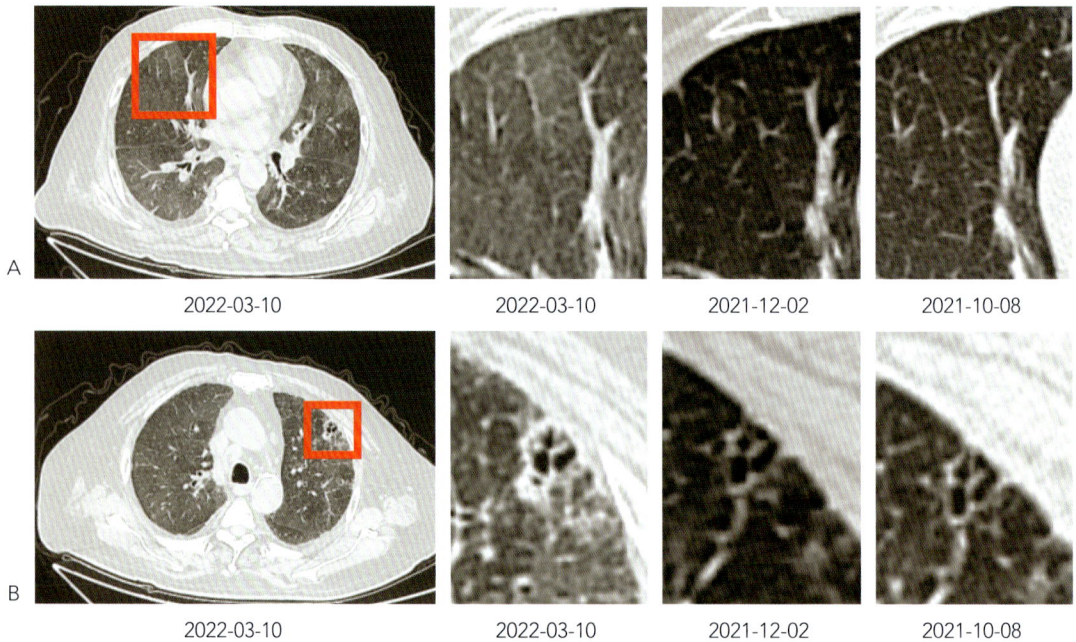

图 21-2　2022 年 3 月 10 日胸部 CT 图像细节比较

A. 右肺中叶可见新发磨玻璃影,小叶间隔增厚(方框内病灶);B.左肺上叶气囊可见囊壁明显增厚,囊壁外可见渗出影(方框内病灶)。

患者于 2022 年 3 月 14 日完善电子支气管镜检查:气管及双侧支气管内可见白色黏稠痰液附着管壁,以双上肺为著(图 21-3)。灌洗液常规:细胞总数 720×10⁶/L,中性粒细胞百分比 10%，淋巴细胞百分比 36%，巨噬细胞百分比 53%，嗜酸性粒细胞百分比 1%。灌洗液培养：黄曲霉。灌洗液 GM 试验：7.64μg/L（> 0.5μg/L 阳性，< 0.2μg/L 阴性）。灌洗液 mNGS：黄曲霉（序列数 464），烟曲霉（序列数 66），耶氏肺孢子菌（序列数 236），白念珠菌（序列数 14）。血烟曲霉特异性抗体：IgG 82.5AU/ml ↑，IgM < 31.25AU/ml。

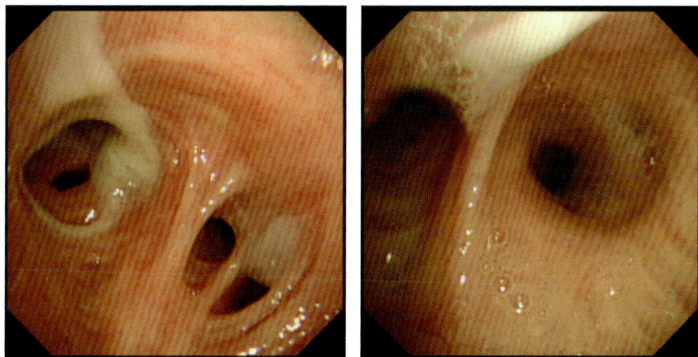

图 21-3　2022 年 3 月 14 日电子支气管镜检查

气管及双侧支气管内可见白色黏稠痰液附着管壁，以双上肺较著，于右肺中叶内侧段用生理盐水 100ml 灌洗，灌洗液送检。

调整治疗方案为甲泼尼龙 20mg，口服(p.o.)，q.d.+ 伏立康唑 0.2g，p.o.，q.12h.+SMZ-TMP 1.44g，p.o.，q.8h.，并予奥美拉唑、小苏打口服，带药出院继续治疗。出院后患者继续甲泼尼龙 20mg，p.o.，q.d.，并逐渐减量，至 4 月下旬停药，伏立康唑 0.2g，p.o.，q.12h.（自述 2022 年 5 月下旬自行停药）、SMZ 1.44g，p.o.，q.8h.（3 周）。

【最终诊断】

右下肺鳞癌 $T_4N_3M_{1a}$（左肺、胸膜）M_{1c}（右肾上腺、左闭孔外肌、肝脏）ⅣB 期

　　免疫相关性肺炎

侵袭性肺曲霉病

耶氏肺孢子菌肺炎

高血压 2 级（很高危）

2 型糖尿病。

【诊断依据】

肿瘤患者治疗过程中发生免疫相关性肺炎，接受糖皮质激素治疗后 $CD4^+$ T 细胞下降，出现气促、胸闷、发热伴低氧血症，胸部 CT 出现弥漫性磨玻璃样阴影，血 G 试验升高，临床高度怀疑 PJP，经 BALF mNGS 发现耶氏肺孢子菌（序列数 236），故诊断明确。患者同时出现左上肺胸膜下新发结节影，原左肺上叶气囊囊壁明显增厚，囊壁周围新发渗出影，支气管镜下可见黄色黏稠脓性分泌物附着管壁，灌洗液 mNGS 发现曲霉属，灌洗液培养发现黄曲霉，BALF

GM 试验明显升高,血曲霉特异性 IgG 升高,诊断侵袭性肺曲霉病,以气道侵袭为主。

【随访及转归】

出院后患者胸闷、气促症状持续好转,偶有咳嗽,咳白痰。2022 年 3 月 26 日复查胸部 CT(图 21-4),示间质性肺炎较前吸收。为评估肺癌病情于 2022 年 7 月 17 日再次入院。入院后查体:SpO_2 97%,双肺呼吸音粗,未闻及明显干湿啰音。查炎症指标无明显升高,淋巴细胞亚群示 $CD3^+/CD4^+$ 绝对计数 527.2 个 /μl,血气分析示 PaO_2 76mmHg,血烟曲霉抗体:IgG 119.03AU/ml ↑,IgM < 31.25AU/ml。肺功能检查:通气功能轻度减退;弥散功能中度减退。6 分钟步行试验:330 米。

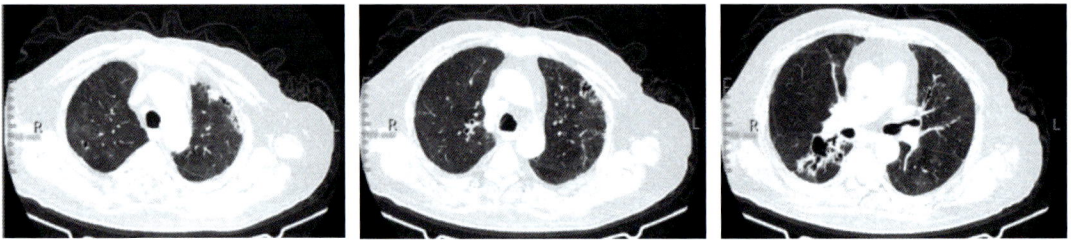

图 21-4　2022 年 3 月 26 日胸部 CT 图像

右肺下叶段支气管稍显狭窄，管壁不规则增厚，纵隔小淋巴结。

7 月 19 日胸部 CT+ 增强示双肺炎症较前进展(图 21-5)。为了明确肺部渗出影病灶的性质,于 7 月 21 日完善支气管镜检查:超声内镜见左肺下叶 B8b 不均质回声,予肺泡灌洗术,冷冻肺活检(图 21-6)。灌洗液常规:细胞总数 $2\,400×10^6$/L、中性粒细胞百分比 20%、淋巴细胞百分比 24%、巨噬细胞百分比 56%;流式细胞:$CD3^+/CD4^+$ 10.35%、$CD3^+/CD8^+$ 87.16%。灌洗液细菌、真菌、抗酸涂片及培养均阴性,灌洗液 mNGS 未查到耶氏肺孢子菌和曲霉。病理免疫组化示:CAM5.2(+),p40(基底细胞 +),CK7(+),TTF1(+),ALK(−),CD34(−),p53(50%+),Ki-67(5%+),CD68(肺泡腔内 +);诊断:(左肺下叶外基底段)肺泡间隔增宽,可见少量淋巴细胞浸润;肺泡上皮增生,有一定异形,核无明显重叠,考虑肺泡上皮非典型腺瘤样增生待排。

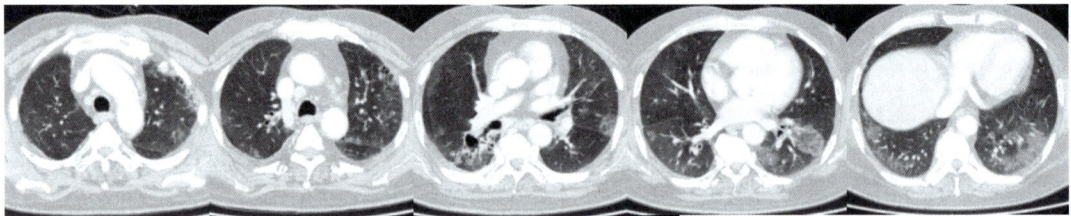

图 21-5　2022 年 7 月 19 日胸部 CT

右下肺鳞癌，伴远端支气管扩张，周围渗出，纵隔及双侧淋巴结转移可能大，与前（2022-03-10）相仿；
双肺炎症较前进展；双肺胸膜下间质性炎症。

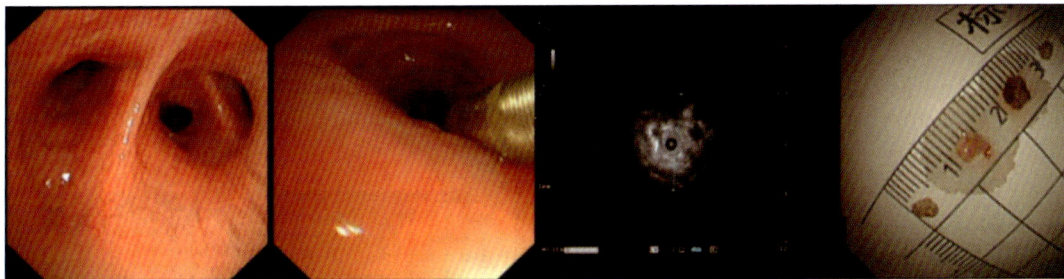

图 21-6　2022 年 7 月 21 日电子支气管镜检查

电子支气管镜下未见明显异常。更换超声内镜,超声内镜见左肺下叶 B8b 不均质回声,行肺泡灌洗术、冷冻肺活检。

结合 BALF 检查及肺组织病理结果,本次双肺散在间质性肺炎考虑系免疫相关性肺炎。鉴于患者症状减轻,炎症指标均无明显升高,且既往存在侵袭性肺曲霉病、耶氏肺孢子菌肺炎病史,决定暂缓激素抗炎治疗,密切随访。肺部肿瘤原发灶评估 SD,暂不予抗肿瘤治疗。

出院后定期复查血常规、生化,无明显异常。自述活动耐量可,无明显胸闷、气急,偶有咳痰,咳少量白痰。2022 年 9 月 24 日再次入院评估病情。查体:SpO₂ 98%,双肺呼吸音粗,未闻及明显干湿啰音。血常规:WBC 7.16×10^9/L、中性粒细胞百分比 59.1%、Hb 135g/L、PLT 201×10^9/L;CRP 2.04mg/L;PCT < 0.02ng/ml;血沉 5mm/h;G 试验 23.8pg/ml、血 GM 试验 0.101μg/L。细胞因子:IL-1β 2.79pg/ml、IL-6 8.01pg/ml、IL-8 21.67pg/ml ↑、IL-10 5.58pg/ml、TNF-α 3.24pg/ml。淋巴细胞亚群:CD3⁺ 绝对计数 1 767 个 /μl、CD3⁺/CD4⁺ 绝对计数 758.2 个 /μl、CD3⁺/CD8⁺ 绝对计数 862.6 个 /μl、CD4⁺/CD8⁺ 0.88、CD3⁻/CD19⁺ 绝对计数 114.4 个 /μl、CD3⁻/CD16⁺CD56⁺ 绝对计数 626.5 个 /μl。2022 年 9 月 26 日胸部 CT:双肺多发炎症,较前略吸收(图 21-7)。肺功能:轻度限制性通气功能障碍;弥散功能正常。6 分钟步行试验:408 米。对比患者既往多次 CT(图 21-8),可见肺部炎性病灶均较前明显好转,肺部肿瘤原发灶 SD,继续随访。

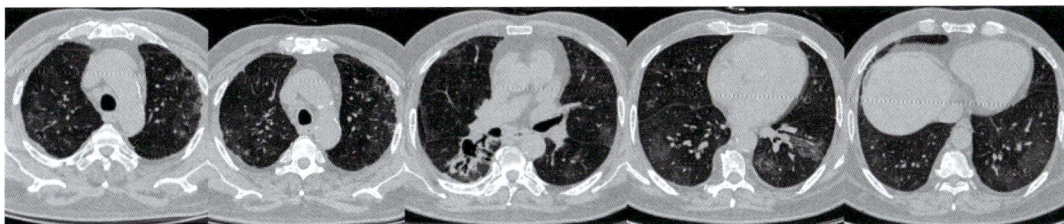

图 21-7　2022 年 9 月 26 日胸部 CT

右肺下叶中央型肺癌伴周围支气管扩张,实性成分较前(2022-07-19)吸收。双肺多发炎症,较前略吸收;纵隔稍大淋巴结,较前稍小。双肺上叶支气管扩张;双肺多发结节、部分炎性可能。

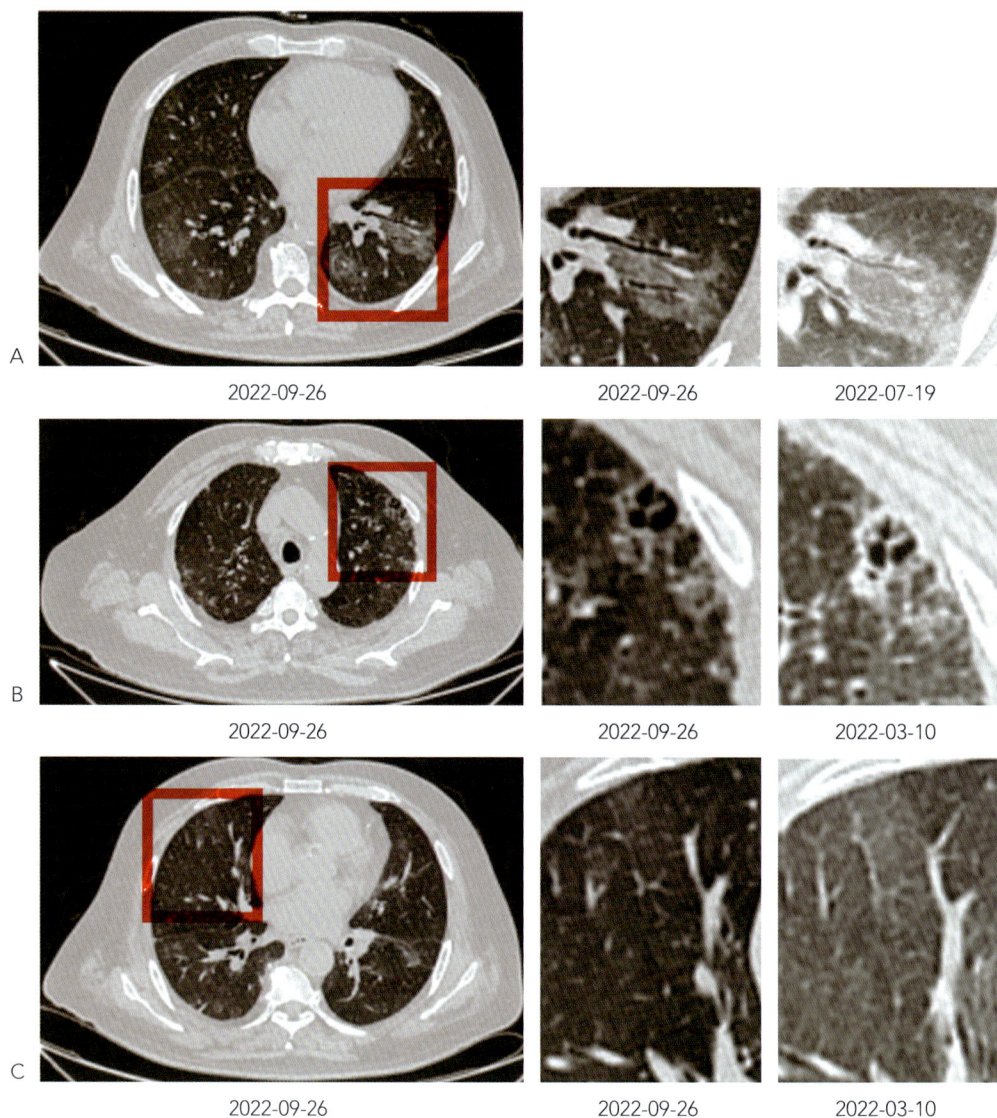

图 21-8　2022 年 9 月 26 日胸部 CT 图像细节比较

A. 左肺下叶磨玻璃影范围减小（方框内病灶）；B. 左肺上叶气囊可见囊壁变薄及囊壁外渗出影减少（方框内病灶）；C. 右肺中叶磨玻璃影，较前明显好转（方框内病灶）。

思维引导

免疫检查点抑制剂肺炎（checkpoint inhibitor pneumonitis，CIP）在接受激素治疗过程中病情再次加重需要考虑有哪些原因？需要哪些检查来明确病因诊断？

病例分析与专家点评

【病例分析】

免疫检查点抑制剂（immune checkpoint inhibitor，ICI）已经显著改变了恶性肿瘤的治疗策略。当前临床应用最成熟的 ICI 为程序性死亡受体 1（programmed death-1，PD-1）及其配体（programmed death-ligand 1，PD-L1）的单克隆抗体，药物通过恢复被抑制的效应 T 细胞的功能来增强抗肿瘤作用，并产生持久的抗肿瘤效果。目前认为 PD-1/PD-L1 抑制剂自身的副作用较小，但免疫系统的激活可能会导致免疫治疗相关不良事件（immune-related adverse events，irAEs），可影响包括肺脏在内的多个器官系统。CIP 虽然重症病例并不多见，但一旦延误治疗其死亡率极高，且其症状和影像学改变常与呼吸道其他非感染性和感染性疾病相似，甚至同时存在，导致肺部发生多种类型的混合炎症，是对此类患者的临床诊治决策的挑战。

相较于其他恶性肿瘤，CIP 在非小细胞肺癌（non-small cell lung cancer，NSCLC）患者中更为常见，其发病率为 3% ～ 5%，在现实世界中没有临床试验的排除标准，其发病率可能会更高。CIP 的危险因素包括男性、吸烟史（无论是否戒烟）、年龄 ≥ 65 岁、呼吸系统疾病既往史、放疗、细胞毒性 T 淋巴细胞相关抗原 4（cytotoxic T lymphocyte-associated antigen-4，CTLA-4）联合治疗、肿瘤侵袭中央气道等。对于不同组织学类型、不同 ICI 方案，肺部 irAEs 发生的中位时间可能有所差异，为 8.1 ～ 31.1 周，且 PD-1/PD-L1 抑制剂与其他治疗联合时，CIP 发生的时间更早。Naidoo 等报道了 CIP 新的类型，称为慢性 CIP，即在停止免疫治疗后，随着糖皮质激素减量，CIP 症状及影像学表现持续不缓解或加重，需要延长激素疗程（≥ 12 周），本例患者在停用激素后再次出现肺磨玻璃阴影，经肺组织活检证实，可以考虑慢性 CIP 的诊断。

CIP 的发病机制尚不完全清楚，可能的致病因素包括 T 细胞亚群紊乱、自身抗体水平升高、促炎细胞因子水平升高、不同治疗策略导致的免疫反应增强、其他因素（肠道微生物群、非编码 RNA、B 细胞、NK 细胞、树突状细胞的免疫调节作用）。CIP 组织病理表现具有非特异性及多样性，必要时需要肺活检明确诊断；组织学表现也可对预后有提示作用。

糖皮质激素是治疗中重度 CIP 的常规策略，根据目前关于 CIP 治疗的共识，确诊 ≥ G2 级 CIP 后应开始糖皮质激素治疗。G1 级 CIP 可暂时观察并暂停 ICI 的应用（1 ～ 2 周），若 CIP 出现进展迹象，应开始糖皮质激素治疗。对于 G2 级 CIP 患者，通常使用泼尼松［0.5 ～ 1.0mg/（kg·d）］或等效剂量甲泼尼龙（治疗直到症状改善 ≤ G1 级，然后在 4 ～ 6 周后逐渐减量）。对于 G3 ～ G4 级患者，泼尼松剂量通常为 1 ～ 2mg/（kg·d）（治疗至少 6 周后逐渐减量）。部分患者对激素不敏感（G3 ～ G4 级 CIP 治疗 48 小时后无改善），需要联合使用英夫利昔单抗、麦考酚酯等药物。

当使用糖皮质激素等免疫抑制治疗后，感染风险增加。耶氏肺孢子菌、巨细胞病毒（CMV）等导致的肺部机会性感染常常表现为双肺弥漫性磨玻璃密度浸润影，与 CIP 鉴别困难，若过分依赖影像学表现，盲目诊断 CIP 加重，容易导致此类肺部机会性感染的误诊、漏诊,从而使病情进一步恶化。所以,对于免疫抑制治疗疗程较长、症状及影像学表现反复的病例,需要警惕肺部感染,应积极寻求病原学证据。除了病原学证据,血液中 CD4$^+$ T 淋巴细胞计数明显减少,也对机会致病菌感染有提示作用。对于合并感染者或感染高风险患者,应积极进行病原学筛查,尽快明确病原学诊断,对于病情快速进展的危重患者,必要时可以早期进行经验性抗感染治疗,根据患者不同的免疫抑制水平进行覆盖相应特殊病原体的治疗。

【专家点评】

1. 黎元教授　复旦大学附属华山医院　影像学

该病例可分 3 个阶段:第 1 阶段,右肺下叶背段实变,支气管存在闭塞、不张、阻塞性炎症。从影像学角度首先考虑肺癌,后经支气管镜及病理学检查证实为鳞癌,同时合并肺内及远隔转移,故诊断为Ⅳ期肺癌。第 2 阶段,在经过化疗及免疫治疗后,患者出现气促、咳嗽,但没有发热,胸部 CT 可见两上肺靠近胸膜下的片状磨玻璃影。在肿瘤免疫治疗病史的基础上出现这种影像学表现,需要考虑 CIP,CIP 可以出现在治疗中及治疗后,肺部磨玻璃影可快速出现,激素治疗后也可快速消失。但需要排除感染、肺水肿、肺出血。肺部病灶影像学表现为磨玻璃影,以外周为主,且无过度补液病史,肺出血、肺水肿可能性均较小。肺部影像学表现为磨玻璃阴影的感染性病变,常见于机会致病菌感染,包括病毒性肺炎、PJP 等。第 3 阶段,患者症状再次加重,并伴发热,胸部 CT 显示左上肺磨玻璃影、索条影,考虑存在低毒力的慢性感染的可能性大,首先考虑真菌感染。

从影像学角度总结该患者病情,第 1 阶段为肺癌,第 2 阶段为 CIP,第 3 阶段考虑免疫抑制状态下低毒力感染可能性大。随访期间患者肺部再次出现大片磨玻璃影,虽然需要排除烟曲霉感染仍然存在以及 PJP,但主要还是考虑 CIP。

2. 秦琴教授　海军军医大学第一附属医院　临床微生物学

根据患者 2022 年 3 月的住院检验结果,主要考虑感染。首先 CD3$^+$/CD4$^+$ 明显减低,提示存在明显免疫功能抑制状态。其次患者 G 试验明显升高,G 试验检测的 β-D 葡聚糖为真菌抗原,曲霉、酵母样真菌、肺孢子菌感染都可能出现 G 试验阳性,需要完善病原学检查进一步证实诊断。虽然患者血清 GM 试验阴性,但不能排除曲霉感染,在非粒细胞缺乏患者中,肺泡灌洗液 GM 检测的诊断阳性率更高,此外该患者同时检测到曲霉特异性 IgG 抗体阳性,我国的一项前瞻性、多中心、对照临床研究发现在非粒细胞缺乏患者中,曲霉 IgG 抗体检测敏感性明显高于血清 GM 试验,与 BALF GM 试验相近,但特异性低于血清 GM 试验和 BALF GM 试验,分析其原因可能为在非侵袭性肺曲霉病组中有许多支气管扩张症、结核病和慢阻肺等结构性肺部疾病患者,这些患者可能由于黏液纤毛清除功能障碍和局部免疫反应失调,而在小气道中出现曲霉定植以及致敏,导致血液中曲霉 IgG 水平升高。本病例也不能排除有此种可能。

3. 王卓教授　海军军医大学第一附属医院　临床药学

本例患者免疫治疗疗效总体较好,但也存在免疫相关肺损伤,CIP 属于药源性疾病。免疫治疗在给肿瘤治疗带来革命性改变的同时,也带来了很多免疫相关不良反应,其中 CIP 是一个比较严重、值得关注而且发病率较高的不良反应。从某种意义上来说，这些不良反应就是免疫治疗过度。这给我们带来了免疫治疗需要个体化的挑战，但是目前还缺乏指导实施个体化治疗的生物标志物。从药学角度分析，主要问题是量效关系不明确，效应指标选择存在问题。相较而言，CTLA-4 的量效关系就比较明确，而 PD-1/PD-L1 量效关系就并不明确，但也正是这些不明确的领域，给我们提出了进一步研究的要求和方向。

4. 白辰光教授　海军军医大学第一附属医院　病理学

该病例的冷冻肺活检组织量是足够的，HE 染色可看到肺泡间隔增宽伴淋巴细胞浸润、血管壁玻璃样变，提示慢性损伤改变。并未看到明显的隐源性机化性肺炎（cryptogenic organizing pneumonia，COP）表现，COP 典型病理表现为纤维黏液栓。免疫组化可见 CD8（+），PD-1（+），提示肺泡间隔存在活化的淋巴细胞。另外，HE 染色还可见其他间质性肺炎表现，如肺泡上皮脱屑样改变、肺泡上皮增生等。CIP 的本质是间质性肺炎，间质性肺炎包括 COP、NSIP、过敏性肺炎（hypersensitivity pneumonitis，HP）、急性间质性肺炎（acute interstitial pneumonia，AIP）、ARDS。本病例的病理改变更符合 NISP。NISP 分两类，①富细胞型：肺泡间隔增宽，间质轻中度炎症细胞浸润，Ⅱ 型肺泡上皮增生；②纤维化型：间质纤维化。该患者的病理表现虽然可见部分间质纤维化增生，可能存在灶性纤维化型，但总体来说，还是考虑 NISP 富细胞型。

5. 白冲教授　海军军医大学第一附属医院　呼吸与危重症医学

本例患者为晚期肺鳞癌患者，经过免疫治疗 + 化疗，至 2022 年初，生存期已经达到两年半的时间，治疗效果非常好。在免疫治疗过程中，肺部突然出现多发磨玻璃样改变，激素治疗好转，也符合 CIP 表现。当再次出现气促症状时，需要考虑激素使用剂量及激素撤退时机等因素，但由于患者存在明确免疫力低下，需要重点排除感染性疾病。对于免疫低下宿主，这种影像学表现提示可能存在病毒及肺孢子菌等机会致病菌感染，最好通过支气管镜采集肺泡灌洗液送检，明确病原学诊断依据。

CIP 影像学变化多端，如磨玻璃、小结节、纤维化改变等，诊断 CIP 主要依据免疫药物用药史、新出现的肺部阴影，肺泡灌洗液淋巴细胞增加超过 15% 且排除病毒感染，即可明确诊断。通过冷冻肺活检进行 CIP 的病理诊断，仍应该限定在特殊、疑难、具有探索价值的病例，暂不宜作为 CIP 的常规检查。

慢性 CIP 的观念是否成立仍需要进一步探索，肿瘤患者即便未使用免疫药物也可能存在 COP、闭塞性细支气管炎伴机化性肺炎（bronchiolitis obliterans with organizing pneumonia，BOOP）、NISP 等，不一定与免疫治疗相关。

此外，在免疫相关性肺炎的治疗中，通常建议使用泼尼松 0.5 ~ 1mg/kg，疗程 1 ~ 2 月，但这是临床推测的治疗方案，需要考虑是否会出现治疗疗程不足导致的肺部间质性改变，所以这就需要病理进一步明确肺部病变的性质和程度。

针对下一步治疗计划，考虑到患者目前肿瘤情况稳定，且已接受免疫治疗 2 年，暂时不建议再启用。如后续出现病情变化,需要进行抗肿瘤治疗,也不建议首选免疫治疗。如果确实需要再启用免疫治疗,须与患者及家属充分沟通,充分告知免疫相关不良反应发生的概率及严重性都将明显增加,同时建议使用 PD-L1。

诊疗体会

1. 当 CIP 患者接受激素治疗过程中出现病情反复时,需要进行充分的鉴别诊断,特别是要鉴别感染与非感染因素,除了 CT 影像学表现外,充分的病史采集、查体以及其他辅助检查包括病原学和组织学的证据都不可或缺。

2. 曲霉特异性 IgG 抗体阳性目前被用作慢性肺曲霉病的诊断证据,其在非粒细胞缺乏患者中检测的敏感性高于血清 GM 试验,与 BALF GM 试验相近,但特异性低于血清 GM 试验和 BALF GM 试验,有条件者建议联合检测,可以提高诊断的敏感性和特异性。

3. 支气管肺泡灌洗术被誉为“液体活检”,灌洗液常规细胞计数和分类在 CIP 的诊断中有不可替代的作用,但对于疑难少见病例、特殊临床类型的 CIP,冷冻肺活检可以得到更多的信息。

病例思考

粒细胞缺乏与非粒细胞缺乏患者罹患肺曲霉病的 CT 影像学表现有何不同?

无论是粒细胞缺乏抑或非粒细胞缺乏患者在怀疑有侵袭性肺曲霉病时都应该进行高分辨率 CT 检查。

粒细胞缺乏患者一般以血管侵袭表现多见,常表现为:①渗出、实变性改变,如肺野内单发或多发斑片影,肺叶或肺段实变影,部分病例可表现为肺梗死样楔形实变影,即尖端指向肺门,底部位于胸膜的楔形影。②结节或肿块,为单个或多个,较早出现周围晕轮征。③晕轮征,即软组织密度结节或肿块周围环以浅浅的、磨玻璃样的晕,出现率高,对本病早期诊断具有高度提示性价值,其病理基础为中心凝固性坏死,周围的晕环代表坏死周围出血区;部分病例可表现为反晕征,即中心低密度影、周围实性环高密度。④空洞,如空气半月征、空洞内悬浮结节(“悬球征”)或内有丝状结构(“洞丝征”)。

　　非粒细胞缺乏患者以气道侵袭多见,特别是原有慢性气道疾病或结构性肺病基础的患者,可表现为肺纹理增粗、沿支气管分布的斑点或斑片状阴影、树芽征;非对称团片影或双侧向心性实变;部分也可表现为空洞,病程较长,多为内壁不规则的厚壁空洞,伴或不伴空气新月征,但晕轮征少见。非粒细胞缺乏患者的影像学表现多为非特异性改变,与基础疾病常难以鉴别,通常需要依赖支气管镜检查明确诊断。

（方晨　黄怡）

参考文献

[1] YIN J, WU Y, YANG X, et al. Checkpoint inhibitor pneumonitis induced by anti-PD-1/PD-L1 therapy in non-small-cell lung cancer: occurrence and mechanism[J]. Front Immunol, 2022, 13: 830631.

[2] HAO Y, ZHANG X, YU L. Immune checkpoint inhibitor-related pneumonitis in non-small cell lung cancer: a review[J]. Front Oncol, 2022, 12: 911906.

[3] NAIDOO J, WANG X, WOO K M, et al. Pneumonitis in patients treated with anti-programmed death-1/programmed death ligand 1 therapy[J]. J Clin Oncol, 2017, 35(7): 709-717.

[4] BRAHMER J, RECKAMP K L, BAAS P, et al. Nivolumab versus docetaxel in advanced squamous-cell non-small-cell lung cancer[J]. N Engl J Med, 2015, 373(2): 123-135.

[5] BORGHAEI H, PAZ-ARES L, HORN L, et al. Nivolumab versus docetaxel in advanced nonsquamous non-small-cell lung cancer[J]. N Engl J Med, 2015, 373(17): 1627-1639.

[6] KATO T, MASUDA N, NAKANISHI Y, et al. Nivolumab-induced interstitial lung disease analysis of two phase Ⅱ studies patients with recurrent or advanced non-small-cell lung cancer[J]. Lung Cancer, 2017, 104: 111-118.

[7] SURESH K, VOONG K R, SHANKAR B, et al. Pneumonitis in non-small cell lung cancer patients receiving immune checkpoint immunotherapy: incidence and risk factors[J]. J Thorac Oncol, 2018, 13(12): 1930-1939.

[8] MORITA R, OKISHIO K, SHIMIZU J, et al. Real-world effectiveness and safety of nivolumab in patients with non-small cell lung cancer: a multicenter retrospective observational study in Japan[J]. Lung Cancer, 2020, 140: 8-18.

[9] NAIDOO J, COTTRELL T R, LIPSON E J, et al. Chronic immune checkpoint inhibitor pneumonitis[J]. J Immunother Cancer, 2020, 8(1):e000840.

[10] LARSEN B T, CHAE J M, DIXIT A S,vet al. Clinical and histopathologic features of immune checkpoint inhibitor-related pneumonitis[J]. Am J Surg Pathol, 2019, 43(10): 1331-1340.

[11] WAND H, ZHOU J, GUO X, et al. The use of glucocorticoid in the management of adverse effects related to immunocheckpoint inhibitors [J]. Zhongguo Fei Ai Za Zhi, 2019, 22(10): 615-620.

[12] SADEK M, LOIZIDOU A, DROWART A,et al. Pneumocystis infection in two patients treated with both immune checkpoint inhibitor and corticoids[J]. J Immunother Precis Oncol, 2020, 3(1): 27-30.

[13] LU Y, LIU L, Li H, et al. The clinical value of Aspergillus-specific IgG antibody test in the diagnosis of nonneutropenic invasive pulmonary aspergillosis[J]. Clin Microbiol Infect, 2023, 29(6):797.e1-e7.

飞来横祸，似炎非炎
——不明原因肺部阴影和异物

导读

青年男性，活动后咳嗽 10 个月、胸痛 2 个月，胸部 CT 示右上肺炎症影、右肺上叶支气管金属异物。于多家医院多次行支气管镜检查未发现异物。追问病史，既往有下肢外伤史，结合超声支气管镜和 CT 肺血管三维重建，明确诊断为肺动脉异物栓塞。

病历摘要

患者男性，19 岁。因"活动后咳嗽 10 个月、胸痛 2 个月"于 2020 年 9 月 2 日收入院。

2019 年 11 月上旬患者无明显诱因出现活动后咳嗽，无发热、咳痰、咯血、胸痛等不适。11 月 20 日患者至上海某医院就诊，胸部 CT 示右肺上叶支气管金属异物。转至南京某医院，复查胸部 CT 结果同前；11 月 25 日行支气管镜检查：各叶段支气管开口通畅、未见异物，右肺上叶支气管各段支气管腔内未见肉芽组织增生，建议 6 ~ 12 个月后复查。

2020 年 7 月中旬患者在运动时突发右侧胸部疼痛，深呼吸时加重，休息后可缓解，无发热、咳痰、咯血、呼吸困难等。2020 年 8 月 19 日来我院门诊，检查血常规、凝血功能、肝肾功能、CRP 等未见异常；胸部 CT（图 22-1A、图 22-1B）：右上肺胸膜下炎症影，右肺上叶支气管金属异物；8 月 20 日支气管镜检查：各叶段未见异物、黏膜损伤及肉芽肿形成。为进一步治疗，门诊以"胸痛原因待查"收入院。

自发病以来，患者神志清楚，精神可，体力状况良好，食欲、食量正常，睡眠情况良好，二便可，体重无明显变化。

【既往史、个人史】

既往体健，否认高血压、冠心病、糖尿病等慢性病史，否认伤寒、结核、肝炎等传染病史。否认输血史，否认食物、药物过敏史。预防接种情况遵循当地要求。

2019 年 10 月 20 日工作中左大腿内侧被不明物体击中，局部出血明显（左裤腿被血液浸湿），当时予压迫止血并至当地医院行皮肤伤口缝合、抗感染、补液治疗。此后反复出现活动后左下肢肿胀，2019 年 11 月 20 日超声检查示左侧股浅动脉与股浅静脉动静脉瘘形成，

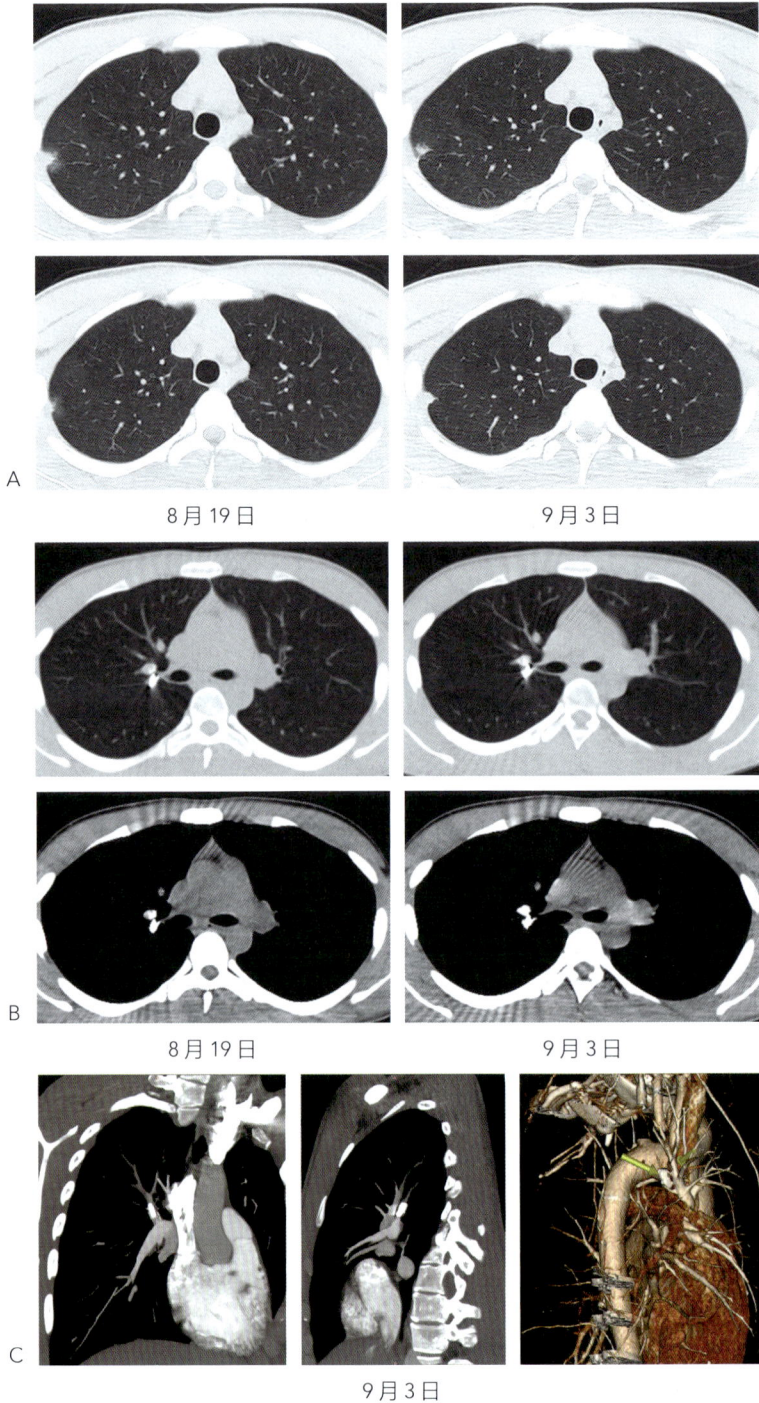

图 22-1 本病例影像学表现

A. 8月19日及9月3日肺部阴影影像学表现，9月3日阴影较前部分吸收，遗留纤维索条影；B. 8月19日及9月3日肺部异物影像学表现，较前无明显变化；C. 9月3日CT肺血管三维重建后异物定位于右上肺动脉分支可疑。

11月22日左下肢血管造影示左侧股浅动脉远端 - 股浅静脉瘘,左侧股浅静脉、股深静脉、股总静脉及髂静脉提前显影。12月16日在北京某医院行"左股浅动静脉瘘修补术"。

无疫源、疫水接触史,无粉尘、有毒化学物品及放射性物品接触史。无饮酒史、冶游史。吸烟史 4 年,平均 3 支 /d,吸烟指数 12 年支,未戒烟。

【家族史】

未婚未育。父母健在,否认家族性遗传病或传染病史。

【入院查体】

体温 36.5℃,脉搏 78 次 /min,呼吸 18 次 /min,血压 120/80mmHg。神志清楚,精神可,心、肺、腹无阳性体征。左大腿内侧有一长约 15cm 的陈旧性手术瘢痕,其内侧另有一类圆形陈旧性瘢痕,直径约 2cm。双下肢无水肿,病理征阴性。

【入院诊断】

右上肺阴影待查;右肺上叶支气管异物;左下肢股浅动静脉瘘修补术后。

【辅助检查】

胸部 CT(2020-08-19):右上肺支气管金属异物,右上肺少许炎症,肝脏钙化灶。

支气管镜检查(2020-08-20):未见明显异常。

思维引导

健康青年男性,活动后咳嗽 10 个月、胸痛 2 个月,胸部 CT 示右上肺炎症影、右肺上叶支气管金属异物。但于多家医院多次行支气管镜检查均未发现异常。异物从何而来?需要做哪些检查来确定异物的位置?右上肺阴影如何鉴别?

【鉴别诊断】

患者为青年男性,隐匿起病,病程长。既往体健,曾有左下肢外伤史,行左股浅动静脉瘘修补术。以咳嗽为首发症状,后出现胸痛,症状轻微。查体心、肺、腹无阳性体征。实验室检查血常规、CRP、凝血功能均正常。胸部 CT 示右上肺炎症影,右肺上叶支气管异物。支气管镜检查未见异常。根据初步诊断,应针对"右上肺阴影"进鉴别诊断。

1. **社区获得性肺炎** 患者因反复咳嗽 10 个月余,胸痛 2 个月就诊,胸部 CT 发现右上肺胸膜下渗出病变,影像学报告为炎症,但一般健康人群社区获得性肺炎常为急性起病,病程短,有发热、咳嗽、咳痰等典型症状,细菌性肺炎实验室检查常有白细胞、CRP 升高等感染证据,非典型病原体肺炎可有血清特异性抗体检测阳性,病毒性肺炎发病呈季节性,常伴流行病学接触史或群聚性发病,以及发热、肌痛等全身症状。本病例隐匿起病,病程长,临床症状及辅助检查均不符合社区获得性肺炎,暂不考虑。

2. **肺结核** 结核分枝杆菌在我国是慢性肺部感染的常见原因,常表现为慢性咳嗽、咳痰、咯血等,病灶好发于上叶尖后段及下叶背段。本病例慢性咳嗽10个月余,胸痛2个月,病灶位于右上肺,需要排查是否有继发性肺结核可能,但患者除咳嗽、胸痛外,无咳痰、咯血等症状,无乏力、低热、盗汗、消瘦等结核中毒症状,影像学仅在右上肺胸膜下有一小片三角形实变,周围有晕轮,三角形的基底部紧贴胸膜,但局部胸膜无增厚,双肺其他肺野无多灶、多态、钙化、空洞等表现。必要时可进一步行结核 γ- 干扰素释放试验、肺泡灌洗液涂片抗酸染色及分枝杆菌培养等进行鉴别。

3. 肺真菌病　肺隐球菌病起病隐匿,缺乏临床症状,缓慢发展者可表现为慢性炎症和肉芽肿,影像学呈结节或团块影。侵袭性肺曲霉病在发生血管侵袭时影像学可表现为胸膜下结节影伴晕轮征,但常见于免疫抑制人群。本病例为健康年轻男性,无免疫抑制病史,无饲养宠物、花草及活禽接触史,无咯血史,必要时可行支气管镜肺泡灌洗液涂片、培养及 GM 检测;抽血查 G 试验、隐球菌抗原以及曲霉特异性抗体 IgG 检测等进行鉴别。

4. 吸入性肺炎　影像学可表现为胸膜下结节影,多位于上叶后段、下叶背段及基底段。本例患者为青年人,无嗜酒、胃食管反流、牙周感染性疾病等误吸风险因素,不支持该诊断。

5. 阻塞性肺炎　患者胸部 CT 报告右上肺支气管金属异物,不除外为异物阻塞引起的阻塞性肺炎,但外院和我院两次支气管镜检查均未发现支气管腔内有异物或管腔阻塞等异常,暂不考虑。

6. 肺栓塞　肺栓塞是内源性或外源性栓子阻塞肺动脉引起肺循环障碍的临床病理综合征,其中血栓性肺栓塞最为常见。影像学可表现为胸膜下楔形阴影,基底部靠近胸膜,尖端指向肺门,周围可有晕轮。血栓性肺栓塞患者常有高龄、近期手术史或卧床史、下肢制动、肿瘤等危险因素,典型者可表现为胸痛、咯血、呼吸困难("肺梗死三联征")。本例患者无易栓倾向及血栓形成的全身性高危因素,但本次胸痛发病前曾有下肢大血管外伤史以及股浅动静脉瘘手术史,不除外可能是受损伤血管处形成血栓脱落致肺栓塞,甚或由创伤性异物在静脉移行至肺动脉引起非血栓性肺栓塞。进一步可行超声支气管镜、肺血管造影、下肢静脉超声等检查明确诊断。

[诊治经过]

2020 年 9 月 3 日行胸部 CT 增强扫描肺血管重建(图 22-1C):右上肺近肺门异物,异物位于右上肺动脉分支可能大,与 2020 年 8 月 19 日片相仿;右上肺少许炎症,较前稍吸收。

9 月 4 日超声支气管镜检查:电子支气管镜经鼻插入顺利,声门闭合可,气管环存在,隆突锐,活动可,右肺上叶尖后及前段支通畅,未见异物,采用超声径向探头仔细探查右肺上叶各段及其亚段开口均未见异常,更换超声支气管镜,于右侧小隆突下方 5 ~ 10mm 处探及气道管壁外不规则金属密度影,测量最长径约 13.9mm,开启多普勒超声显影见金属异物位于右肺动脉分支内(图 22-2A)。

结合患者外伤及手术史,最终诊断为:非血栓性肺栓塞(右上肺动脉内金属异物);左股浅动静脉瘘修补术后。

明确诊断后组织影像科、胸外科、介入科和血管外科多学科会诊,考虑患者症状明显须外科干预,但金属异物不规则且嵌顿时间较长,介入手术路径复杂、成功率较低,建议胸外科手术治疗。于 2020 年 9 月 10 日行"右肺动脉异物取出术"。术中探查发现右上肺后段肺动脉血管内异物嵌顿,动脉壁部分粘连,遂行右上肺后段肺动脉结扎阻断血流后,钝性＋锐性分离异物,完整取出金属异物,大小约 10mm×5mm×5mm(图 22-2B),进一步探查后段肺动脉壁凹凸不平,考虑为慢性炎症反应,以 5-0 丙烯线连续缝合后段肺动脉切口。手术过程顺利,术后予抗感染、化痰、止痛等对症支持治疗。

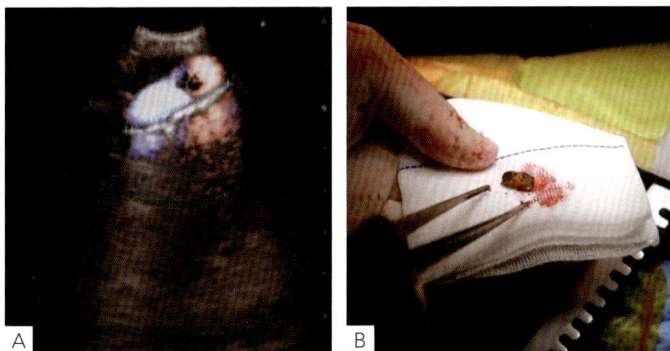

图 22-2　入院后诊疗经过

A. 超声支气管镜下表现；B. 术中取出金属异物，大小约 10mm× 5mm×5mm。

【随访及转归】

2020 年 9 月 24 日患者出院。11 月 23 日于我院复查胸部 CT(图 22-3):右上肺术后,右上肺胸膜下纤维索条影。1 年后电话随访,患者未诉不适。

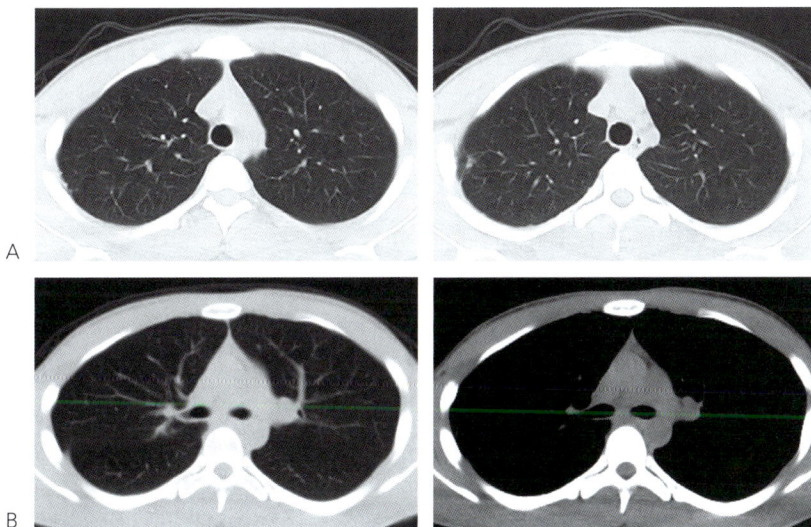

图 22-3　2020 年 11 月 23 日复查胸部 CT

A. 肺部阴影较前基本吸收，遗留纤维索条影；B. 原异物部位索条影、术后改变。

病例分析与专家点评

【病例分析】

肺栓塞(pulmonary embolism,PE)是各种栓子阻塞肺动脉或其分支引起一系列症状和体征的疾病或临床综合征的总称,包括肺血栓栓塞症(pulmonary thromboembolism,PTE)及非血栓性肺栓塞(nonthrombotic pulmonary eobolism,NTPE)。非血栓性栓塞物质可来自各种类型的细胞(脂肪细胞、造血细胞、羊膜细胞、滋养细胞或肿瘤细胞)、细菌、真菌,也可是异物或气体。与 PTE 相比,NTPE 发病率更低,临床症状、体征及影像学表现不典型,临床工作中更易漏诊甚至误诊,或病情极其危重时方能确诊,可能会延误治疗,甚至导致死亡。这例患者最终确诊为 NTPE,栓子是造成患者下肢动静脉损伤的金属异物,极其罕见。

异物引起的 NTPE 最常见原因为医源性和创伤性异物。随着介入手术的迅速发展,线圈、支架、导丝或导管中的碎片脱落造成的异物栓塞并发症也在增多。经血流至肺基底静脉和肺动脉是导管栓塞最常见的部位,其次是大静脉和右心。创伤性异物则常见于枪伤、穿透伤以及爆炸或工业事故造成的大血管损伤。当非致命性的 NTPE 发生时,其首发症状和体征往往不具有特征性,可能仅表现为呼吸困难、吸气时胸痛、心悸、血氧饱和度下降、发绀、呼吸急促、心动过速等,难以明确诊断,此时应注意结合病史和影像学检查。本例患者起病症状不典型,CT 检查误诊为支气管异物,但多次电子支气管镜检查未发现支气管腔内有异物,住院后追问病史发现患者有左下肢外伤史(盲管伤),在外伤后出现了股浅动静脉瘘,且无论是在外伤当时清创缝合术还是在动静脉瘘手术修复术中均未有发现异物的记录,故推测血管内异物移行至肺血管可能性较大,经胸部增强 CT 肺血管三维重建和超声支气管镜检查,最终明确诊断为右上肺动脉分支金属异物栓塞,分析其可能路径为外伤时金属碎片射入患者的左大腿内侧,在按压止血过程中,金属碎片穿透了左股浅动脉和股浅静脉,沿股浅静脉—股深静脉—股总静脉—髂总静脉—下腔静脉—右房—右室—肺动脉主干—右肺动脉—右上肺动脉移行,最终嵌顿于右上肺动脉分支处。

异物滞留于肺动脉可能导致出血、肺梗死、感染和脓肿等并发症的发生。对于肺动脉异物的处理原则尚无共识形成。Lu K 等基于文献回顾提出下述情况应考虑尽早手术:年轻患者,异物直径大于 5mm 或长度大于 10cm,异物周围组织严重受损和/或该区域受到污染。此外,出现症状也是手术指征之一。手术方法一般首选血管内介入手术,当评估介入手术风险较大时,应考虑进行开胸手术。本例患者为青年男性,咳嗽、胸痛症状明显,有手术指征。

术前多学科讨论分析认为由于该异物为表面不光整的金属异物,在血管内滞留时间较长,异物与周围组织可能有粘连,局部炎症不能排除,且异物嵌顿在右上肺后段肺动脉,介入路径较复杂,评估血管内介入手术抓取难度高、出血风险大,故最终选用开胸手术治疗,术后患者恢复良好。

结合本病例及文献回顾,我们认为,对于异物引起的 NTPE 患者,应根据患者症状、基础疾病、预期寿命，以及异物本身的性质、形状、滞留位点、与重要心肺结构的位置关系等进行综合评估，选择合适的治疗手段。对于选择保守治疗的NTPE，则应注意进行药物抗凝治疗和随访管理。

【专家点评】

1. 张静教授　复旦大学附属中山医院　呼吸与危重症医学

本病例中，影像学见外周靠近胸膜下的片状阴影，分析了各种感染和非感染的因素，通过仔细追问病史，追溯蛛丝马迹，虽考虑诊断肺梗死，但不满足于该诊断，最终找到引起肺梗死的病因，为异物引起的非血栓性肺栓塞，体现了很好的临床思维。本病例并不复杂，但对于诊断过程的思考比较完整，体现了常见的肺部阴影的感染和非感染的病因鉴别诊断过程。平时我们最常见的非血栓性肺栓塞多数为羊水栓塞，本病例提示了另一种可能，异物引起的非血栓性肺栓塞值得我们思考。

2. 李勇刚教授　苏州大学附属第一医院　影像学

患者右上肺阴影位于胸膜下，呈宽基底，尖端指向肺门，未经抗感染治疗，最终仅遗留纤维样病灶，既符合肺梗死的影像学特点，也符合它的演变规律。另外，最终追溯到异物位于右肺上叶后段，会对远端血流有一定影响，阴影所在部位与受累血管供血范围一致，且远端肺动脉小栓子形成不能排除。从影像学考虑，本病灶确实符合肺梗死的临床表现，以此为例鉴别感染与非感染引起的肺部阴影有一定价值。

诊疗体会

1. 胸部影像学检查显示新出现的斑片状浸润影、叶或段实变影、磨玻璃影或间质性改变，伴或不伴胸腔积液是诊断肺炎的必要条件之一，但必须除外肺结核、肺部肿瘤、非感染性肺间质性疾病、肺水肿、肺不张、肺栓塞、肺嗜酸性粒细胞浸润症及肺血管炎等后，才可建立临床诊断。肺栓塞不一定会出现典型的"胸痛、咯血、呼吸困难"三联征，上述任一症状结合影像学出现胸膜下楔形实变影且尖端指向肺门时均需要高度警惕肺栓塞的可能，应及时寻查引起肺动脉栓塞的病因。

2. 异物引起的NTPE临床较为少见，本例为外伤后异物沿静脉移行入肺，从外伤时伤口的局部处理，到外伤后的下肢动静脉瘘的修补，两次手术均成功地治疗了疾病，但均未能对病因进行深究，直至出现肺部阴影和异物，多次支气管镜检查未发现异常后才引起重视。这提示在临床诊疗工作中一定要养成良好的思维习惯，既要治标，更要探究疾病的起因，做到标本兼治才能从根本上解除疾病的困扰。

3. 当胸部CT报告支气管内有异物时，除了考虑最常见的误吸引起的支气管异物外,还需要仔细追问病史,排查有无血管内异物的可能,特别是对有长期深静脉置管的患者,若患者突发胸闷、胸痛、咯血等症状,需要考虑是否有导管断裂、移行嵌顿于肺动脉的可能,及时完善血管增强 CT 等相关检查。

病例思考

在肺炎与肺栓塞的鉴别诊断时需要关注哪些细节问题?

影像学表现异常是肺炎诊断的必备指标,若影像学出现多叶段或双肺改变,或在 48 小时内病变扩大 ≥ 50%,是诊断重症肺炎的次要标准之一。国内外有关肺炎的指南都明确指出胸部影像学检查显示片状、斑片状浸润性阴影或间质性改变伴或不伴胸腔积液是诊断肺炎的必要条件,并除外肺结核、肺部肿瘤、非感染性肺间质性疾病、肺水肿、肺不张、肺栓塞、肺嗜酸性粒细胞浸润症及肺血管炎等,方可建立临床诊断。但许多非肺炎的疾病影像学可类似典型肺炎,因此仅根据影像学报告而不注意临床特征的细微差异可能会导致肺炎的误诊、误治,如肺栓塞可有胸痛、咯血、呼吸困难、发热、肺部阴影、低氧血症及白细胞增高等表现,易误诊为重症肺炎。

鉴别诊断时应注意以下几个方面:①仔细询问病史,关注临床表现及其演变过程。同为急性起病、病程短,典型细菌性肺炎一般先有畏寒、发热,后有咳嗽、咳痰,炎症病变范围大或累及胸膜时才出现呼吸困难、胸痛等表现;肺栓塞患者一般首发症状为胸痛、呼吸困难,当栓塞肺动脉相应的肺组织发生坏死(肺梗死)后可有发热、白细胞增高等非感染炎症反应,很少出现畏寒、高热等感染中毒症状。②注意影像学特征及其演变。典型细菌性肺炎可表现为叶、段实变(大叶性肺炎)或者沿支气管树分布的斑片状阴影(小叶性肺炎),厌氧菌或化脓菌感染时可伴有空洞;肺栓塞的实变影多分布在胸膜下,典型者表现为尖端指向肺门的三角形阴影,无空洞,而且肺部阴影大小与临床胸痛、缺氧程度多不相符(阴影较小而胸痛、低氧血症明显),无须抗感染治疗,最终可能仅遗留纤维样病灶。③此外,肺栓塞和细菌性肺炎均可并发胸腔积液,且积液量一般都不大,前者胸腔积液常为血性清亮,后者常为黄色浑浊甚至脓性。鉴别诊断关键在于对肺栓塞高危因素(如有下肢深静脉血栓史、长期卧床、外伤或手术后)提高警惕,及时行 CT 肺动脉造影、肺通气灌注扫描、心电图、心脏超声等检查以明确诊断。

(杨梦 刘航序 黄怡)

参考文献

[1] JORENS P G, VAN MARCK E, SNOECKX A, et al. Nonthrombotic pulmonary embolism[J]. Eur Respir J, 2009, 34(2): 452-474.

[2] ASAH D, RAJU S, GHOSH S, et al. Nonthrombotic pulmonary embolism from inorganic particulate matter and foreign bodies[J]. Chest, 2018, 153(5): 1249-1265.

[3] MCCABE B E, VESELIS C A, GOYKHMAN I, et al. Beyond pulmonary embolism; nonthrombotic pulmonary embolism as diagnostic challenges[J]. Curr Probl Diagn Radiol, 2019, 48(4): 387-392.

[4] KHASHPER A, DISCEPOLA F, KOSIUK J, et al. Nonthrombotic pulmonary embolism[J]. AJR Am J Roentgenol, 2012, 198(2): W152-W159.

[5] CIARROCCHI A P, PARISI A M, CAMPISI A, et al. A strange case of foreign body embolism in the right lower pulmonary artery[J]. Gen Thorac Cardiovasc Surg, 2021, 69(5): 894-896.

[6] BACH A G, RESTREPO C S, ABBAS J, et al. Imaging of nonthrombotic pulmonary embolism: biological materials, nonbiological materials, and foreign bodies[J]. Eur J Radiol, 2013, 82(3): e120-e141.

[7] LU K, GANDHI S, QURESHI M A, et al. Approach to management of intravascular missile emboli: review of the literature and case report[J]. West J Emerg Med, 2015, 16(4): 489-496.

[8] SCHECHTER M A, O'BRIEN P J, COX M W. Retrieval of iatrogenic intravascular foreign bodies[J]. J Vasc Surg, 2013, 57(1): 276-281.